近现代名中医未刊著作精品集

刘天鉴临证笔记撷英

刘天鉴　著
刘百祥　刘常春　整理
刘千祥　刘卉子　谭文焕
刘亨嘉　刘吉祥　刘受祥　协助整理

人民卫生出版社
·北　京·

图书在版编目（CIP）数据

刘天鉴临证笔记撷英 / 刘天鉴著 . -- 北京 ： 人民卫生出版社，2025. 11. -- ISBN 978-7-117-38940-2

Ⅰ. R249. 7

中国国家版本馆 CIP 数据核字第 2025UB3436 号

刘天鉴临证笔记撷英

Liu Tianjian Linzheng Biji Xieying

著　　者：刘天鉴
整　　理：刘百祥　刘常春
出版发行：人民卫生出版社（中继线 010-59780011）
地　　址：北京市朝阳区潘家园南里 19 号
邮　　编：100021
E - mail：pmph @ pmph.com
购书热线：010-59787592　010-59787584　010-65264830
印　　刷：北京汇林印务有限公司
经　　销：新华书店
开　　本：710 × 1000　1/16　　印张：21.5　　插页：4
字　　数：341 千字
版　　次：2025 年 11 月第 1 版
印　　次：2026 年 1 月第 1 次印刷
标准书号：ISBN 978-7-117-38940-2
定　　价：68.00 元
打击盗版举报电话：010-59787491　E-mail：WQ @ pmph.com
质量问题联系电话：010-59787234　E-mail：zhiliang @ pmph.com
数字融合服务电话：4001118166　E-mail：zengzhi @ pmph.com

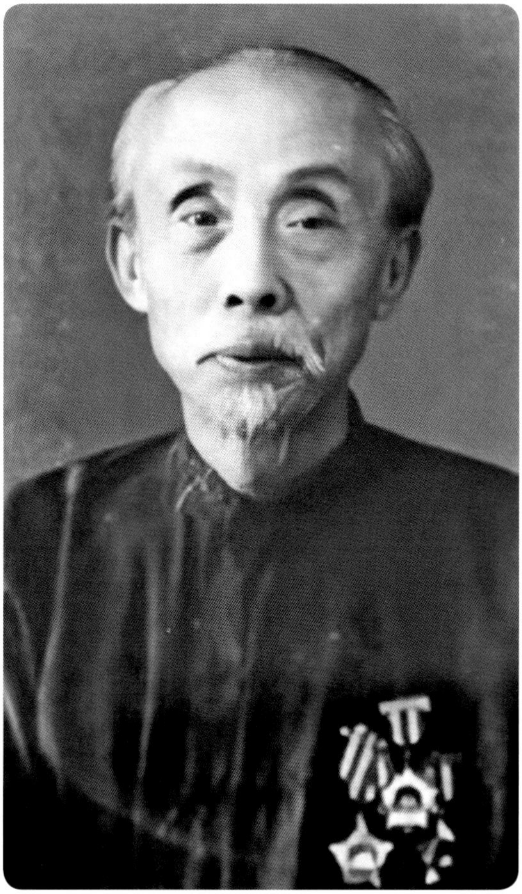

刘天鉴先生(1876—1979)

整理者简介

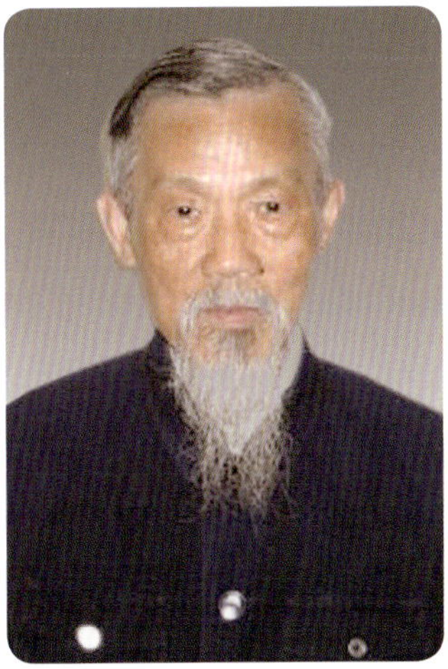

刘常春，男，湖南省农村名中医，出生于1937年，湖南茶陵人，刘天鉴之子，副主任中医师，曾任职于茶陵县中医院、茶陵县人民医院。幼承庭训，1959年毕业于湖南省中医进修学校（现湖南中医药大学），集家传和院校教育于一身。潜心临床实践与研究60余载，并逐步形成了自己独特的诊疗思想。撰写《茶陵中医药单方、验方选集》《中草药经验选集》《战备方选》《向日老中医临证实录》等著作，并发表专业论文10余篇，在业界享有较高的声誉。系茶陵县第七届、第十届人大代表，株洲市第八届人大代表，湖南省第八届人大代表。1986年荣获株洲市劳动模范称号，1990年获得株洲市先进工作者称号，1993年获国务院政府特殊津贴。

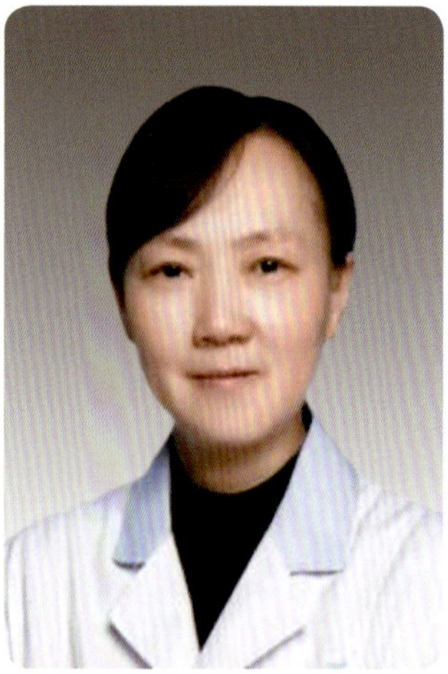

刘百祥，女，出生于1963年，刘天鉴孙女，刘常春之女，湖南省名中医。湖南省人民医院主任医师、湖南师范大学医学院教授，湖南中医药大学硕士研究生导师，世界中医药学会联合会儿科专业委员会常委，中国医师协会中西医结合医师分会委员，中华中医药学会儿科分会、亚健康分会、治未病分会常务委员，中国民族医药学会儿科分会常务委员，湖南省中医儿科学会副主任委员。受世医家学的熏陶，自幼热爱中医，得到了祖父和父亲的悉心指导，重视内外兼治各科疾病，主持科研课题多项，撰写学术论文70余篇，编著《吃治小儿营养不良》《临床痛证诊疗学》《基层医疗卫生适宜技术推广手册》《中医问答》等，主编高职高专规划教材《中医儿科学》（人民卫生出版社），获得国家发明专利3项。系株洲市第六届政协委员、第七届政协常委，曾任湖南省人民医院中医科、中西医结合科主任，湖南中医药高等专科学校临床医学系副主任，现任湖南省人民医院学术顾问、伦理委员会委员。

出版者的话

在我国近现代中医界曾经活跃过一大批学验俱丰，在当时享有盛誉、产生过重要影响的中医大家，或蜚声全国或名重一方，为中医事业的发展贡献了毕生精力，他们在临证之余也多有著述，然而，其中许多著作（如手稿、内部交流稿等）因种种原因在作者生前直至现在都未能出版，以致先贤在长期临床实践和寝馈深思中积累的宝贵学验被埋没、被遗忘，甚至有的已经失传，这应视为中医事业的一种损失。如以“作者生前其作品未能刊行”初步确立未刊的定义，历史上许多名著在一段时间内都曾经是未刊作品，明代本草学家李时珍的《本草纲目》就是一例，因此，中医界的未刊著作应该引起我们的高度关注。

诚然，以实事求是和谨慎客观的态度来考察和分析我社编辑目前搜集到的未刊著作，不能说每一部都是精品，但其中不乏有重要学术价值和临床指导价值者，它们凝聚了先辈一生的学术精华，尊重它们、珍视它们，进而出版它们，是中医编辑工作者的光荣使命，为此，我们策划了“近现代名中医未刊著作精品集”丛书，拟将上述作品在精选的基础上分辑出版，以飨读者。精选的标准为：作品应有较高的理论价值和临床指导价值，其学术观点及临证经验等，系经过作者当时长期的临床检验才得以提炼，既来源于临床实践，又能很好地指导临床实践，以目前的中医发展水平来衡量，仍有其科学性、独特性、实用性，对中医工作者和学习者有重要参考意义，对中医事业的发展有重要促进作用。为确保以上目标的实现，我们对符合上述目标初步入选的作品又分别报送当前中医界知名专家评审，在专家的具体指导下确立最终书目。

鉴于许多中医名家的未刊作品多在其弟子或家人、友人处，另有部分保存在中医临床、科研机构或各地图书馆当中，故殷切希望社会各界人士能提供有关稿件及信息，让我们共同努力，使一批批的未刊著作得以问世，使先贤英名不朽，学验流传，徽音累属，慈惠无穷。

人民卫生出版社

2009年9月

刘天鉴先生简介

刘天鉴（1876—1979），号一士，生于清光绪二年，享年103岁，悬壶济世八十余载，救人无数，为世人敬仰称颂，被《中医辞海》收录为现代医家，《湖湘文化大辞典》誉为“中医学家”。

刘老先生首先师从张云楼公（医学世家出身），悬壶醴城恻隐堂。后闻江西莲花喻树珊先生（曾受业于朱益藩帝师）精通医术，遂不辞劳苦，跋涉从学。在喻公处，常常通宵达旦，勤学医学经典，得到喻公认可，尽得喻公真传，他勤求古训，博览群书，谙熟历代各科医著达四百余家，精通内、外、儿、妇、五官各科及针灸技术，誉满遐迩。临门求治者，辐辏于道。他行医足迹遍及江西、湖南数县市，如莲花、永新、萍乡、攸县、安仁、耒阳、湘潭、长沙等地。

刘老先生对医术精益求精，闻有所长者，便前往求教，他学而不厌，诲人不倦，扶掖后学，至老弥坚，所带学徒并跟随从业者数十余人。一生治病救人的成功案例颇多，但生前公开发表的却为数不多。他先后著有《中医诊疗摘要》《家用小圃》《中药新编》《婚姻与生育》《喉症摘要》《渌江野客医案》等医学丛书，并在湖南《大众卫生报》上发表了不少文章。

刘老先生常说：“欲拯疾疗病，一要怀有慈悲之心，二要以《神农本草经》《黄帝内经》《伤寒论》《金匮要略》等为根底。盖《神农本草经》是药性典范，《黄帝内经》为医家之宗，张长沙为医方之始，如汤武之师，其攻守奇正，不以敌之大小，皆可制胜，为千古之准绳，均宜熟读，寻思妙理，留意钻研，则心始有定见，再涉猎群书，方能博采众长，否则惑于众言，无所适从。”而且认为：孙思邈真人以绝人之识，怀揣慈仁恻厚之心，详于训诂，刘完素、张从正识金人强盛，民悍气刚，故用宣泄之法；及其衰也，兵革之余，饥馑相仍，民劳志困，李东垣多用补益脾胃之治；皆能明气运之变，通阴阳之化，视时世盛衰而为损益，足可称为大家。朱震亨阐阴虚之论，张介宾明真阴真阳之理，吴又可辨明疫疠与六气之异，喻嘉言识秋伤于湿之误，高鼓峰知攻伐之过，叶天士、薛生白、王孟英阐温病之治，诸子各有所见，亦各有所偏，历代医书，汗牛充栋，不如仲景王道荡荡，无偏无党。治学要穷本溯源，不可舍本求末；勤求古训，博采众方，不可有门户之见，亦不可株守一家之言，始可与言医道者矣。

刘老先生临证处方最为推崇张仲景之经方，认为仲景之方，用之恰当，效如桴鼓，速起沉疴，对危重急症有起死回生之效。不仅会用、敢用仲景方，而且活学活用，临证多有创意发挥。如桂枝汤为治太阳中风之剂，用以治疗妊娠恶阻，每获良效，认为桂枝汤不仅有辛甘发散祛风之用，且有调和营卫、平冲降逆之功。平冲降逆，仲师每用桂枝，妊娠恶阻，亦多为冲气上逆之故，是方有桂枝平冲降逆，白芍和营养血，甘草、红枣和脾，生姜温中止呕，是以桂枝汤为治妊娠恶阻之良剂。桂枝加龙骨牡蛎汤大多为治男子遗精、女子梦交之用，用以治疗慢性荨麻疹亦效，盖桂枝汤能调和营卫、平调阴阳，龙、牡不仅可收涩精气，亦有滋阴、祛湿、化痰之功，对于营卫不和所致之荨麻疹能够应手取效。尚有桃核承气汤治疗阳明瘀热所致齿痛、柴胡加龙骨牡蛎汤治疗精神病、侯氏黑散治疗肠风下血、防己黄芪汤治疗腰腿痛等，不胜枚举。不仅熟稔经方，而且发扬了仲景之学。

刘老先生不仅擅长经方，对时方亦颇有研究，而且治疗传染病也颇有声望。在长期的临床实践中，体会到自唐以后，唯吴又可《温疫论》独辟鸿蒙，堪为治疫之宝筏，能补仲师之未备，在当时治疗瘟疫的事迹闻名遐迩。1930年茶陵县境内疫病流行，刘老告诉时医此乃疫疠之气为患，非败毒、冲和之剂能效，宜遵吴又可法治之，投达原饮、三消之剂，众医从之，活人不计其数。1936年属地霍乱暴发流行，有朝发夕死，或夕发朝死，病势凶猛，死者沿门阖户，刘老见此惨状，悉心辨治，疾呼同仁非正气散、六和汤所属，当回阳救逆为急，宜用大剂通脉四逆汤、理中汤救治，诸医遵从，活人无数。他识证之的确，选药之准当，众口交赞，“刘神仙”的美称便从此传扬开来。新中国成立后，刘老先生为防治传染病也做出了卓越贡献，1955 年以羚角钩藤汤治疗流行性脑膜炎，1956 年以清瘟败毒饮治疗乙型脑炎，1957 年用甘露消毒饮治甲型肝炎，1958 年用大青叶、黄豆、贯众、甘草预防“流感”，1959 年外用 1% 明矾液滴鼻加内服土牛膝、青果、莱菔汤预防白喉等，活人无数。

1949 年中华人民共和国成立后，刘老先生不遗余力振兴中医药事业。1951 年积极参与筹建茶陵县卫生工作者协会，团结广大医务工作者，为茶陵的医疗卫生工作奠定了基础。1953 年带领同仁创办了茶陵县中医联合诊所，1956 年将诊所改建为茶陵县中医院，并在《人民日报》发表了《认真贯彻党的中医正确政策》，县政府认真贯彻中医政策，允许中医带徒，当年医院就招收了 26 名青年学徒。为了培养中医人才，刘老先生亲力亲为，编写授课教材，开展学术讲座，临证手把手带教，培养的学徒皆成为医疗卫生队伍之中的骨干力量，使中医院的整体医疗水平得到显著提高。刘老先生的业绩得到了党和人民的公认，1956 年被评为湖南省名老中医，自 1956 年至 1965 年，连续被评为县、地区、省先进工作者、劳动模范，历任茶陵县第二届、第三届、第四届人大代表与人大常委会委员，1962 年出席湖南省高级知识分子座谈会。在 1962 年冬参加湖南省卫生先进工作者会议时，与岳阳老友易聘海相逢，二老感慨以往在《卫生报》发表文章的欣喜，易老赠刘老诗云：“《卫生报》社创刊起，早有先生一士名，大块文章曾奉读，亚东学者远传闻。”

刘老先生不仅医术精湛，且医德高尚，为人诚朴清廉，常常教育弟子，为医当以孙思邈为楷模。他心系民众疾苦，尤为怜悯贫病，1938 年，刘老与茶陵诗人陈建翰一道向时任县长部鸿镳倡议，建立茶陵施药所、义诊堂，为茶陵县贫病患者免费诊治，得到了部县长的支持和赞许，后由县财政科贷款一千元，并募捐资金九百余元，于 1939 年兴建了云阳国医院，院址位于县城小西门，刘老先生自任院长，由其弟子担任医院的医师和护理人员。医院秉承对贫苦民众免收医药费，或减半收费的宗旨。不仅为县城医疗服务，而且开展了农村巡回医疗工作，涵盖了高陇、腰陂、彭家祠、舲舫、湖口、严塘、尧水等乡村，定期派遣弟子陈元鹤、罗纯喜、陈诚连、段和连等送医送药下乡，为无力延医购药的贫困病患免费诊治。为了更好地便利群众，减轻患者的经济负担，在人少事多的情况下，刘老先生创制并生产了“济众粉”“疟疾丸”“万应眼药水”等中成药，由于这些中成药质优价廉，不仅受到茶陵人民的欢迎，还畅销到了酃县（现炎陵县）、攸县、醴陵、湘潭等地。云阳国医院在刘老先生的主持下，竭力为民众办实事，1941年，得到郜鸿镳县长的进一步支持，在县城多处设置茶陵施药所、义诊堂，为贫苦百姓免费诊疗。1944年因日寇侵城，刘老不愿为倭寇诊病，故停办了云阳国医院，并作诗告诫弟子曰：“一国由家所造端，国强然后得家安，须知皮去毛何附，自是唇亡齿怕寒，堤障涛奔原固结，树遭风拔为孤单，蚁蜂尚有同仇性，不作游移壁上观。”刘老的这首爱国诗，充分体现了他的家国情怀和爱国情操。以下特附上告诫晚辈诗作八首，以明其志意情怀。晚年时他常对儿子说：“人遗子金满籯，我遗子唯一经（经指医学经典著作）。”又说：“充饥粥饭休嫌薄，粗布衣裳足安乐。”他心怀仁德，生活俭朴，济贫救苦，淡泊疏糗度过一生。

诫子诗八首

敦孝悌

孝悌原为百善先，儿曹须要学前贤，娱亲莱子斑衣舞，爱弟姜肱大被眠，
怀橘六郎朝野羡，让梨孔氏古今传，欲希尧舜无他道，庸行之中见性天。

爱国家

一国由家所造端，国强然后得家安，须知皮去毛何附，自是唇亡齿怕寒。
堤障涛奔原固结，树遭风拔为孤单，蚁蜂尚有同仇性，不作游移壁上观。

笃宗族

枝分派别散如尘，一溯渊源便是亲，尧帝平章先睦族，子兴立教重明伦，
欧公家谱分昭穆，范氏义田济苦贫，莫待远支同陌路，当初原是一人身。

慎交游

友朋列入五伦中，审慎交游莫苟同，近墨近朱随变化，闻香闻臭见陶融；
漫凭酒食相征逐，须借他山作错攻，迹淡情浓方可久，各斯不让古人风。

存心术

写就箴言字几行，殷殷嘱咐莫遗忘，和平处世多安逸，忠厚传家得久长；
不愿尔会为将相，只求屡代作贤良，爱亲敬长和夫妇，我纵贫寒也无妨。

崇节俭

近来风俗已全非，须戒奢侈慎细微，花柳丛中休溷迹，樗蒱局内莫投机，新搴蔬菜堪供馔，自纺棉纱好制衣，由我自身先作则，儿孙接踵亦遵依。

励志气

欲上青云志莫灰，埋头苦干是英才，卧薪能雪会稽耻，投笔终成定远材，心素相同金可断，精诚所至石为开，古今多少奇男子，功业端从励志来。

诫争讼

谨防暴怒起须臾，节制此心讼自无，忍气三分终是福，让人一着不为输，虚怀唾面真君子，呈忿忘身岂丈夫？彼从逆来吾顺受，胸襟阔似洞庭湖。

（刘常春撰写）

编者大意

祖国医学，在全球史上，也是最早的一页。上古有神农、黄帝、岐伯、伯高、少俞、少师、文仲，中世有伊尹、长桑及扁鹊。汉有公乘阳庆、仓公、仲景、华佗，唐有徽宗、李勣、孙思邈、王冰、王焘，宋有仁宗、高保衡、林亿、孙兆、孙奇等。古代设官受禄，皇帝宰相皆医官也，皆医师也。金元则有刘、李、朱、张四大家，明清继有十大贤，医药之扩大，文化之进步，祖先技术之推广，与病魔作斗争，都有宝贵之经验，取得显著成就。《汉书·艺文志》及皇甫谧之言可据，盖《内经》详于针灸，汤液治病始自伊尹，扁鹊仓公因之，仲景专以汤药为治，而集群贤之大成，但其文义高古，往往意在文字之外，仲景书虽论伤寒，而百病皆在其中，内而脏腑，外而形身，以及气血之始生、经俞之会通、神机之出入、阴阳之变易、六经之循环、五运之生制、上下之交合，水火相济，寒热虚实，温清补泻，无不悉备。且疾病千端，治法万变，统归于六经之中，一以贯之之义。若读《灵》《素》《难经》，理法无微不至，按《灵》《素》只有一十二方，而《难经》秘而不泄，于仲景方求其实用。若读张景岳、赵养葵等，说到真阴真阳，说到《周易》音律，若无仙释，则毫无下手功夫。继承祖国医学遗产，是我们医务人员应尽之职责，但祖国医学宝藏丰富，义奥精深，不惟初学者难能体会，即普通业医者，仓促亦难窥透其至理。每与同行时常对谈，发挥中医力量，培养后一代接班人，为保障广大人民健康而服务，由浅到深，由易到难，边学边做，难得善本。兹择陈修园先生《医学实在易》一书，其中有偏见处删而不登，于麻疹、白喉、风温、湿温、麻风、妇科、儿科、眼科、太乙神针等所未备详者，采录历代名贤精华验方秘方，仿陈氏体裁补之韵之，便于初学者记诵，陈氏大字条中，隐而未发者，贯添小字释之，其他未尽言者，采《内经》原文补之，或有千虑一得，则加编按或编者字类，附于方论条后，本书以四诊、八纲、七方、十剂、采药司岁备物、诸病理论、《灵》《素》经中祖方，立于首节，次及仲师六经提纲、三阳表里与各症治疗，逐渐依次详列，载明目录，便于检查，至于三阴证治，详于伤寒方歌补遗内，编者以执简驭繁，故曰《中医诊疗摘要》[1]。编写中疏漏欠缺难免，敬希同行诸君指导削正，则有赖焉。

编辑者八四老人刘天鉴写于茶陵县中医院

公元一九六〇年

1 整理者注：本书今予重新整理，更名为《刘天鉴临证笔记撷英》。

目　录

卷一

中医治病首重四诊八纲，四诊古称诊技神圣功，望而知之谓之神，闻而知之为之圣，问而知之谓之工，切而知之谓之巧。

望色诗采陈氏

诗曰：春夏秋冬长夏时，青黄赤白黑随宜。左肝右肺形呈颊，心额肾颧鼻主脾。察位须知生者吉，审时若遇克堪悲。更于黯泽分新旧，隐隐微黄是愈期。

注：心额、鼻脾、左颊肝、右颊肺，面上五色可见也。夫部位察其相生相克，五色察其有神无神。大抵外感不妨滞浊，久病最忌鲜艳，惟淡淡黄色隐现，既不枯槁又不浮泽，为欲愈之候。

设问：心在肺之下，何以见于额？脾在胃之底旁，何以见于鼻？肝在右，何以见于左颊？肺在左，何以见于右颊？肾在腰间油膜之内，何以见于颧？

答：《内经》曰：青气自肝而出，左行于东，化作林木；白气自肺而出，右行于西，化作戈甲；赤气自心而出，南行于上，化作焰明；黑气自肾而出，北行于下，化作为水；黄气自脾而出，存于中央，化作为土。按，《内经》是指无形之生气，在人身运动流行，非指有形之体质，若人之生气已绝，则有形之体质是死物，治之亦何益矣？考张隐庵、吴昆、陈修园、唐宗海诸先生云，编者亦以为《内经》是自然生成之书，非凡俗所能造，中医治病首重四诊八纲，包括阴阳、表里、寒热、虚实八法，任何疾病，千变万化尽在掌握中矣。

观察面部五色出《内经·五脏生成》篇

春青

青如翠羽者生，谓光润有神色也；青如草兹者死，似嫩草初萌芽色。

夏赤

赤如鸡冠血者生，润泽活泼有神也；赤如衃血者死，紫黑色也。

秋白

白如豕膏者生，光润有神色也；白如枯骨者死，焦而淡白色也。

冬黑

黑如乌羽者生，光泽活泼有神也；黑如烟炲者死，煤烟色暗滞黑斑色也。

长夏黄

黄如蟹腹者生，微黄浮泽有神也；黄如枳实者死，黄而带青色也。

按《内经·六节藏象论》云，所谓长夏者六月也，火生于土，长在夏中，既长而王，故曰长夏。

望五色生克

肝病遇黑为相生，遇白为相克；心病遇青为相生，遇黑为相克；脾病遇赤为相生，遇青为相克；肺病遇黄为相生，遇赤为相克；肾病遇白为相生，遇黄为相克。

望舌诗出陈氏

舌上无苔表证轻。舌上无苔，虽有发烧、头痛，大小便正常，属内伤，不可大发其表。**白苔半里古章程。**病在半表半里，不可妄下、妄汗，宜转其枢。**热红寒淡参枯润。**舌上无津为枯，有津为润，热焦寒润也。**阴黑阳黄辨死生。**少阴热化，则舌焦黑，脉有力，口苦焦渴，择三承气汤缓急下之；脉无力，以黄连阿胶汤救之。**全现光莹阴已脱。**舌光如去油猪腰子，名镜面舌，此为阴脱，为不治之症。**微笼本色气之平。**舌色淡红，有微笼系薄白苔也，是胃家本色，为无病之舌。**前人传下三十六。**舌症见《金镜录》，有三十六舌症，后人增加一百三十六舌症，名《伤寒舌鉴》。**采摘多歧语弗精**。繁杂不精，愈多愈乱，故不采录。

闻声诗出陈氏

言微轻声**言厉**重声**盛衰根，谵语**实邪胃有燥屎**错语**言语首尾不相顾**为神惛。虚呃痰鸣非吉兆，声音变旧恐离魂。**

辨五脏病闻五音出陈氏

肝怒声呼病在肝**心喜笑**病在心，**脾为思念**病在脾**发为歌，肺金忧虑形如哭**病在肺，**肾主呻吟恐亦多**病在肾。

编者按：气衰言微者为虚，气盛言厉者为实，语言首尾不相顾者为神昏，狂言怒骂者为实热，痰声辘辘者死。新病闻呃逆者为火逆，久病闻呃逆者为胃绝。语言不异于平时者吉，反者为凶。

角徵宫商羽五音，即木火土金水五音也。角为木音和而长，徵为火音和而美，其舌抵齿，宫为土音大而和，其舌居中，商为金音，口张声扬，羽为水音，声低细长而柔也。

问症诗出景岳

一问寒热二问汗，景岳云，问症为医家第一紧要，问其寒热多寡，以别阴阳，有汗为实，无汗为虚。**三问头身四问便**。头身重痛为邪甚，大便闭小便短赤为实，大便溏小便白为寒。**五问饮食六问胸，**问其饮食多寡，以察胃气强弱。胸者指胃而言，胀与不胀，胀痛为结胸，不胀痛为痞。**七聋八渴俱当辨**。伤寒耳聋，病在少阳经及厥阴经，杂病耳聋为重，身热口渴为实，不渴为虚寒。**九问旧病十问因，**问旧病以知有夙疾否，究其致病之因，以为用药之准。**再兼服药参机变**。表里寒热之中，补泄分用互用自有神机变化之妙。**妇人尤必问经期，迟速闭崩皆可见**。妇人以月经为主，问其有无迟早，以探病情，察其有孕无孕否，用药无畏缩之弊。**再添片语告儿科，天花麻痘全占验**。

切脉诗采陈氏

微芒指下最难知，条绪寻来悟治丝。试观治丝者，必得其头绪，有条不紊。**三部分持成定法，**谓寸、关、尺三部也。**八纲易见是良规，**浮、沉、迟、数、大、细、长、短八字，显而易见。四句为切脉之总提大纲。**胃资水谷人根本，**三部皆属肺，肺受气于胃。**土具冲和脉委蛇，**不直不坚而和缓，脉得中和之生气，如此，以察胃气为第一要。**脏气全凭生克验。**审脏气之生克为第二要，如脾病畏弦，木克土也；肺病畏洪，火克金也；反之则与脏气无害，五脏依此类推。**天时且向逆从窥，**推天运之顺逆为第三要，如春气属木脉宜弦，夏气属火脉宜洪，四季仿此类推。**阳浮动滑大兼数，阴涩沉弦弱且迟。**仲景以此别阴阳表里寒热虚实，以浮、大、动、滑、数为阳，沉、涩、弱、弦、迟为阴；以有力无力以别虚实。**外感阴来非吉兆，**外感之证，脉宜浮洪，若细弱为正不胜邪。**内虚阳现实堪悲，**脱血之后，脉宜静细，反洪大则为凶，气已外脱矣。**须知偏胜皆成病，**偏阳而洪大，偏阴而细弱，皆病脉也。**忽变非常即弗医，**若见变出反常之脉雀啄、屋漏、鱼翔、虾游、弹石、解索、釜沸七怪脉，为阴阳离决、危重难医之征象。**要语不烦君请记，脉书铺陈总支离。**病之名有万，脉象不过数十种，而数十种之脉无不可见，何能诊脉即知为何病耳。脉书欺人之语最不可听。

如下采张心在先生持脉秘旨，录其八纲，与旧法八纲稍异。

八　纲

阴阳表里寒热虚实，是为八纲。症有八纲，脉亦有八纲，浮、沉、迟、数、细、大、长、短，是也。脉症结合，更易分辨。故《景岳全书·传忠录上·阴阳篇》曰，凡诊病施治，必须先审阴阳，乃为医道之纲领，阴阳无误，治焉有差。医道虽繁，而可以一言蔽之者，曰阴阳而已，故证有阴阳，脉有阴阳，药有阴阳。以证而言，表为阳，里为阴，热为阳，寒为阴，上为阳，下为阴，气为阳，血为阴，动为阳，静为阴，多言为阳，无声为阴，喜明者为阳，欲暗者为阴。阳微者不能呼，阴微者不能吸。阳病者不能俯，阴病者不能仰。以脉而言，则浮大滑数之类皆阳也，沉微细涩之类皆阴也。以药而言，则升散者为阳，敛降者为阴，辛热者为阳，苦寒者为阴，行气分者为阳，行血分者为阴，性动而走者为阳，性静而守者为阴。此皆医中之大法。至于阴中复有阳，阳中复有阴，疑似之间，辨别须的确，此若不识，极易差讹，是又最为紧要关头。表里者，皮肤经络为表，五脏六腑为里，六淫自外入者为表，七情自内而生者为里，又有由表入里，由里出表，表里同病，及半表半里之分，皆宜详辨。寒热者，阴阳之化也，病情之征象也。阴不足则阳乘之变为热，阳不足则阴乘之变为寒，故阴虚生内热，阳虚则外寒，皆至理也。即怕冷身寒，喜温沉静者为寒证。怕热渴饮，身热烦躁者为热证。至于寒热真假，则又当详辨。虚实者，有余不足也，有表里之虚实，气血之虚实，脏腑之虚实，阴阳之虚实。凡外入之病多有余，内出之病多不足。言之虚实，邪气实则当泻，正气虚则当补，皆在乎医之灵活应用。此是八纲概论。特将脉之八纲证属详辨于后，更可了然。

八纲脉

以浮、沉、迟、数、细、大、长、短脉为八纲脉。

一曰浮，浮者轻着于皮肤之上而即见者，为表病。

二曰沉，沉者重手按于肌肉之下而见者，为里病。

三曰迟，迟者一息脉来二三至，或一息一至，为寒病。

四曰数，数者一息脉来五六至，或一息七八至，为热病。

五曰细，细者脉状细小如丝，主诸虚之病。

六曰大，大者脉粗大鼓指，主诸实之病。

七曰长，长者脉来实而迢长，上至鱼际，下至尺泽，为素禀强盛。

八曰短，短者脉来形缩，上不及于寸，下不及于尺，为素禀衰弱。

识别

浮沉二脉，以手轻重别之，浮为阳为表，沉为阴为里。迟数二脉，以息数多少别之，迟为寒，数为热。细大二脉，以形象大细有力无力别之，细为虚，大为实。长短二脉，以部位过与不及别之，短主不足，长主有余。

又有互见之别

浮而数为表热，浮而迟为表寒。沉而数为里热，沉而迟为里寒。又于表、里、寒、热四者之中，审其细者，则属于虚；审其大者，则属于实；又于表、里、寒、热、虚、实六者之中，审其为短，则知其素禀之衰，疗病须培其基址；审其为长则知其素禀之盛，攻病必须绝其根株。此凭脉治病之秘诀也，知其八纲则知其八法矣，以上包括八法在内。

七怪脉诗陈氏

雀啄连连，止而又作，肝绝；屋漏水流，半时一落，胃绝；弹石沉弦，按之指搏，肾绝；乍疏乍密，乱如解索，脾绝；本息，不动也，未摇，似有似无，鱼翔相若，心绝；虾游冉冉，忽然一跃，大肠绝；釜沸空浮，绝无根脚，肺绝。七怪一形，医休下药。此言五脏绝脉也，六腑中独言大肠与胃者，以其属于阳明，为一身之最重要也。七怪脉为不治危重证候之脉也。

考古衡量

唐代《千金翼方》云，古之三两，即今之一两，古之三升即今之一升。

宋代钱天来云，汉之一两即今之二钱七分也，一升即今之二合半也。汪苓友云，古云铢者，六铢为一分去声，即二钱半，二十五分，二十四铢为一两也。云一升者，今之大白盏也。古方全料谓之一剂，三分之一谓之一服，凡用古方，先照原剂。

古方中之等分，意为各药量相等也。按今之砝码折算若干重，古方载三服者，取三分之一遵法煎服，载二服者，宜分二次服之。顿服者，取一剂而尽服之，按今之砝码折之。大枣、乌梅之类，仍照古方枚数，以砝码有古今之不同，而果枚无异也。

程扶生云，古以二十四铢为一两，一两分为四分去声，六铢为一分去声，计二钱五分也。所谓十八铢，盖三分之重，古之七钱半也。然以古今衡量，及铢黍之考，以一千二百黍之重，实源于黄钟之龠，两龠为一合，十合为升，十升为斗，十斗为斛。得古之半两，今之三钱也。得古之一两，今之六钱也。十铢为千黍之重，今之二钱五分也，百黍之重，今之二分半也。然，世有古今，时有冬春，地有南北，人有强弱，大约古用一两，今用一钱五分足矣，宜活法通变，不必胶柱鼓瑟，则为善法仲景者矣。

古七方

古之方剂分量有大、小、缓、急、奇、偶、复七方之分。

大方

岐伯曰：君一臣二佐九，制之大也，君一臣三佐五，制之中也，君一臣二制之小也。又曰，远而奇偶，制大其服，大则数少，小则数多，多则九之，少则二之。张元素曰：身表为远，里为近，大小者，制奇偶之法也，例如小承气汤，奇之小方也，大承气汤、抵当汤，奇之大方也，所谓因其攻里而用之也。桂枝汤、麻黄汤，偶之小方也，葛根汤、青龙汤，偶之大方也，所谓因其发表而用之，故曰汗不以奇，下不以偶。张从正曰：大方有二，君一臣三佐九，大方有兼症而邪不一，不可以一二味治之者宜之，有分两大而顿服之大方，肝肾及下部病道远者宜之，王冰以心肺为近，肝肾为远，脾胃为中，刘河间以身表为远，身里为近，李时珍谓身半以上，其气有三，天之分也，身半以下，其气有三，地之分也，中脘则为人之分也。

小方

张从正曰：小方有二，君一臣二之小方也，病无兼症，邪气专一，可以一二味治之者宜之。有分量少、顿服之小方，心肺及上部之病宜之，徐徐细呷之是也。张元素曰：肝肾位远，数多则其气缓，不能远达其下，必大剂而数少，取其迅速而下走也，心肺位近，必小剂而数多，取其易散而上行也。王冰所谓肺服九，心服七，脾服五，肝服三，肾服一，乃五脏生成之数也。

缓方

岐伯曰：补上治上宜缓，补下治下宜急。急则气味厚，缓则气味薄，适其病所远而中道，气味厚者而过之，无越其制度也。王冰曰：假如病在肾而心不足，服药宜急过之，不以气味饲心，肾为凌心，复益衰矣。如上下远近例同。刘河间曰：圣人治上不犯下，治下不犯上，治上中下俱无犯，故曰诛伐无过。王好古曰，治上必犯下，治表必妨里，用黄芩以治肺，必妨脾，服苁蓉以治肾，必妨心，服干姜以治中，必僭上，服附子以补火，必涸水。张从正曰：缓方有五，有甘以缓之之缓方，甘草蜜糖是也。病在心膈，取其留恋也。有丸以缓之之缓方，比其汤散，其行迟缓也。有品件众多之缓方，药众则互相拘制，不得各驰骋其性。有无毒治病之缓方，无毒性纯功缓也。有气味俱薄之缓方，缓则长于补上、治上，比至其下药力以衰矣。

急方

张元素曰：味厚者为阴，味薄者为阴中之阳，故味厚则下泄，味薄则通气。气厚者为阳，气薄者为阳中之阴，故气厚则发热，气薄则发汗是也。王好古曰：治主宜缓，缓则治其本也，治客宜急，急则治其标也。表里汗下皆有当缓当急。张从正曰：急方有四，有急病急攻之急方，中风关格之病是也；有汤散荡涤之急方，下咽易散而行速也；有毒药之急方，毒性能上涌下泄，以夺病势也；有气味俱厚之急方，直趋于下而力不衰也。

奇方

王冰曰：单方也。张从正曰：奇方有二，有独用一物之奇方，病在上而近者宜之；有药合阳数，一、三、五、七、九之奇方，宜下不宜汗。刘完素曰：例如小承气奇之小方，大承气奇之大方也，所谓因其下攻而用之，桂枝、麻黄汤偶之小方也，葛根、青龙偶之大方也，所谓因其发散而用之。

偶方

张从正曰：偶方有三，有两味相配之偶方，有古之二方合用之偶方，古谓之复方，皆病之在下而远者宜之。有药合阴数，二、四、六、八、十之偶方，宜汗不宜下，王冰曰：汗药不以偶，则气不足外发，下药不以奇，则毒攻而致过意也。下本易行，故单行则力孤，而微汗则难出，故并行则力齐而大乎。观仲景制方，桂枝汗药，反以五味为奇，大承气下药反以四味为偶，何也？岂临事制宜，复有增损乎。

复方

岐伯曰：奇之不去则偶，是谓重方。王好古曰：奇之不去，复以偶之，偶之不去，复以奇，故曰复，复者再也，重也，所谓十补一泄，数泄一补也。又伤寒得风脉，伤风见寒脉，为脉症不相应，宜以复方主之。张从正曰：复方有三，有二方、三方及数方相合之复方，如桂枝二越脾一汤、五积散是也；有本方之外则加余药，如调味承气汤加连翘、薄荷、栀子、黄芩、竹叶、蜂蜜，凉膈散之属是也；有分两均齐之复方，如胃风汤各等份是也。王冰以偶为复，今七方中有偶又有复，岂非偶乃二方相合，复为数方相合之谓乎。

十　剂

十剂为徐之才宣、通、补、泄、轻、重、滑、涩、燥、湿之分。编者添加寒、热两剂。

按李时珍曰，十剂乃徐之才从仲景书梳理分析定之，之才乃华佗弟子也，丹阳人博识善医，历事北齐，得诸帝宠，仕终尚书左仆射，年八十卒，赠司徒，封西阳郡王谥文明，北史有传，曾试雷公药时，阐明宣、通、补、泄、轻、重、滑、涩、燥、湿十剂，后人多遵从之。

宣剂

之才曰：宣可去壅，生姜、橘皮之属是也。李杲曰：外感六淫之邪，欲传入里，三阴实而不受，逆于天分之气，窒塞不通，而或哕或呕，所谓壅也。三阴者脾也，破气药如姜、橘、藿香、半夏之类，皆泻壅塞。张从正曰：俚人以宣为泻，又以宣为通，而不知包在十剂之中，已有宣与通矣。仲景曰：春病在头，大法宜吐，宣剂及涌剂也。经曰：其高者因而越之，木郁达之，宣者升而上之也，以君召臣曰宣是矣。凡风痫中风，胸中诸实，痰饮寒结，胸中热郁，上而不下，久则咳嗽，胀满，水肿之病生焉，非宣剂莫能愈也。吐中有发汗，引痰追泪，嚏鼻，凡上行者皆吐法。刘完素曰：郁而不散为壅，必宣以散之。如痞满不通之类是也，攻其里，则宣者上也，泻者下也，通则瓜蒂、栀子之属是矣，发汗解表亦同。王好古曰：经有五郁，木郁达之，火郁发之，土郁夺之，水郁折之，金郁泻之，皆曰宣也。李时珍曰：不独涌越为宣也，譬如气郁有余，则香附、川芎之属以开之；不足则补中益气以运之；火郁微则山栀、青黛以散之，甚则升阳解肌以汗之；湿郁微则苍术、白芷之属以燥之，甚者以风药胜之；痰郁微则南星、橘皮以化之，甚者瓜蒂、藜芦以涌之；血郁微以桃仁、红花行之，甚则利吐以逐之；食郁微则山楂、神曲以消之，甚者上涌下利以去之。此皆宣剂也。

通剂

之才曰：通可去滞，通草、防己之属是也。刘完素曰：留而不去必通以行之，如水病、痰澼之属，以木通、防己攻其内，则留者行也，滑石、茯苓、芫花、甘遂、大蓟、牵牛之类是也。张从正曰：通者流通也，前后不得溲便者，木通、海金沙、琥珀、大黄通之，痹病郁滞经隧不利，亦宜通之。李时珍曰：滞者留滞也，湿热之邪，留于气分，而为痹痛、癃闭者，宜淡味之药，上利肺气下降，通其小便，而泄气中之滞，木通、猪苓之类是也；湿热之邪，留于血分而为痹痛肿注，宜苦寒之药下引，通其前后，而泄血中之滞气，防己之类是也。编按本草经曰：味薄者通，故曰淡渗之药谓之通剂也。

补剂

之才曰：补可去弱，人参、羊肉是也。李杲曰：人参甘温能补气虚，羊肉甘热能补血虚，羊肉补形，人参补气，凡气味与二药相同者皆是也。张从正曰：五脏各有补泄，有表虚、里虚、下虚、上虚、阴虚、阳虚、气虚、血虚。时珍曰：不足者补之，又云虚则补其母，生姜之辛补肝，炒盐之咸补心，甘草之甘补脾，五味之酸补肺，黄柏之苦补肾，又如茯神之补心气，生地黄之利心血，人参之补脾气，白芍药之补脾血，黄芪之补肺气，阿胶之补肺血，杜仲之补肾气，熟地之补肾血，川芎之补肝气，当归之补肝血，皆补之类，不独人参为补也。

编按：《内经》云，卫气者分温肉、行腠理、充皮肤、泽毛，肾主水，受五脏六腑之精而藏之，精不足者补五脏之味也，又曰精不足者补之以味，形不足者温之以气，五谷、五菜、五果、五肉皆补养之物也，观此，精气血三字，包括人身寿命存亡大矣哉。

泻剂

之才曰：泄可去闭，葶苈、大黄之属是也。李杲曰：葶苈气味苦寒，气味俱厚，不减大黄，能泻肺中之气闭，又泄大肠，大黄走而不守，又泄血闭及肠胃渣秽之物，亦泄气闭利小便，亦泄血闭利大便。凡与二药相同者皆然。张从正曰：实者泻之，诸痛为实痛，痛随利减，芒硝、大黄、牵牛、甘遂、巴豆之属皆泻剂也。其催生下乳、磨积逐水，破经、泄气，凡下行者皆下法也。

编按:《本草纲目》云:去闭当作去实,再考《内经》云,实者泻之,五脏五味皆有泻,脾实泻以黄连之苦,肝实泻以白芍之平,心实泻以甘草之甘,肺实泻以石膏之辛,肾实泻以泽泻之咸是矣。

轻剂

之才曰:轻可去实,麻黄、葛根是也,从正曰:风寒之邪始客皮肤,头痛身热,宜解其表,《内经》所谓轻而扬之也。痈疮疥症,俱宜解表,汗以泄之,毒以熏之,皆轻剂也。凡熏洗、熏灸、熨烙、针砭、导引、按摩皆汗法也。时珍曰:当轻可去闭,有表闭里闭,表闭者,风寒伤腠理,闭密阳气,怫郁不能外解,而为恶寒发热,头痛项强,诸病宜轻扬之剂,发其汗而表自解也;里闭者火热郁抑,津液不行,皮肤干闭,而为肌热烦热,目肿昏瞀,疮疡诸病,宜轻扬之剂以解其肌,而火自散也。上闭有二,一则外感内热,上焦气闭,发为咽喉闭痛之症,宜辛凉之剂,轻而散之,则闭自开;一则饮食寒冷,抑遏阳气在下,发为胸膈痞满闭塞之症,宜扬其清,抑其浊,则痞自泰也。下闭亦有二,有阳下陷,发为里急后重,便数至圊而不行之症,升其阳而大便自顺,所谓下者举之也。有燥热伤肺,金气愤郁,窍闭于上,而膀胱闭于下,为小便不利症,以升麻之类探而吐之,上窍通而小便自利矣,所谓在下而取之上也。

滑剂

之才曰:滑可去着,冬葵子、榆白皮之属是也。刘完素曰:涩则气着,必滑剂以利之,滑能养窍,故润利也。从正曰:大便燥结宜麻仁、郁李仁之类,小便淋涩宜冬葵子、滑石之类,前后不通,两阴闭,名曰三焦约,约者束也,宜先以滑剂,润养其燥,然后攻之。时珍曰:着者有形之邪,留着于经络脏腑之间也,便尿浊滞,痰涎胞胎、痈肿之类是也,皆宜滑药,以引去其留着之物,此与木通、猪苓之通相类而不同,木通、猪苓之物,去湿热无形之邪,葵子、榆皮甘滑之类去湿热有形之邪,故彼曰滞,此曰着。大便涩者,荸荠、牵牛之属;小便涩者,前仁、榆皮;精窍涩,黄柏、葵花之属;胞胎涩者,黄葵、王不留行之属,引痰涎自小便出者也。则半夏、茯苓引疮毒自小便去者,则五叶藤、萱草根之属皆滑剂也,半夏、南星皆辛而涎滑,能泻湿气通大便,故辛能润能走,气能化滞也,或谓燥物谬矣,湿去则土燥,非二物性燥也。

重剂

之才曰：重可镇怯，磁石、铁粉之属是也。张从正曰：镇缒之谓也，怯则气浮，如丧神守而惊悸气上，朱砂、水银、沉香、黄丹、寒水石之类，皆体重也，以此缒之。经云：重者因减之，贵其渐也。时珍曰：重剂凡四有，惊则气乱，而魂气飞扬，如丧神守者；有怒则气上而肝火激烈，病狂喜怒者，并铁粉、雄黄之类，以平其肝；有神不守舍，而惊多健忘、迷惑不宁者，宜朱砂、紫石英以镇其心；有恐则气下，精志失守，而人畏将捕之，宜沉香、磁石之类，以安其肾。大抵重剂压浮火，而坠痰涎，不独治怯也。

编按：古人治惊、痫、痰、喘、吐、逆、水气之痰，皆云浮火痰涎为害，贤有黑锡丹、磁朱丸之类，皆可类推而广矣。

涩剂

之才曰：涩可去脱，牡蛎、龙骨之属是也。完素曰：湿则气脱，如开肠洞泄、便尿、遗矢之类是也，必涩剂以敛之。寝汗不禁，涩以麻黄根、防风；滑泻不已，涩以豆蔻、诃子、木贼、罂粟壳；喘嗽止奔，涩以乌梅、诃子。凡酸味同乎涩者，皆收敛之义也。然此种病，皆宜先攻本，然后收之可也。时珍曰：脱者，气脱也，血脱也，精脱也，神脱也，散则宜收，故用酸涩温平之药，以敛其耗散。汗出亡阳，精滑不禁，泻痢不止，大便不固，小便自遗，久嗽亡津，皆气脱也。下血不已，崩中暴下，诸火亡血，皆血脱也。龙骨、牡蛎、螵蛸、五味子、五倍子、乌梅、石榴皮、罂粟壳、莲房、棕皮炭、赤石脂之类，皆涩药也。气脱兼以气药，血脱兼以血药，或兼气药，气者血之帅也，脱阳见鬼，脱阴目盲，此神脱也，非涩药之所能也。

燥剂

之才曰：燥可祛湿，桑皮、赤小豆之类是也。完素曰：湿气淫胜，肿满脾湿，必燥剂以除之，桑白皮之属。湿胜于上，以苦吐之，以淡渗之。从正曰：积寒久冷，吐利腥秽，上下所出，水液澄澈清冷，此大寒之病，宜姜、附、胡椒辈以燥之。若病湿气，则陈皮、白术、木香、苍术之属除之，亦燥剂也，而黄连、黄柏、栀子、大黄，其味皆苦，苦属火，皆能燥湿，此《内经》之本旨也，岂独姜附之俦为燥剂乎？王好古曰：湿有在上、在中、在下、在经、在皮、在里。时珍曰：湿有外感内伤，外感之湿，雨露岚雾，地气水湿，袭于皮肤筋肉经络骨骼之间；内伤之湿，生于水饮、酒食及脾弱肾强，因不可一例而言。故风药可以胜湿，燥药可以除湿，淡药可以渗湿，利小便可以引湿，泄大便可以逐湿，吐痰涎可以祛湿。湿而有热，苦寒之剂燥之，湿而有寒，辛热之剂燥之，不独桑白皮、赤小豆为燥剂也。

润剂即湿剂

之才曰：湿可祛枯，白石英、紫石英之属是也。从正曰：湿者，润湿也，与滑类稍有不同。经曰：辛以润之，辛能走气、能化液是也。盐硝味虽咸，属真阴之水，诚如枯之上药也。人有枯涸身竭之病，非独金化，亦有火以乘之，故非湿剂不能愈，完素曰：津耗为枯，有减血为枯。时珍曰：湿剂当作润剂，枯者燥也。阳明燥金之化秋令也。风热弗甚，则血液枯而为燥病，上燥则渴，下燥则结，筋燥则强，皮燥则揭，肉燥则裂，骨燥则枯，肺燥则痿，肾燥则消，凡麻仁、阿胶润之属，皆润剂也。养血则当归、地黄之属，生津则麦冬、栝楼根之属，益精则苁蓉、枸杞之属，若但以石英为润药则偏矣。

编者新补寒热二剂共为十二剂。

寒剂编者

《内经》曰，壮火食气，少火生气，故少火宜升，壮火宜降。丹溪曰，气有余便是火，河间所谓，五志过极皆属于火，人身一水不能胜五火。汪讱庵曰，五脏六腑各得其平，则营卫冲和，经脉调畅，何火之有，一失其常度，则冲肘击膊而为火矣。如忿怒则生肝火，劳倦生脾火。如心火太过必克肺金，肝火太盛必克脾土。有脏腑相移者，如肝移热于胆则口苦，心移热于小肠则淋闭。有他经相移者，有数经合病者。相火起于肝肾，虚火由于劳损，实火生于亢害，燥火本于血虚，湿火本于湿热，郁火出于遏抑，又有无名之火，无经可循，无脉症可辨。致暴病暴死者，诸病之中火病为多，不可不细察也。按仲景立三承气汤、白虎汤、白虎加人参汤、竹叶石膏汤、千金三黄石膏汤，河间立凉膈散，崔行功立黄连解毒汤。肘后有牛子石膏茶调散，东垣有清空膏，再考仲师有五泻心汤，后贤又立升阳散火汤、龙胆泻肝汤、当归芦荟汤、泻青丸，《局方》有紫雪丹,《外台》有石膏散,还有清骨散、泻白散、泻黄散,泻火之剂举其大略也。有以泻为泻者,大黄、芒硝、芩、连、知母、栀子之属,有以散为泻者,羌、独、防风、升、柴、荆、薄,轻扬发散是也。有以滋为泻者,地黄、天冬、元参、麦冬、知母、丹皮、白芍,此壮水之主以制阳光是也。有以补为泻者,东垣曰:参、芪、甘草为泻火之圣药也。兹举数语,推而广之,神而明之,存乎其人。

热剂编者

《内经》曰,阳气者,若天与日,失其所,则折寿而不彰。寒者阴惨肃杀之气耳,阴盛则阳衰,迨至阳竭阴绝则死矣。仲师著书先从伤寒以立论,诚欲以寒病为纲,而明其例也。其在三阳者,则用桂、麻、柴、葛之辛温以散之;其在三阴者,则无以驱其阴冷之邪沴,而复其若天与日之元阳也,治诸伤寒者,皆视此为鉴也。寒伤于表病在营卫,桂枝麻黄各半等汤,择而施之;寒在于里,四逆汤、通脉四逆汤、吴茱萸、理中、附子粳米汤皆为救阳而立,非补阳也。设有表里皆寒者,后贤五积散、回阳救急汤,皆可凭证选择应用。景岳大温中饮、理阴煎、陶华再造散,此补先贤未备之法,亦可参宪。总而言之,寒有寒证之脉可辨,临床都是活法取裁也。至于寒病杂热、阳脱阴亡,圣法有四逆加猪胆人尿汤、白通汤、白通加胆汁汤,其方采补,载在末卷补遗,查考便知也。

论宣可决壅编者

《内经》云,病在高者,因而越之,又云,其在上者涌而是也,先贤用此法者最多,今人惟知汗下而吐绝置罕用,遇当吐者而不行涌越,使邪气壅塞结而不散,轻病致重,重病致死者多矣。丹溪曰,吐中就有发散之义,子和曰,诸汗法古方多有,惟吐法今世罕知之,故予尝曰,吐法兼汗法也,仲师以实邪制瓜蒂散,按卒中痰迷,潮涎壅盛,癫狂烦乱,人事昏沉,五痫痰壅及火气上冲,喉不得息,食填太阴,欲吐不出,并宜吐之。胸中痰食与虚烦者不同,越以瓜蒂之苦涌与赤小豆酸吐,吐出上焦有形之物,木得舒畅,天地交而方物通矣。

按:当吐而胃弱者,必借后贤参芦法,或问何谓木郁,曰:厥阴少阳皆属木,与令为春,乃人身生发之气也。食者阴物也,脾胃坤土也,饮食填塞太阴,则土盛而反侮木,生气不得上升,而木郁矣。吐出上焦有形之物,则木条达,而遂升生之性矣。仲师瓜蒂、栀豉为吐剂也,要知瓜蒂吐宿食寒痰,栀豉吐虚烦客热，如未经汗下，邪郁胸膈而为痞满者，谓之实，宜瓜蒂散，此重剂也。已经汗吐下，邪乘虚客胸中而懊憹，为虚烦，宜豉栀汤，此轻剂也。考之后贤，则有通关、稀涎、越鞠丸之类，皆是宣可决壅也。

论通可行滞编者

通者，有通行之义也，较泻者稍轻。《内经》曰，通因通用，涩因涩用，寒因寒用，热因热用，是谓从治。热因寒用，通因涩用，涩因通用，是谓反治。又有通则不痛，痛则不通，汗之则通，吐之亦通，枢转亦通。按小便不通，先人有导赤散、通关丸、五苓散，后贤五淋散、六一散，亦是通行之法。大便脾约而不通，仲师有麻仁丸，《千金》有备急丸，许叔微有温脾汤、硇砂丸。枢机不转则有小柴胡汤，胃气不通则有沉香汤，气滞不通则有七气汤、八味顺气汤，血滞不通则有芍药枳实散、失笑散。数年积滞不通，则用倒仓法，皆通行破滞之方，苟能触类旁通，亦不止此数方，数方亦不止治一滞病矣。

论补可扶弱编者

先贤云，虚者补之，补其所不足也，劳弱者养之，栽培之，将获之，使得生遂条达，不受戕贼之患也。人之气禀，罕得其平，有偏于阳而阴不足者，有偏于阴而阳不足者，故必假药以滋助之，而又须优游安舒，假之岁月，使气血归于和平，乃能形与神茂而疾病不生也。经曰，上工不治已病治未病，不治已乱治未乱，夫病已成而后药之，乱已成而后治之，譬如犹渴而穿井，斗而铸兵，不亦晚乎。故先补养者，然补非旦夕可效，故以营养居前，补剂、丸剂，又当济之。补真阴祛百病，景岳左归丸、危亦林天王补心丹、钱乙地黄丸、琼玉膏、龟鹿二仙膏，皆补方中金科玉律也。钱乙以仲师八味丸减去桂附以治小儿，因小儿纯阳之体，故将桂附减去，今医家治大小阴虚主方，非但治肝肾不足，实三阴并治之剂，方中有熟地之腻，即有泽泻宣泄肾浊以济之，有山茱萸之温涩，有丹皮清肝火以佐之，有山药之收摄脾经，即有茯苓渗脾湿以和之，药只六味，而大开大关，三阴并治，洵补方之正鹄也，所谓六味地黄丸者，实为三阴之主方，然亦有补又有泻，相和相济以成平补之功，乃平淡之神奇，所以为古今之良方也。

论泄可去闭编者

邪盛则闭塞不通，必以泄剂，从大便逐之。先贤尚有明训，昭彰可目。大便不通，须审阴结阳结，阳结者择三承气辈，缓急下之，或更衣丸等剂，阴结又立备急丸之方和白散等。《伤寒论》云，发汗不解，腹满痛者，急下之，下利三部脉皆平；按之心下硬急者，急下之；脉滑而数，有宿食，宜下之；伤寒六七日，目中不了了，睛不和，无表证者，大便难，身微热者，此为实也，急下之。又考经云，热病目不明，热不已者，肾水将绝不能照物也，阳明病发热汗多者，急下之；汗多，则亡津液，而内燥，宜急下之，以存津液故也。少阴病，脉沉细数，口燥咽干者，急下之，此少阴邪热入胃腑，土胜则水干，宜急下以救肾水。少阴病，自利清水，色纯青，心中必痛，口中燥者，急下之，青为肝色，肝邪乘肾，故下利，阳邪上攻故口燥，此亦少阴传致阳明腑症也。厥阴病，舌卷囊缩，宜急下之，又有阳明之热陷入厥阴经，阳明主润宗筋，宗筋为热所攻，弗荣而急引舌与睾丸，故舌卷囊缩，此为热绝，又当泻阳以救阴。以上皆大承气证也。按张兼善曰，胃为水谷之海，四旁有病皆能传入胃腑，土燥则水干，故阳明与少阴皆有急下之条，症虽不同，其入腑之理则一。

上述条中，有宜下之，有急下之，二语最宜紧要，宜下之则宜小承气汤，急下之是指大承气汤，绝无疑畏也。泄可去闭，必有阴阳之分，阳结阴结开首已言之，其轻其重，其缓其急，是生死存亡关键，至于大柴胡汤、麻仁丸等方，皆可去闭，即是缓下之方也，又于阴结白散方、备急丸、大黄附子汤、外台茵陈丸，此皆泻剂也，此泻陈寒固冷，脉必沉紧而迟，口和舌淡润，津液多者，大便稀，里急腹微痛，方是阴结也。若不分明脉症，施以阳结温属，便是火上加油，炉中添炭，在治疗上，必须细辨清白，才有手下功夫也。

附方

备急丸干姜、大黄各二分，巴豆一两，去皮研如脂，蜜丸如豆大，每服三四丸或开水或酒下以利为度。

白散方巴豆一分去皮炒黑，贝母、桔梗各三分，共为细末，每服一钱，大人倍之，开水温服，以利为度。

论轻可去实编者

古人尚有轻可去实，后贤仿仲师麻黄葛根之意，变法推广立方。张元素创冲和汤，后人曰九味羌活汤是也，自注云，有汗不得用麻黄，无汗不得用桂枝，若未瘥其变不可言，故立此法，使不犯三阳禁忌，为解表之神方，冬可治寒，夏可治暑，春可治温，秋可治燥，是诸路之用兵，代麻黄等汤，是为稳当，但阴虚气弱之人，在所禁耳。活人书又立人参败毒散，较张元素法又高一格，钱乙则制升麻葛根汤，以编者观之，终不如仲师还魂汤、麻黄甘草汤、肘后葱豉汤、《局方》香苏散，药简而法赅。按此实者，指病之邪实也，非言人体实也。轻者轻扬之义也，一取养胃家津液，一取升散之意也。再考仲师麻桂二法，是存津液之本旨，非羌独苍防辛散可比拟也。仲师明药性立方，是从神农本草经、伊尹之汤液经，参透经旨以立法，故宋人云，用仲师之方效如桴鼓。唐以后之方，有效者，有不效者，何况海藏之神术散，自说法超麻桂之上，窥透药性之理，可知全未罗及南阳。考《侣山堂类辩医学真传》云麻黄气味清轻，视羌活、独活、苍术较为纯粹，学者不可信俗而疑经方也，兹举一二而已矣。

论重可镇怯编者

编者常观虚阳上奔之证。多属寒痰之体，外不离于六淫之邪，内不免于七情生冷或饥饱劳逸，以伤脏腑之气，于是则有咳逆、哮喘、痰鸣、奔豚等症生矣，故古人识见超群，预制厚朴杏子汤、黑锡丹、四磨汤、苏子降气汤之类，以备仓卒，数之可十，推之可百。审清外感内伤，应他千变万化，难逃阳热阴寒二字。凡药气味厚薄者，能浮能沉，气味俱薄者可升可降，酸咸无升，甘辛无降，寒药无浮，热药无沉，此明升降浮沉之义也，任他寒热虚实，都在掌握之中矣。药之为用，或道地不真，则美恶迥别，或市肆修饰，则气味俱乖，或收采非时，则良苦异质，或头尾误用，则呼应不灵，或制治不精，则功大减，用者如不深究品质，归咎于医药之罔效。譬之兵不精练，思以荡寇克敌，适以覆众兴尸也。治疗之家，其可忽诸，至于磁朱丸、黑锡丹，二加龙骨牡蛎汤、四磨汤、八味肾气丸、全真益气汤、茯苓指迷丸、贞元饮，皆重可镇怯也，其镇不但石药，编者查本草，即昆布、海藻、泽泻之类，亦同于降也。

论滑可去着编者

滑者，润泽之谓也，着者，着而不动也。从大小便降之，视泻剂较轻也，举一例而言之，譬如元气衰弱之人，大小便燥滞，不攻不可，攻之又可脱元。仲师立有蜜煎导法，又立脾约丸，小便着而不行者，立有冬葵子散，解除民命痛苦，可谓善矣。后人则仿仲师法，推而广之，立麻仁苏子粥、通幽汤、当归润肠汤、韭汁牛乳饮。小便着而不行，则导赤散、五淋汤、车前竹叶汤、五苓散、通关丸之类，尽可选择。滑者润滑也，然润滑较泻者缓，察其病之久暂，人之强弱，适其宜否，均可类推，不可胶着执一也。

论涩可固脱编者

涩者堵塞之义也，譬如呕血、吐血，成盆成斗，面色刮白，头昏眼花，足不能立，手不能举，元气将脱矣。先贤立独参汤，人参用至一二两，煎浓汤顿服，令其熟睡，不可惊醒，一夜即可复元。家贫困者，无力用参，则又别开生面，立当归补血汤，其方黄芪一两，当归二钱半，反云当归补血汤何也？盖黄芪能补气而生有形之血，藉血药引之，气足亦能生血也，气以血为依附，血以气为依归，总之，血不离气，气不离血也。又有大汗淋漓湿透衣被，此时阳盛阴脱，前人立有当归六黄汤，补阴而敛浮阳，亦有卫阳不固，汗出不止，立有芪附汤以救卫阳将脱。亦有脾阳郁遏、肾阳飞越，皆属阴盛阳脱。阳将脱者，立有术附汤、参附汤以救阳脱。又有久痢滑脱不止，仲师桃花汤、乌梅丸之类，后贤立真人养脏汤，皆为涩剂，是救肠胃中脂膏之脱也。凡有遗精不止而有封髓丹、金锁固精丸、水陆二仙丹、金樱膏、妙香散，以救精脱也。此外有神脱者，仲师有二加龙牡汤，用和有归脾汤，以上皆涩收固脱也。古人谆谆告诫，初病不可妄涩，涩之不当，变成坏症者多矣，六淫之邪，犹贼乱也，七情之伤犹民变也，贼乱可攻，民变宜安，故不可将民做贼，又不可认贼为民。大凡认清是非，分明良暴，攻之亦可，补之亦可，求其明而已矣。

论燥可去湿编者

燥为阳物，湿为阴邪。考《内经》曰，地之湿气盛，感则害人肌肉筋脉，又曰：诸湿肿满皆属于脾。湿者土之气，土者火之子，故湿每能生热，热亦能生湿，如夏热则万物而润濡也。湿有自外感得者，坐卧卑湿、身受雨水也。有自内生得者，生冷酒面，纵欲无度，又有脾虚肾实，不能制水也。有伤风湿者，有伤暑湿者，有中湿者，甚者㖞斜不遂，舌强语涩，昏不知人，状类中风者。湿在表在上宜发汗，在里在下宜渗泻之。表虚者宜实脾，外感夹风者宜解肌，在半表半里者宜温散，不可作中风治，故风药多燥，风能胜湿也。仲师立五苓散、猪苓汤、小半夏加茯苓汤、肾着汤，《局方》二陈汤，东垣平胃散、羌活胜湿汤、升阳除湿汤，皆燥可去湿之剂，善治湿者，推而可也。

论湿可润燥编者

《内经》曰，诸涩枯涸，干劲皴揭，皆属于燥，乃肺与大肠阳明燥金之气也。金为生水之源，寒水生化之源绝，不能灌溉周身荣养，百骸枯槁而无润泽也，或因汗下亡液，或因房劳虚竭，或因服饵金石，或因浓酒厚味，皆能助狂火而耗真阴。燥在外则皮毛皴揭，燥在内则津少烦渴，在上则咽焦鼻干，在下则肠枯便闭，在手足则痿弱无力，在脉则涩细而微，皆阴血为火热所伤也。治宜甘寒润燥之剂，甘能生血，寒能胜热，润能去燥，使金旺而水生，则火平而燥退矣。按《内经》又曰：燥乃阳明秋金之化，金水者，生成之终始也，水位之下金气承之，盖物之化，从乎生，物之成，从乎杀，造化之道，生化之气，犹权衡不可轻重也，生之重，杀之轻，则气啴啴散而不收，杀之重，生之轻，则气敛涩而不通，敛涩则伤分布之政，不惟生气不得升，而收气亦不得降也。《内经》曰：逆秋气则太阴不收，肺气焦满，前人因《内经》有明训善法，而未泻其方，仲师立麦门冬汤，臞仙立琼玉膏，易简立地黄饮子、黄芪竹叶汤、知柏地黄丸、坎离丸，皆润剂也，后贤又补出无数法门，润燥之剂多多矣，非笔所言也。善用者，择而施用可也。

卷三

五运时气民病症治

凡遇六壬年，发生之纪，岁木太过，风气流行，脾土受邪，民病飧泄，食减，体重，烦冤，肠鸣，胁支满，甚则忽忽善怒，眩冒，癫疾，为金所复，则反胁痛而吐，甚则卫阳绝者，则死，治法，以苓术汤。

苓术汤黄帝小品方　白茯苓、厚朴姜汁炒、白术、青皮、炮姜、半夏洗净、草果去皮、炙甘草各等分。挫散。每服四钱，姜三片，枣二枚，水盏半，煎七分，去滓，食前服。

本方治脾胃感风，飧泄，注下，肠鸣，腹满，四肢重痛，忽忽善怒，眩冒，癫疾，或左胁偏痛。

凡遇六戊年，赫曦之纪，岁火太过，炎暑流行，肺金受邪，民病疟，少气，咳喘，血溢，泄泻，耳聋，中热，肩背热甚，胸中痛，胁支满，背髀并两臂痛，身热，骨痛，而为浸淫。为水所复，则凡谵妄，狂越，咳喘，息鸣，血溢，泄泻不已，甚则，太渊绝者死。治法，以麦门冬汤。

麦门冬汤小品方　麦门冬去心、白芷、半夏洗净、淡竹叶、炙甘草、钟乳粉、桑白皮、紫菀茸、人参各等分。每服四钱，水盏半，姜二片，枣二枚，煎七分，去滓，食前服。

本方治肺金受热，上气咳喘，咯血，痰壅，咽干，耳聋，泄泻，胸胁满，痛连肩背，两臂膊痛，息高。

凡遇六甲年，敦阜之纪，岁土太过，雨湿流行，肾水受邪，民病腹痛，清厥，意不乐，体重，烦冤，甚则肉痿，足痿不收，行善瘛，脚下痛，中满，食减，四肢不举。为风所复，则反腹胀，溏泄，肠鸣，甚则，太溪绝者死。治法，以附子山茱萸汤。

附子山茱萸汤小品方　**附子**炮，去皮、**山茱萸**各一两，**木瓜干**、**乌梅**各半两，**半夏**洗净去滑、**肉豆蔻**各三分，**丁香**、**藿香**各一分。挫散，每服四钱，姜七片，枣一枚，水盏半，煎七分，去滓，食前服之。

本方治肾经受湿，腹痛，寒厥，足痿不收，腰椎痛，步行艰难，甚则中满，食不下，或肠鸣，溏泄。

凡遇六庚年，坚成之纪，岁金太过，燥气流行，肝木受邪，民病胁痛，小腹痛，目赤，眦痒，耳无闻，体重，烦冤，胸痛引背，胁满引小腹，甚则喘咳，逆气，背、肩、尻、阴、股、膝、髀、腨、胻、足痛。为火所复，则暴痛，胠胁不可反侧，咳逆，甚则血溢，太冲绝者死。治法以牛膝木瓜汤。

牛膝木瓜汤小品方　**牛膝**酒浸、**木瓜**各一两，**芍药**、**杜仲**去皮，姜制，炒断丝、**枸杞子**、**黄松节**、**菟丝子**酒浸、**天麻**各三分，**炙甘草**半两。挫散。每服四钱，水盏半，姜三片，枣一枚。煎七分，去滓，食前服。

本方治肝虚遇岁气，燥湿更胜。胁连小腹拘急疼痛，耳聋，目赤，咳逆，肩背连尻、阴、股、髀、膝、腨、胻，皆痛，悉主之。

凡遇六丙年，流衍之纪，岁水大过，寒气流行，邪害心火。民病身热，烦心，躁急，阴厥，上下中寒，谵妄，心痛，甚则腹大，胫肿，喘咳，寝汗，憎风。为土所复，则反腹满，肠鸣，溏泄，食不化，渴而妄冒，甚则神门绝者死。治法以黄连茯苓汤。

黄连茯苓汤小品方　**黄连**、**茯苓**各一两，**麦门冬**去心、**车前子**炒、**通草**、**远志**去心姜汁制炒，各半两，**半夏**洗、**黄芩**、**炙甘草**各一分。挫散，每服四钱，水盏半，姜七片，枣一枚，煎七分，去滓，食前服。

本方治心虚，为寒冷所中，身热，心躁，手足反寒，心腹肿痛，喘咳，自汗，甚则大肠便血。

凡遇六丁年，委和之纪，岁木不及，燥乃盛行，民病中清，胠胁、小腹痛，肠鸣，溏泄。为火所复，则反寒热，疮疡，痤疿，痈肿，咳而鼽。治法以苁蓉牛膝汤。

苁蓉牛膝汤小品方　**肉苁蓉**酒浸、**牛膝**酒浸、**木瓜干**、**白芍药**、**熟地黄**、**当归**、**炙甘草**各等分。挫为散，每服四钱，水盏半，姜三片，乌梅半个。煎七分，去滓，食前服之。筋痿脚弱，加镑鹿角屑同煎。

本方治肝虚，为燥热所伤，胠胁并小腹痛，肠鸣，溏泄，或发热，遍身疮疡，咳嗽，肢满，鼻鼽。

凡遇六癸年，伏明之纪，岁火不及，寒乃盛行，民病胃痛，胁肢满，膺、背、肩、胛、两臂内痛，郁冒，蒙昧，心痛，暴瘖，甚则屈不能，髋髀如别。为土所复，则反惊，便溏，食饮不下，寒中，肠鸣，泄注，腹痛，暴挛，痿痹，足不能任身，治法以黄芪茯神汤。

黄芪茯神汤小品方　黄芪、茯神、远志去心，姜水炒、紫河车制、酸枣仁炒，各等分。挫为散，每服四钱，水盏半，姜三片，枣一枚，煎七分，去滓，食前服之。

本方治心虚夹寒，胸心中痛，两胁连肩背肢满，噎塞，郁冒，蒙昧，髋髀挛痛，不能屈伸，或下痢溏泄，饮食不进，腹痛，手足痿痹，不能任身。

凡遇六己年，卑监之纪，岁土不及，风气盛行，民病飧泄，霍乱，体重，腹痛，筋骨繇复，肌肉瞤酸，善怒。为金所复，则反胸胁暴痛，下引小腹，善太息，气客于脾，食少，失味。治法以白术厚朴汤。

白术厚朴汤小品方　白术、厚朴姜炒、半夏洗、藿香、青皮各三两，干姜炮、炙甘草各半两。挫为散，每服四钱，水盏半，姜三片，枣一枚。煎七分，去滓，食前服之。

本方治脾虚风冷所伤，心腹胀满疼痛，四肢筋骨重弱，肌肉瞤动，酸㾀善怒，霍乱吐泻，或胸胁暴痛，下引小腹，善太息，食少，失味。

凡遇六乙年，从革之纪，岁金不及，炎火盛行，民病肩背瞀重，鼽嚏，便血注下。为水所复，则反头脑户痛，延及囟顶，发热，口疮，心痛，治法以紫菀汤。

紫菀汤小品方　紫菀茸、白芷、人参、炙甘草、黄芪、地骨皮、杏仁霜、桑白皮各等分。挫为散，每服四钱，水盏半，姜三片，枣一枚。煎七分，去滓，食前服之。

本方治肺虚感热，咳嗽，喘满，自汗，衄血，肩背瞀重，便血下注，或脑户连囟顶痛，发热，口疮，心痛。

凡遇六辛年，涸流之纪，岁水不及，湿乃盛行。民病肿满身重，濡泄，寒疡，腰、膀、腨、股、膝疼痛不便，烦冤，足痿，清厥，脚下痛，甚则跗肿，肾气不行。为木所复，则反面色时变，筋骨并辟，肉瞤瘛，目视䀮䀮，肌肉胗发，气并膈中，痛于心腹，治法以五味子汤。

五味子汤小品方　五味子、炮附子、巴戟天去心、鹿茸去毛，酥炙、山茱萸、熟地黄、杜仲炒断丝，各等分。挫为散，每服四钱，水盏半，姜三片，枣一枚。煎七分，去滓，食前服之。

本方治肾虚坐卧湿地，腰膝重着疼痛，腹胀满，濡泄无度，行步艰难，足痿，清厥。甚则浮肿，面色不常，或筋骨并辟，目视䀮䀮，膈中咽痛。

凡六壬、六戊、六甲、六庚、六丙岁，乃木、火、土、金、水大过，为五运先天；凡六丁、六癸、六已、六乙、六辛岁，乃木、火、土、金、水不及，为五运后天。民病所感，治之，各以五味所胜，调和，以平为期。

论发表

昔贤云，发者，升之、散之、汗之也，表者对于里而言也。三阳为表，三阴为里，而太阳为表之表，阳明为表之里，少阳为半表半里。经曰，邪之伤人，先中于表，以渐而入于里，始自太阳以及阳明少阳，乃入阴经，以及厥阴，六经乃尽也。治病者，当在表而汗之、散之，使不至于传经入里，则病易已矣。若表邪未尽，而遂下之，则表邪乘虚入里，或误补之，则内壅闭塞，而邪不出，变成坏症者多矣。寒邪外束，阳不得越，故郁而为热。经又曰：人之伤寒，则为病热，寒初伤人，必先在表，即足太阳寒水之经，太阳为诸阳之主气，乃一身之纲维，本经之脉，起于目内眦，上脑下项，循肩，夹脊抵腰，行于身后，故所遇之处，无所不痛也，恶寒者，虽无恶风而恶寒，恶风者当风而始恶之，故恶寒必兼恶风。恶寒有阴阳之分，恶风惟属阳经，故三阴无恶风之症。风为阳邪，寒为阴邪，巢氏病源曰：身热恶寒，热在表，热在表而浅，邪畏正，故病而反恶寒，或言为寒在表，及热在皮肤，寒在骨髓者误也。凡人伤风暑湿皆有汗，惟伤寒独不汗出，寒能涩血又表实也，气上逆故喘，邪在表故脉浮，伤寒脉紧，伤风脉缓，寒劲急而风缓散也。按喻嘉言曰：冬伤寒，春伤温，夏伤暑，秋伤湿，此乃四时之客病，所谓异气也。冬春正病，有汗曰伤风，无汗为伤寒。经曰：阳明病脉浮，无汗而喘者，发汗则愈，宜麻黄汤，又曰：阳明病应发汗而反下之，此为大逆，或问两经合病，当用二经之药，何以偏用麻黄汤也，盖邪自太阳而来，而仍当提出太阳不欲其陷入阳明也。

论攻里

前圣后贤造方立论，颇有深究。夫邪在表者宜汗，前论已详矣，邪在里者宜下之，人之一身元气周流，不能容铁屑之邪，稍有滞碍，则壅塞经络，隔遏阴阳之气，而为病也。或寒，或热，或气，或血，或痰，或食，为病不一，轻者消而导之，重者攻而下之，使垢污尽去，而后，正气可复辟矣。然攻下之剂，重则伤元气，不可不审也。阳明外症，身热汗出，不恶寒，而反恶热者是也，此为在经，仍当汗散，若热邪已入胃府，痞满燥实坚全见者，为当下也。实者谵语，乱则无次，虚者郑声，一语频言。阳明多血多气，自汗、过汗、亡液，无水以制火，胃有燥粪结而不下，故妄见妄言也。燥粪在大肠不在胃也，伤寒传胃不传大肠，然治病必求其本，且胃与大肠同为阳明燥金也。经曰：何源得阳明病，曰大肠病，若下、若汗、若利小便，此亡津液，胃中干燥，因转属阳明，胃实大便难也。经又曰：太阳初病，发其汗，汗先出不彻，因转属阳明，阳明病，能食为中风，风为阳邪能消谷，不能食为伤寒，寒为阴邪，不能消谷，以此为辨。胸闷不食为痞，胸腹膨胀为满，大便枯少为燥，腹满而痛、不大便为实，按之硬为坚。攻下之法，原因症状俱备，危在旦夕，失此不下，不可复救，故用斩关夺门之法，定难于俄顷之间。仲师所以有急下存阴之计也，乃后人不明此义，有畏于攻下药，兼生津液润导之法，则存阴之力更强，殊不知，一用生津滋润之药，则互相牵制而荡涤之力减矣。观大承气汤用枳实开上焦，厚朴通中焦，芒硝理下焦，以大黄之善走而统帅之，以荡涤三焦，又恐大猛，非可轻投，故又叮咛，欲用大承气，先与小承气之训，承气者，承顺也，十剂曰通可祛滞，泻可去闭，使滞者利，闭者通，正气得舒故曰承气。仲师再又叮咛，若行大承气，先与小承气，若腹中转矢气者，有燥屎也，可与大承气攻之，若不转矢气者，此但初硬后溏，不可攻之，必腹满不能食也。矢气者，即放屁也。又曰，阳明病，脉迟，汗出多，微恶寒者，表未解也，可发汗，宜桂枝汤，阳明病脉浮无汗而喘者，发汗则愈，宜麻黄汤，此断其入阳明之路，仍从外解，则不攻内也。阳明应发汗，医反下，此为大逆，此皆仲师慎于攻下之意也。按喻嘉言曰，阳明以胃实为正，则皆下证也。阳明之邪，其来路则由太阳，凡阳明症见八九，太阳有一二未罢，仍从太阳而不从阳明，可汗而不可下也，其去则趋少阳。凡阳明症虽见八九，而少阳症略见一二，即从少阳而不从阳明，汗下两不可用也，惟风寒之邪已离太阳，未接少阳，恰在阳明界内，亟为攻下，则不再传他经，津液元气两无亏损矣。愚庸无识，必待七日，传经已尽，方敢议下，不知太阳病有十余日不解者，若不辨经而但计日误下，仍在太阳，至阳明二三日，即显下症，反以日计，当面错过，及阳明已入少阳，又以日计，妄行攻下，轻者反重，重者死矣。仲师法，日数虽多，但有表证而脉浮者，犹宜发汗，日数虽少，若有里者而脉沉，即宜下也。述此数言，给后学者作参考也。

论阳气

《内经》云，诸气愤郁皆属于肺，又云，怒则气上，喜则气缓，悲则其消，恐则气下，寒则气收，热则气泄，劳则气耗，思则气结，九气不同，百病多生于气。夫人身之所恃以生者此气耳，源出中焦，总统于肺，外护于表，内行于里，周行一身，顷刻无间，出入升降，昼夜有常曷尝病于人哉。及至交七情，攻五志，并发平戾失常，清者化而为浊，行者阻而不通，表失护卫而不和，里失荣润而不顺。气本属阳，及胜则为火矣。人身有宗气、元气、营气、卫气、中气、胃气、冲和之气、上升之气，而宗气尤为主，及其为病，则为冷气、滞气、上气、逆气、气虚诸变症矣，无病之时，宜和之、保之、养之、顺之，病作之时，当审其何经何症，补而泄之。大气积于胸中，归于丹田，呼出则由心达肺，吸入则由肝纳肾，无处不到，无一息或停，故宗气为一身之主。外护肌表则为卫气，内统血脉则为营气，散布于各脏腑，则为各脏腑之气，人能顺而养之，则气平而血和，尚何疾病之有？无如七情扰于中，六淫侵于外，斯百病丛生，而郁气、逆气、动气、滞气、瘖气、燥气、寒气、水气，种种气病，指不胜屈。医者经常剖析对症施治，方免贻误。按汪讱庵在东垣书中首选补中益气汤，诚以东垣辨内伤外感，肯切详明，使人于阳虚发热之证，不误作伤寒，妄汗妄下，保全无限民命。汪氏婆心苦口，大声疾呼，实为功于千古矣。

论阴血

《内经》曰，气为阳为卫，血为阴为营。营者，水谷之精气也，饮食入胃，受气于中焦，聚汁变化而赤，是谓血也，调和于五脏，洒陈于六腑，乃能入于脉，生化于心，总统于脾，宣布于肺，藏受于肝，施泄于肾，灌溉一身，目得之而能视，耳得之而能听，手得之而能摄，掌得之而能握，足得之而能步，脏得之而能液，腑得之而能气，出入升降，濡润宣通，靡所不由此也。饮食日滋，阳生阴长，注之于脉，充之实，少则涩，生旺则诸经恃此长养，衰则竭，则百病由此空虚。血盛则形盛，血弱则形衰。血者，难成而易亏，可不谨养乎。阴气一伤，诸变立至。血之取义，一为荣，荣者发荣也，非血则无以润脏腑，灌经脉，养百骸，此滋长养也；一为营，营者营垒也，非血则无以充形质，实腠理，百脉固，此内守之义也。水谷之精聚汁中焦，受气变化而后成血，日生几何，不知调养，而反行耗散，血病多矣，或目睛流血、耳中出血、鼻衄、牙宣出血、毛窍出血、小便尿血、大便痔血、肠风出血、妇人血崩，或金疮跌血，种种不同，或散之，逐之，治实火之血，顺气为先，气行则血自归经矣。治虚火之血，养正为急，气壮则自生血矣。观前人治外感出血，察其有头痛鼻窒或兼恶寒发热者，治以香苏饮加荆芥、白芍、丹皮之类，一驱外感，一引血归经，东垣制人参麻黄芍药汤，皆治虚人外感失血。跌破折损失血，有当归活血汤，壮火燎原，失血势大，则有四生丸。时疫吐血，则有犀角地黄汤。吐血百药不效者，则有柏叶汤。仲师还有泻心汤，中土虚寒失血有理中、黄土汤等。时贤立参归汤、独参汤、四物大黄汤、百合固金汤、三黑神奇散，虚极失血有归脾汤。血证治法颇多，难以笔述，临床辨证选方加减出自心裁，无不可也，略其一二，以阐发血证指标耳。

《内经》采药分六气岁物

岐伯曰：厥阴司天为风化，在泉为酸化，湿毒不生；少阴司天为热化，在泉为苦化，寒毒不生；太阴司天为湿化，在泉为甘化，燥毒不生；少阳司天为火化，在泉为苦化，寒毒不生，阳明司天为燥化，在泉为辛化，湿毒不生；太阳司天为寒化，在泉为咸化，热毒不生。治病者，必明六化，分治五味所生。五脏所宜，乃可言盈虚，病之绪本乎？天者，天之气也，地者，地之气也，谨候气宜，无失病机，司岁备物，则无遗主矣。物者，天地之专精也，非司岁则物气散，质同异等也，气味有厚薄，性有燥静，治保有多少，力化有浅深，上淫于下，所胜平之，外淫于内，所胜治之。王冰曰：化于天者为天气，化于地者为地气，五毒皆五行之气所为，故所胜者不生，惟司天在泉所生者，其味正，故药工专，司岁气所收药物，则无遗略矣。五运有余则专精之气药物肥浓，使用当正味也，不足则药物不专精，而气散物不纯，形质虽同，功则异矣，故天气淫于下，地气淫于内，皆以所胜平治之，如风胜湿，酸胜甘之类是也。

谨将祖国黄帝遗方记录于下

黄帝问曰，有病心腹满，旦食则不能暮食，此为何病？岐伯对曰，名曰臌胀。帝曰，治之奈何？岐伯对曰，治之以鸡矢醴。

鸡矢醴方腹中论　**白鸡矢**炒黄一合，为散。取方寸匕，百沸汤，六合和服。一剂知，二剂已。

黄帝问曰，有病胸胁支满者，妨于食，病至则先腥臊臭，出清液，先唾血，四肢青，目眩，时前后血，病名为何？何以得之？岐伯对曰，病名血枯，此得之年少时，有所大脱血，若醉以入房，中气竭，肝伤，故月经少不来也。帝曰，治之奈何？岐伯对曰，以四乌鲗一藘茹丸。

四乌鲗一藘茹丸方腹中论　**乌贼骨**去甲，炒四分，**藘茹**一分。二物为细末，丸如雀卵，以五丸，为饭后，饮以鲍鱼汁。考鲍鱼，即今之鲫鱼也。

黄帝问曰，阳何以人狂？岐伯对曰，阳气者，因暴折而难决，故善怒，病名阳厥。帝曰，何以知之？岐伯对曰，阳明者，常动，巨阳、少阳不动，不动而动，大疾，此其候也。帝曰，治之奈何？岐伯对曰，夺其食而已，夫食入于阴，长气于阳，故夺其食而已，使之服以生铁洛饮，生铁洛下气疾也。

生铁洛饮方病能论　**生铁洛**二合，水一升，煮二沸，去滓，温服三合，或更服。考生铁洛，即钉上焚铁打落之铁皮屑，洛通落，古时通用，后人有疑铁汁，非也。

黄帝问曰，有病身热懈惰，汗出如浴，恶风少气，此为何病？岐伯对曰，病名酒风。帝曰，治之奈何？岐伯对曰，以泽泻术麋衔治之。

泽泻饮病能论　**泽泻**十分，**白术**十分，**麋衔**五分。合研末，每服三指撮，为后饭。术味苦温平，治大风，止汗，麋衔味苦寒平，主治风湿筋痿，泽泻味甘平，主治风湿，益气。有此功用，故药而后饭。

黄帝问曰，有病口甘者，病名为何？何以得之？岐伯对曰，此五气之溢，名为脾瘅。夫五味入口，藏于胃，脾为之行其精气，津液在脾，故令口甘也，此肥美之所发也。此人必素食甘美而多肥也。肥者令人内热，甘者令人中满。故其气上溢，而为消渴，治之以兰除陈气也，兰即兰草也。神农曰，兰草味辛平，平利水道，辟秽不祥，除陈久甘肥不化之气，以辛平能散之也。

兰草饮方奇病论　兰草十分，水煮饮之，五度愈。

《灵枢·痈疽》云：败疵者，女子之病也，灸之，其病大痈脓。治之以菱翘饮。

菱翘饮灵枢　菱角，连翘，二物各剉一升，以水一斗六升，煮之竭为三升。则强饮，厚被坐于釜上，令汗出至足，二三度愈。

黄帝问曰，有病目不瞑，何气使然？伯高对曰，阳跻陷，不得入于阴，阴虚故目不瞑。帝曰，善。治之奈何？伯高对曰，补其不足，泻其有余，调其虚实，以通其道，而去其邪，饮以半夏汤。一剂阴阳通，其卧立至。帝曰，善。此所决渎壅塞，经络大通，阴阳得通调者也。愿闻其方。伯高对曰，其汤方以流水千里以外者入，升扬万遍，取其清五升，煮之，炊以苇薪火沸，置秫米一升，治半夏五合。

半夏秫米汤方邪客篇　秫米一升，治半夏五合，千里外流水，升扬万遍，取清五升。苇薪火炊之。煮竭一升半，去滓。饮汁一小杯，覆杯，则卧。汗出则已矣。久者，三饮而已矣。

黄帝问曰，余闻五疫之至，皆相染易，无问大小，病状相似，不施救疗，如何可得不相移易者？岐伯对曰，不相染者，正气存内，邪不可干，避其毒气。天牝从来，复得其往，气出于脑，即不邪干。气出于脑，即入室，先想心如日。欲将入于疫室，先想青气自肝而出，左行于东，化作林木；次想白气自肺而出，右行于西，化作戈甲；次想赤气自心而出，南行于上，化作焰明；次想黑气自肾而出，北行于下，化作水；次想黄气自脾而出，存于中央，化作土。五气护身之毕毕，次想头上如北斗之煌煌，然后可入于疫室。又一法，于春分之日，日未出而吐之，宜吐法方。

吐法方内经　远志去心一握，以水煎之。用在春分节日，日未出时，乘温饮之。饮二杯，未吐再饮，以吐之不疫。

小金丹刺法论　辰砂二两，水磨雄黄一两，叶子雌黄一两，紫金皮半两，粉作末，令细之，同入合中，外固了，地一尺筑地实，不用炉，不须药制，用火二十斤煅之，七日终，常令火碳二十斤。候冷七日取。次日出合子，埋地中七日，亦须吉地者佳。取出顺日研之，三日，炼白沙蜜为丸，如梧子大。每日望东吸日华气一口，吃日毕气一口，冰水下一丸，和气咽之，服十丸，无疫干也。

浴法方内经　竹叶十两，桃白皮四两，柳白皮四两，此三味，以水一担二斗，煮一沸，去渣，浴身，百秽消除，又避瘟疫，惟不可洗目。

排脓散内经　枳实十六枚，芍药六分，桔梗二分，鸡子黄一枚，以上三味，杵为细散。以鸡子黄与药散相合，柔令相得，饮和服之，日一服。此治人身内外一切痈脓，以此排泄出之。帝曰善，按此法在灵台歃血，岐伯授黄帝之秘方，用在菱翘草根散继续之法。

后贤诗曰，排脓散药本灵台，枳实为君十六枚，六分芍药二分桔，鸡黄一个简而赅。

寒痹熨法《灵枢·寿夭刚柔》篇　淳酒二十斤，蜀椒一升，干姜一斤，桂心一斤。凡四种皆㕮咀，浸酒中，棉絮一斤，细白布四丈，并纳酒中。置酒马矢煴中盖封涂，勿使泻。五日五夜出布絮，曝干之。干后复渍以尽其汁。每渍必晬(一百天)日出。干并用滓。以棉絮复布为复巾。长六七尺，为六七巾，则用时以生桑柴炭炙巾，以熨寒痹所刺之处。令热入病所，寒复炙巾，以熨之三十遍而止。汗出以巾试身，亦三十遍而止。起步内中无见风，每刺必熨，如此病已矣。此所谓内热也。此法，黄帝问伯高刺寒痹，伯高对曰，刺大人者，以药熨之也，刺布衣者，以火焠之。

六气时行民病症治

辰戌之岁，太阳司天，太阴在泉，气化运行先天。初之气，乃少阳相火，加临厥阴风木，民病瘟，身热，头痛，呕吐，肌腠疮疡。二之气，阳明燥金，加临少阴君火，民病气郁中满。三之气，太阳寒水，加临少阳相火，民病寒，反热中，痈疽，注下，心热瞀闷。四之气，厥阴风木，加临太阴湿土，风湿交争，民病大热，少气，肌肉痿，足痿，注下赤白。五之气，少阴君火，加临阳明燥金，民气乃舒。终之气，太阴湿土，加临太阳寒水，民乃凄惨孕死。治法，用甘温以平水，酸苦以平火，抑其运气，扶其不胜，治法，以静顺汤。

静顺汤小品方　**白茯苓、木瓜干**各一两，**炮附子、牛膝**酒浸各三分，**防风、诃子**炮，去核、**炮姜、炙甘草**各半两。挫为散，每服四钱，水盏半，姜三片，枣一枚。煎七分，去滓，食前服之。其年自大寒至春分，去附子，加枸杞子半两；自春分至小满，入附子、枸杞；自小满至大暑，去附子、木瓜、干姜，加人参、枸杞、地榆、白芷、生姜各三分；自大暑至秋分，依正方，加石榴皮半两；自秋分至小雪，依正方；自小雪至大寒，去牛膝，加当归、白芍、阿胶各三分。

本方治辰戌岁，太阳司天，太阴在泉，病身热，头痛，呕吐，气郁，中满，瞀闷，少气，足痿，注下赤白，肌腠疮疡，发为痈疽。

卯酉之岁，阳明司天，少阴在泉，气化运行后天。初之气，太阴湿土，加厥阴风木，此下克上，民病中热胀，面目浮肿，善眠，鼽，衄，嚏，欠，呕吐，小便黄赤，甚则淋。二之气，少阳相火，加少阴君火，此臣居君位，民病疠大至，善暴死。三之气，阳明燥金，加少阳相火，燥热交合，民病寒热。四之气，太阳寒水，加太阴湿土，此下土克上水，民病暴仆，振慄，谵妄，少气，咽干，引饮，心痛，痈肿，疮疡，寒疟，骨痿，便血。五之气，厥阴风木，加阳明燥金，民气和。终之气，少阴君火，加太阳寒水，此下克上，民病瘟。治法，宜咸寒以抑火，辛甘以助金，汗之，清之，散之，安其运气。治法宜审平汤。

审平汤小品方　**远志**去心，姜炒、**紫檀香**各一两，**天门冬**去心、**山茱萸**各三分，**白术、白芍药、炙甘草、生姜**各半两。挫为散，每服四钱，水盏半，姜三片，枣一枚。煎七分，去滓，食前服之。其年自大寒至春分，加白茯苓、半夏洗、紫苏、生姜各半两；自春分至小满，加玄参、白薇各半两；自小满至大暑，去远志、山茱萸、白术，加丹参、泽泻各半两；自大暑至秋分，去远志、白术，加酸枣仁、车前子各半两；自秋分至大寒，依正方。

本方治卯酉之岁，阳明司天，少阴在泉，病者中热，面浮，鼻鼽，小便赤黄，甚则淋，或厉气行，善暴仆，振慄，谵妄，寒疟，痈肿，便血。

寅申之岁，少阳相火司天，厥阴风木在泉，气化运行先天。初之气，少阴君火，加厥阴风木，民病温，气拂于上，血溢，目赤，咳逆，头痛，血崩，胁满，肤腠中疮。二之气，太阴土，加少阴火，民病热郁，咳逆，呕吐，胸臆不利，头痛，身热，昏聩，脓疮。三之气，少阳相火，加相火，民病热中，聋，瞑，血溢，脓疮，咳，呕，鼽，衄，渴，嚏，欠，喉痹，目赤，善暴死。四之气，阳明金，加太阴土，民病满，身重。五之气，太阳水，加阳明金，民避寒邪，君子周密。终之气，厥阴木，加太阳水，民病开闭不禁，心痛，阳气不藏而咳。治法，宜咸寒平其上，辛温治其内，宜酸、渗之、泄之、渍之、发之。治法，宜升明汤。

升明汤小品方　紫檀香、车前子炒、半夏洗、酸枣仁、蔷蘼、炙甘草、生姜各半两。挫为散，每服四钱，水盏半，煎七分，去滓，食前服之。其年自大寒至春分，加玄参、白薇各半两；自春分至小满，加丁香一钱；自小满至大暑，加漏芦、升麻、赤芍药各半两；自大暑至秋分，加茯苓半两；自秋分至小雪，依正方；自小雪至大寒，加五味子半两。

本方治寅申之岁，少阳相火司天，厥阴风木在泉，病者气郁热，血溢，目赤，咳逆，头痛，胁满，呕吐，胸臆不利，聋，瞑，渴，身重，心痛，阳气不藏，疮疡，烦躁。

丑未之岁，太阴湿土司天，太阳寒水在泉，气化运行后天。初之气，厥阴风木，加风木，民病血溢，筋络拘强，关节不利，身重，筋痿。二之气，大火正，乃少阴君火，加君火，民病瘟疠盛行，远近咸苦。三之气，太阴湿土，加少阳火，民病身重，浮肿，胸腹满。四之气，少阳相火，加太阴土，民病腠理热，血暴溢，寒疟，心腹膜胀，甚则浮肿。五之气，阳明燥金，加阳明燥金，民病皮肤，寒气及体。终之气，太阳寒水，加寒水，民病关节禁锢，腰椎痛。治法，用酸以平其上，甘温治其下，以苦燥之、温之，甚则发之、泄之，赞其阳火，令御其寒。治以备化汤。

备化汤小品方　木瓜干、茯神去木，各一两，牛膝酒浸、炮附子各三分，熟地黄、覆盆子各半两，甘草一分，生姜三分。挫为散，每服四钱，水盏半，煎七分，去滓，食前服之。其年自大寒至春分，依正方；自春分至小满，去附子，加天麻，防风各半两；自小满至大暑，加泽泻三分；自大暑至大寒，并依正方。

本方治丑未之岁，太阴湿土司天，太阳寒水在泉，病者关节不利，筋脉拘急，身重，痿弱，或瘟疠盛行，远近咸苦，或胸腹满闷，甚则浮肿，寒疟，血溢，腰椎痛。

子午之岁，少阴君火司天，阳明燥金在泉，气化运行先天。初之气，太阳水，加厥阴木，民病关节禁锢，腰椎痛，中外疮疡。二之气，厥阴风木，加少阴君火，民病淋，目赤，气郁而热。三之气，少阴君火，加少阳火，民病热，厥心痛，寒热更作，咳喘，目赤。四之气，太阴土，加湿土，民病黄疸，鼽衄，嗌干，吐饮。五之气，少阳火，加阳明金，民乃康。终之气，阳明金，加太阳水，民病上肿，咳喘，甚则血溢，下连少腹，而作寒中。治法，宜咸以平其上，苦热以治其内，咸以软之，苦以发之，酸以收之。治法以正阳汤。

正阳汤黄帝小品方　白薇、玄参、川芎、桑白皮、当归、白芍、旋覆花、炙甘草、生姜各半两。挫为散，每服四钱，水盏半，煎七分，去滓，食前服之。其年自大寒至春分，加杏仁、升麻各半两；自春分至小满，加茯苓、车前子各半两；自小满至大暑，加杏仁、麻仁各一分；自大暑至秋分，加荆芥、茵陈蒿各一分；自秋分至小雪，依正方；自小雪至大寒，加紫苏子半两。

本方治子午之岁，少阴君火司天，阳明燥金在泉，病者关节禁锢，腰痛，气郁热，小便淋，目赤，心痛，寒热更作，咳喘，或鼻鼽，嗌干，吐饮，发黄疸，喘甚，则连小腹而作寒中，悉主之。

己亥之岁，厥阴风木司天，少阳相火在泉，气化运行后天。初之气，阳明金加厥阴木，民病寒于右胁下。二之气，太阳水加少阳火，民病热中。三之气，厥阴木加少阳火，民病泪出，耳鸣，掉眩。四之气，少阴火加太阴土，民病黄疸，浮肿。五之气，太阴土加阳明金，燥湿相胜，寒气及体。终之气，少阳火加太阳水，此下水克上火，民病瘟疠。治法，宜用辛凉平其上，咸寒调其下。畏火之气，无妄犯之。治法，以敷和汤。

敷和汤黄帝小品方　半夏洗、枣子、五味子、枳实麸炒、茯苓、诃子炮去核、炮姜、橘皮、炙甘草各半两。挫为散，每服四钱，水盏半，煎七分，去滓，食前服之。其年自大寒至春分，加鼠粘子一分；自春分至小满，加麦门冬去心、山药各一分；自小满至大暑，加紫菀一分；自大暑至秋分，加泽泻、山栀仁各一分；自秋分至大寒，依正方。

本方治己亥之岁，厥阴风木司天，少阳相火在泉，病者中热，而反右胁下寒，耳鸣，泪出，掉眩，燥湿相搏，民病黄疸，浮肿，时作瘟疠。

六气凡例

凡六气之数，起于上，而终于下。岁半之前，自大寒节后，天气主之，岁半以后，自大暑之后，地气主之；上下交互，气交主之。司气以热，用热无犯；司气以寒，用寒无犯；司气以凉，用凉无犯；司气以温，用温无犯。司气同其主，亦无犯；异主，则少犯之，是谓四畏。若天气反时，可依时，及胜其主，则可犯，以平为期，不可过也。

以上五运六气，共一十六方，业师喻树珊先生所传，云是黄帝与岐伯，沐浴，在灵台所授八十一方，名小品方，因年远遗流散亡。自伊尹搜集民间残部，著为汤液经，方下著有黄帝小品名字。此书以后，素经兵火湮没，迨汉之杨庆，得其真本，著功未竟乃卒。仲景起，复收伊尹汤液残部，著伤寒杂病及小品方。后人云，是仲景小品方，即黄帝遗方也。又经数百年，至宋淳熙时，征集海内医书，有青田老人，献上仲景所著黄帝小品方。清代乾隆时，又征集海内名贤著作，及古方秘方，复翻刻小品方二百四十册，发给太医院各医官。自光绪庚子岁，外洋八国联盟，进攻北京，于国史馆图书及医院古书，湮没无存，所剩些小，散在各省督抚衙署，亦不齐全。所记者，仅存一十六方。鉴已年老，不敢私秘，谨将祖国开基遗方，宝贵珍物，献给社会需要，使得后代接班人继承祖国医学遗产，发扬光大。

卷四

医法长沙公论

仲景先师，为医中之圣，其著伤寒论、杂病等书，堪为千载之准绳是矣。但经叔和编次，久失真传，幸柯韵伯著有伤寒论、论翼等书，出发仲师之精微，破俱家之僻见，千载迷途，一朝指破，实为仲景之功臣，医学之金针也。然大匠诲人，能与人规矩，不能使人巧。仲师之方法，犹规矩也，有方外之方，法外之法，其中奥旨，可以意会，难以言传。贵能超于规矩之外，不离规矩之中，方为神妙，所谓执中有权，始为时中，中无定体，随时而正，譬之四时，冬无愆阴，夏无伏阳，秋无苦雨，春无凄风，此其有定者也。仲师即因有定者而治之，如病五脏，治分六经，以寒治热，以热治寒，以补治虚，以泄治实是也。至春行夏令，夏行秋令，秋行冬令，冬行春令，此其无定者也。仲师即因其无定者而治之，如五脏多变迁，六经多转属，寒因寒用，热因热用，塞因塞用，通因通用是也。其先补后攻，先攻后补，寒热并用，攻补兼施，此又变中之变也。故一方可兼治数病，诸方可移治杂病，神而明之，存乎其人。编谓仲师六经之治法，犹孔明八阵之图法，苟能熟读精思，则临症之时，随机应变，自可出神入化矣。

古今治法异同论

初习医所读者，皆宋元明诸家之书，其所论谓今人体气薄弱，云仲师之方，宜古不宜今，只取和平之剂，略险峻者，俱不收用，各承家技，自制新方，将仲景之方书，置之高阁久矣。其偏于温补者，每遵阳能生阴之说，不独芩连知柏，畏其寒凝，即丹地芍冬，亦所忌用。其偏于滋补者，又守阴常不足之论，不独桂附姜萸，视若砒鸠，即香砂丁蔻，亦不轻投，至于攻散之剂，更无论矣，以为实而误补，不过增病，病增者可解虚，若误攻必先脱元，元脱者无救。读之事属近理，故每以补字，横于胸中，作为枕中之秘，不曰阴虚阳虚，即曰先天后天，然效者半，不效者亦半，以为妙法无近功，日复一日，听之束手待毙。今之良医大抵如斯也。窃思仲景，为医中之圣，其著书立说，当为久远之计，非为一时计耳，岂有宜古不宜今之理？如夏商周礼所损所益，百世可知矣，况药以攻病，有是病则病受之，若是无病，不独峻剂能伤正气，即和平之品，亦堪杀人。有是病而不用是药，则姑息养奸，轻症转重，重症转危矣。夫攻病如攻敌，用药如用兵，兵在精而不在多，药贵当而不忌峻，如仲师之方，只用数味，寒热攻补，各尽其妙，且攻贼即是安民，驱邪即是养正。六淫之邪，犹贼乱也，七情之伤，犹民变也，贼乱可攻，民变宜安。故不可忍贼为民，又不可将民作贼，如大寇已去，而余党自散，只须安民。养正即是逐邪之义，若首恶未除，贼还复聚，又当安内以攘外也。能如仲景方，细加揣摩，则临症有握要之机，用药无畏缩之弊。倘认症不准，则选平淡试之，所谓临事不惧，好谋而成。治病者，亦作如是观。

诊病须察阴脏阳脏平脏论

凡人阴脏阳脏平脏，本性使然，素系阴脏之人，一切饮食必喜热物，偶食生冷，腹中即觉凝滞不安，大便一日一度，决不坚燥，甚则稀溏，食则不易消化。阳脏之人，一切饮食必喜清凉，偶食辛热之物，口中更觉干燥，甚则口疮咽痛，大便数日一次，必有坚硬，甚则燥结。临症当先询问，再辨其脉之阴阳。阳脏所感之病，阳者居多，阴脏所感之病，阴者居多，不独杂病，伤寒亦然。如医宗金鉴云，治伤寒法，以寒化热化分理，以阳脏者多热化，阴脏者多寒化也。故阳脏患伤寒，温表之剂不可过用，寒攻之剂，不妨重用也。阴脏患伤寒，温表之药不妨重用，投寒攻之方，不宜过剂也。《难经》曰，阳虚者汗之则愈，下之则死，阴虚者下之则愈，汗之则死，盖表不能远热，下不远寒。阳脏者阴必虚，阴虚者多火，阴脏者阳必虚，阳虚者多寒故也。《内经》曰，阳虚者阴必凑之，阴虚者，阳必凑之，此之谓也。至于平脏之人，或寒饮，或热饮，俱不妨事，即大便一日一度，不坚不溏。若患病属热者，不宜过凉，系寒者，不宜过热。至用补者，亦当阴阳平补。若过热则伤阴，过寒则伤阳，最宜细心斟酌。此诊病用药，第一紧要关头，临症能如此体会，虽不中亦不偏矣。

阴阳不可偏补论

医书云，补阳能生阴之说，窃有疑焉。夫阳生阴长，是谓孤阳不生，孤阴不长，阴阳不可偏废也。如人既阴虚火燥矣，再去补阳，则阳益旺，而阴益竭，况阳附于阴，阴虚则阳无所附，又乌能生阴耶？譬之如苗，赖水以养，若水已竭，再加烈日，则苗枯矣，必沛然下雨，始能勃然而兴，此显而易见也。惟补气可以生血，即金能生水之义，非阳能生阴之谓也。夫补气补阳，原有分别。《内经》云，劳者温之，系温和之温，非温热之温也，一字误解，天悬地隔矣。窃谓阴阳不可偏补者，阴不离阳，阴阳相配，天地以位，万物以育，如古方中，六味丸、复脉汤，补阴药也，内配山茱萸、桂枝之阳味是矣，诸如此类，不可枚举，至四逆汤、吴茱萸汤，乃治有阴无阳之症，系救阳又非补阳也。又如白虎、黄连等汤，乃治阳盛阴消之病，系救阴又非补阴也。所谓阳为阴逼，不走即飞，阴被阳消，非枯即槁，专于补阴，固非尽美，专于补阳，亦非尽善也。

临症扼要论

凡治人病，设无表邪，妄行发散，轻则心阴受伤，重则肾阳飞越。若无实热，误为攻下，先则胃阳耗丧，继则脾阴消亡。无火而用清凉，则血凝气滞，无汗而投温热，则血燥火生。若阴虚补阳，阴破阳消，非枯即槁。阳亏滋阴，阳为阴逼，不走即散。阴阳两亏，偏补一边，亦非善治，虽治病之法，不外表里，寒热虚实之辨。在表宜散，须审其不宜散，在里宜攻，须审其不宜攻。虚寒者当温，须审其不当温。热者当清，须审其不当清处。虚者当补，须审其不当补处。实者当泄，须审其不当泄处。所谓独处藏奸，最宜仔细也。或寒热并用，或攻补兼施，随症处方，变化无定，胶柱鼓瑟，固执不通，妇人小儿，总归一理，伤寒杂病，讵有殊途，死里求生，不外此法，视乎其人也。

医宜通变论

凡医书中，有正言反言，常言变言者。读医书者，须从正面悟出反面也，从反面悟出其正面。知其常当通其变，知其变当通其常，切不宜胶柱鼓瑟。审宜，如脉诀云，人迎紧甚，而其人无发热恶风表证，当知其为血虚、阴虚也。设气口紧甚，而其人并无胸满、噫气、食臭者，当知其为气虚、阳虚也。丹溪曰，气有余便是火，嘉言曰，气不足便是寒，两言似属相类。编按，要知气有余邪气也，邪气有余便生火气，气不足者，正气不足便生寒气也。即一正面一反面也。仲师治少阴症，因胃实致心肾不交，用大承气汤下之，严用和治脾虚致心肾不交，制归脾汤补之，是从仲师反面悟出也。男女不交，必用黄婆牵合之义，所云肥人多痰，瘦人血虚多火，男人多气少血，女人多血少气，南方多柔弱，北方多强壮，此言其常也，亦有反是者，总当圆通，不可执意。故凡诊病，不必论其肥瘦、男女、南方北方，只须问其平素，或是阳脏，或系阴脏，为准则。阳脏者，养阴为宜，阴脏者，当补气为先。至于小儿，纯阳无阴，老人多气少血，更当活看。盖小儿为嫩阳，老人为衰阳，皆非强壮比。盖小儿宜养阴，不宜伐阳，老人宜补阴兼扶阳，阳生阴长，理所当然。治小儿以六味丸加减，治老人以八味丸增损，往往有效。唯个体有差异，知常达变耳。

老幼活法论

医书云，老人多气少血，小儿纯阳无阴，盖缘天癸之水，男子二八始，至八八乃绝，女子二七始，至七七乃绝。窃谓老人，阴既绝，阳亦衰，安得多气？当言老人，少气少血为是。故老人多脾虚之症，实由命门阳衰，如八味丸、右归丸等，服之多效验。因脾虚，釜底添薪之法也，亦为阴中补阳也，所谓老人，亦阴阳并补也明矣。至于小儿为嫩阳，本是无阴，赖此一点稚阳以生阴血，寒凉之品，因伐真阳，阳若一虚，即成阳绝，慢脾之症，每多难救，或因外邪入里，则变为热，或疫邪内郁，火燥熏蒸，凉解可愈，然因病致热，非谓小儿纯阳，素应寒凉也，而过汗伤阴，血燥生风，四肢搐搦，再用寒凉，下咽即毙。作慢惊授以温补，服之亦殆。要知过汗伤阴，血燥生风，须用滋补。经言误汗亡阳，必先亡离穴之阴，再亡坎中之阳，阴虚阳无也。误下亡阳，必先亡胃穴之阳，再亡脾中之阴，阳亡阴不独存也。二语从来误解，因并及之。所以小儿宜补阴，不宜伐阳，至惊风之症，喻嘉言早以辟之，毋庸置喙。

方不在多贵加减得法论

近世医家，虽有多立名目，一症而数十方，以多为贵久矣。窃谓治病，譬如治罪，立方同制律，加减则犹比例也。罪条有不等，总不外斩绞流徒仗责之律，病症无穷，亦不外清温补泻攻散之方，从宽从严，比例拟处，或轻或重，加减权宜，盖律是死法，而比例是活法也。方是从经，加减从权也。如仲师之方，犹之古律，诸家之方，皆比例而出也，药方虽多，总不出古人之范围，故方不在多，而贵加减之得法。案例仲师之方，精而不杂，以六方为主，诸方从而加减焉。凡汗皆本桂枝，吐剂则本栀豉，攻剂皆本承气，和剂皆本柴胡，寒剂皆本泻心，温剂皆本四逆，浑而数之，共成一百一十三方，皆从加减而出也。推而广之，补气不外四君，补血不外四物，化痰不离二陈，解郁不外越鞠。如薛氏医案，方不满百，其因症用方，左右咸宜，出神入化，何莫由加减之妙哉。又按景岳新方，分列八门，是根究古之兵法，新立八阵，共百八十九方，其唐宋元明方，不下十万，慢云用方，即数方亦难计其数亦。所以方不在多，贵在加减得法，精益求精为善也。

伤寒六经晰义

编读仲师《伤寒论》，列六经以治百病，而手三阳三阴皆俱焉。诸家俱谓传足不传手，于理究未合，且仲师原文，关于心肺者居多。手三阳三阴皆牵连及之。余谛思其义，盖十二经包括无遗也。何以言之？以心主营，总理六经之血，肺主卫，总输六经之气。经曰，肺者大气之主，心者五脏六腑之君也。营不离卫，卫不离营，各经受病，而气血俱应之，以心肺为一身之主宰，六经之纲领哉。六经近譬之犹六部，远譬之犹六国也，心肺犹君主，夫肺气为阳，心血为阴，而以心为君者，以血有形，而气无形也，如太虚寥廓，其气充周磅礴，虽足包举地之精形，而四虚无着，故气以血为依附。大气集聚于胸中。而血以气为依归，气不离血，血不离气。经曰，鬲肓之上中有父母，非指心肺而何？至于三焦主气，包络主血，大肠与肺相表里，小肠与心相表里，俱可与心肺统之。足证十二经包括无遗也。不有确据哉。故风寒之伤营卫，犹贼寇之犯宫城，最为紧要，须用大兵直捣其坚，不使磐固其势，如麻桂青龙等方是也。治得其法，一扫尽净，当不会延及他经。虽六经各有治法，总以气血为主持，气血若足，即邪犯六经，亦无所害，气血不足，则君忧臣辱，君辱臣危矣，故初病之时，气血未伤，犹兵多粮足，国固用军之得其宜，则贼自散，若因循苟且，坐失机宜，姑息养奸，贼势日盛，正气日衰，再思背城一战，纵得贼去，而国未有不俱败者也。所以过经坏病，或补正逐邪，或养阴退热，不可不知也。然则心肺岂不为一身之主宰，六经之纲领哉，此余一得之见，书之以质高明。

五行余义编者

凡五行相生者吉，相克者凶，固矣。但生我者父，我生者子，父慈子孝，自然相生者吉，若父不慈，子不孝，伦常乖舛，则不相生，而反相克者矣。克我者夫，我克者妻，若夫妻反目，则夫有出妻之事，或牝鸡司晨，妻来乘夫之逆。若夫唱妇随，夫以妻为室，妻以夫为家，饮食男女，本不相离，而还以相生相制，而还相济矣。虽火以水为贼，水以土为贼，土以木为贼，木以金为贼，金以火为贼，各性其性，各贼其贼。若和合其性，则互为相生。五行俱不可相离，惟亢则害，秉承乃制也。然要知土为五行之本，土无定位，分配四季，寄体中宫，火藉之而不焰，水藉之而不泛，金藉之而不生，木藉之而不凋，故脾神为黄婆，心神为婴儿，肾神为姹女，参同契约，修炼家，升坎填离，欲男女姤精，须赖黄婆牵合，以脾胃为后天之根本也。然非专以补脾胃而言。仲师因心肾不交，制大承气汤下之，用和因脾虚，制归脾汤补之，皆是黄婆牵合之义。燮理阴阳，调和鼎鼐。良医良相，功本同侔，其道非易，其任岂不重哉。

颠倒五行论解编者

万物不外五行，治病不离五脏，五行分金木水火土，五脏配肺肝肾心脾。五行有相生相克，如金生水，水生木，木生火，火生土，土生金，金克木，木克土，土克水，水克火，火克金，此为顺五行，人所易解，毋庸细述。惟颠倒五行之理，人所难明。然治病之要，全在乎此。如金能生水，水亦能生金，金燥肺痿，须滋肾以救肺是也；水能生木，木亦能生水，肾水枯涸，须清肝以滋肾是也；木能生火，火亦能生木，肝寒木腐，宜益火以暖肝是也；火能生土，土亦能生火，心虚火衰，宜补脾以养心是也；土能生金，金亦能生土，脾气衰败，须益气以抚土是也；如金可克木，木亦可克金，肝木火旺，则刑肺金也；木可克土，土亦可克木，脾土自旺，则肝木自平也；土可克水，水亦可克土，肾水泛滥，则脾土肿满也；水可克火，火亦可克水，相火煎熬，则肾水消灼也；火可克金，金亦可克火，肺气充溢，则心火下降也。至于肺来克木，补心以制金；肝来侮脾，宜补金以制木；脾燥消肾，当养木以抑土；肾水凌心，当扶土以制水；心火刑金，壮水以制火。此借强制敌，围魏救赵之义也。若水泛补金，木腐补水，土旺补火，金燥补土，不独不能相生，而反相克矣。治病者，先明此理，庶乎有济也。

四时用药合时令说编者

按《内经》云，升降浮沉则顺之，寒热温凉则逆之。仲师著书，首从伤寒立论，精《内经》之理，明神农之药，故后贤曰，理莫如《内经》，法莫过仲景。立法三百九十七数，制方一百一十三首，寒热温凉，攻补并用，升降浮沉，无不包括其中矣，是千古不磨之经典。故李时珍曰，昧者不识天时，春用辛凉以伐木，夏用苦寒以泻火，秋用苦燥以刑金，冬用辛热以涸水，殊不知有背《素问》顺逆之理。王好古曰，春加荆芥、薄荷，夏加生姜、香薷，长夏加人参、白术、生姜，秋加白芍、乌梅，冬加黄芩、知母，以顺浮沉升降之性。编按，二公明《素问》之义，经曰，冬无愆阴，夏无伏阳，春无凄风，秋无苦雨，此用药而顺天时也。好古曰，柴胡为散，肠胃中之结气妙药，又能逐其条达之性，使少火而不郁也，白芍最养脾阴，又能补血养肝，使土木合德，调和心肺，协丹皮、生地而滋真水，为五脏之良药，若合甘草，苦甘相济，功同人参。又曰，甘草下气，出自神农，细考味甘主中，有升有降，可浮可沉，可上可下，可外可内，有和有缓，有补有泄，居中之道尽矣。凡不满而用炙甘草之补，若中满用生甘草之泻，能引诸药且至满所，甘味入脾，归其所喜，此升降浮沉之理也。

卷五

《素问·评热病论》曰：人之伤于寒，则为病热，此主六气之相传而言也，始终皆为热病。仲景宗六气之说，从对面旁边而参出大旨，取三阴三阳无形之气，验于有形之皮肤、形骸及五脏六腑之虚实寒热，合经传变常而立言，集隘不能登之，另有伤寒论之专书，仅从三阴三阳六经之为病，仲景之纲领，略而言之。

太阳病：脉浮，头项强痛，恶寒，八字提纲。

阳明病：胃家实，三字提纲。

少阳病：口苦，咽干，目眩，六字提纲。

太阴病：腹满而吐，食不下，自利益甚，时腹自痛，若下之，必胸中结硬，二十三字提纲。

少阴病：脉微细，但欲寐，六字提纲。

厥阴病：气上冲心，消渴，心中疼热，饥而不欲食，食则吐蛔，下之利不止。二十四字提纲。

程郊倩云：仲景六经条中，不但从脉症认病，还要兼审病情，故曰太阳恶寒，阳明恶热，少阳喜呕，太阴食不下，少阴但欲寐，厥阴不欲食，凡此皆病情也。

柯韵伯云：太阳为先天之巨阳，其热发于营卫，故一身手足壮热；阳明乃太阳少阳两阳相合之阳，其热发于肌肉，故蒸蒸发热；少阳为半表半里之阳，其热发于腠理，时开时合，故往来寒热。此三阳发热之区别也。太阴为至阴，无热可发，因为胃行津液以灌四旁，故得主四肢，而发热于手足，所以太阴伤寒手足自温，太阴中风四肢烦疼。少阴为封蛰之本，若少阴不藏，则坎阳无蔽，故有时受风寒而脉沉发热者，或始无表热，八九日而热入膀胱，至一身手足尽热者。厥阴当两阴交尽，一阳初生，其伤寒也，有从阴而先厥后热者，有先从阳先热而后厥者，或阳进而热多厥少，或阳退而热少厥多，或阴阳和而厥热相应者。是三阴发热之差别也。

《内经》云：太阳为开，阳明为合，少阳为枢，太阴为开，厥阴为合，少阴为枢，此数语为辨证之关键，至于病何经，或始终只在一经，或转他经，或与他经合病、并病，各经自有各经之的症可验，而何以日拘，定曰一日太阳，六日厥阴之数，周而复始，谓之经气。按张令韶云：伤寒六气相传，正传而非邪传，因不知无病之人正亦相传否，不然正自正传，邪自邪传，两不相涉，无病之人，由阴由阳，由一而三，始于厥阴而终于太阳，周而复始，运行不息。莫知其然。无病之人，经气自传，无所凭据，病则由阳而阴，由三而一，始于太阳终于厥阴，自得病之日，从太阳逆传，一日一经，一逆病，二逆甚，三逆而死矣。所以伤寒传经，不过三传，安能久逆也。其有过十八日不愈者，虽病而经不传也，不传再病缓矣，何以伤寒必计日数者，故也。

一日太阳，二日阳明，三日少阳，四日太阴，五日少阴，六日厥阴，六气依次相传，周而复始，此气传而非病传也。若病邪之传，本太阳不解，或入于阳或入于阴，不拘时日，无分次第，如传阳明即见阳明证，传于少阳即见少阳证，不见者，为不传也。伤寒三日，三阳为尽，三阴当受邪，其人反能食而不呕者，此为三阴不受邪也。须知，正气之相传自有定期，病邪之相传，随其证而治之，而不必拘日数，此传经之关键也。不然，且有一日太阳，则见头痛发热等症，至六日厥阴不已，七日又复于太阳，复又见头痛发热之症，必无此理也。读伤寒论能明此理，则六经传变，尽在掌握之中矣。

这里从三阳之表略而言之，因风寒暑湿燥火六气，是外来之客气，不是人身之正气，既非正气，即属外来之邪气，人之气血衰弱者，犯之客气易为病。古人谓善治者，先治皮毛，其次治肌肉，其次治筋脉，其次治六腑，其次治五脏者，半死半生也。何谓太阳，太阳乃人一身之巨大阳气，其腑为膀胱寒水之经，主一身之表。何谓阳明，阳明有经腑之分，阳明乃一种燥金之气，其腑为胃，胃为水谷之海，其气为悍气，经常恶燥，主一身肌肉。何谓少阳，少阳经属热与胆腑，其经在半表半里，为少火生气，故治太阳病可发表，阳明病在经亦可发表，少阳病不可发表，不可攻下，而何？太阳为开，阳明为合，少阳为枢，少阳病，不发不攻，只从枢转，病不在表，发之则伤表，病不在里，攻之则伤里，转其枢，随其自汗自下，则病自已矣。

太阳表证诗出陈氏

脉浮缓紧**头痛**颈**项兼强，发热憎寒病**在**太阳**经气**，自汗**未服药而汗出为自汗**桂枝汤对证，喘**身**疼**痛**无汗**主**麻黄汤**。

编按：自汗为卫虚，卫主阳气，阳气虚则腠理不密，故自汗脉缓者，是风中于卫。而仲师首立桂枝汤，调和卫气，卫气充足，必漐漐微似有汗，风邪既从表入，使仍从表出则其易已矣。

桂枝汤仲景方　**桂枝**三两，**芍药**三两炙，**甘草**二两，**生姜**三两，**大枣**十二枚。**以水七升，微火煮，取三升，适寒温，温服一升，服已须臾，啜热稀粥一升余，以助药力，温覆令一时许，遍身漐漐微似有汗者佳，不可令如水流漓，病必不解。若一服汗出病瘥，停后服，不必尽剂。若不汗，更服依前法。禁生冷臭酪肉面五辛等物。**

本方适应证主治**发热，恶风，自汗，头痛，项强，脉浮缓。名曰中风，以此方主之。**

歌括：项强头痛汗憎风恶寒，**桂**枝**芍**药**生姜三两同，枣十二枚**炙**甘**草**二两，解肌还粥之功。**

麻黄汤仲景方　**麻黄**三两去根节，**杏仁**七十枚去皮尖，**炙甘草**一两，**桂枝**二两。**以水九升，先煮麻黄，减二升，去上泡沫，纳诸药，煮取一升半，去滓，温服八合，覆取微似汗，不须啜粥，余如桂枝将息禁忌法。**

本方适应证主治**太阳病，头疼发热，身疼腰痛，骨节疼痛，恶寒，无汗而喘者，此方主之。**

歌括：七十粒**杏仁三两麻**黄，**一**两炙**甘**草**二**两**桂枝效堪夸，喘而无汗头身痛，温服休教粥到牙。**

桂枝加葛根汤仲景方　**桂枝**三两，**芍药**三两炙，**甘草**二两，**大枣**十二枚，**葛根**四两。**以水一升，先煮葛根，减二升，去上沫，纳诸药，煮取三升。温服一升，覆取微似汗，不须啜粥，余如桂枝法将息禁忌。**

本方适应证主治**太阳病，项背强几几，反汗出恶风者。**

歌括：葛根四两走经腧，太阳经腧在背。**项背几几反汗濡，**邪之中人，始自皮毛，次及肌络，次及经腧，邪在经腧，则经腧实，而皮毛虚，故反汗出而恶风，**只取桂枝汤一料，加来**葛根**此味妙相须**。

编按：几几者，小鸟羽短之象，欲飞而不能飞，伸颈之象。张令韶云：桂枝解肌，加葛根宣通经络之气，盖葛根入土最深，其藤蔓延似络，故同桂枝直入肌络之内，使邪达于肤表而出也。仲景有先见之明，预防柔痉症之的也。

桂枝加附子汤仲景方　**桂枝**三两，**芍药**三两，**甘草**炙二两，**生姜**三两，**大枣**十二枚，**附子**一枚炮去皮，切八片。**以水七升，煮取三升，温服一升。**

本方适应证主治太阳病，发汗遂漏不止，其人恶风，小便难，四肢微急，难以屈伸者，此汤主之。

歌括：汗因过发漏漫漫，肢急常愁伸屈难，尚有尿难风又恶，桂枝加附一枚安。

桂枝麻黄各半汤仲景方　**桂枝**一两十六铢，**芍药**一两炙，**甘草**一两，**麻黄**一两，去根节，**杏仁**二十四粒，去皮尖，**生姜**一两，**大枣**四枚。**以水五升，先煮麻黄二沸，去上沫，纳诸药，煮取一升八合，去滓，温服六合。**

本方适应证主治**太阳病，得之八九日，如疟状，恶寒发热，热多寒少，其人不呕，圊便自可，一日二三度发，疟有定时，此症无定时，脉微而恶风寒者，此阴与阳俱虚，不可更发汗、更下、更吐也，面色反有热色者，未欲解也，不能得小汗出，身必痒。**

歌括：桂枝一两十六铢，甘芍姜麻一两符，杏廿四枚枣四粒，面呈热色痒均驱。

阳明表证诗《内经》曰阳明为合，又曰二阳

二阳燥气属阳明，经腑热在经白虎证，在里承气汤**分歧另细评**。不在表证之内，**即此鼻干不得卧，目疼**痛**身热葛根**汤**清。借钱仲阳升麻葛根汤。**

升麻葛根汤钱仲阳方　**升麻**三钱，**葛根**二钱，白芍二钱炙，**甘草**一钱，**生姜**三片。**水煎服。**

本方适应证主治**阳明经头痛身疼，发热恶寒，无汗，口渴，目疼，身热，鼻干，不得卧，及阳明经发斑，欲出不出，寒暄不时，人多瘀疾。**

编按：方中升麻只用钱半可也，葛根可用三钱，如头痛酌加白芷二钱，川芎一钱，时法云：如头面肿，酌加荆芥、防风、连翘、大力子各二钱，投方自宜

斟酌可也。

歌括：钱氏升麻葛根汤，芍药甘草合成方，阳明发热兼头痛，下利斑疹用亦良。

葛根汤仲景方　葛根四两，麻黄三两，桂枝二两，芍药二两炙，甘草二两，生姜三两，大枣十二枚。以水一升先煮葛根，减二升，去上沫，纳诸药，煮取三升，去滓，温服一升，覆取微似汗，不须啜粥，余如桂枝法将息禁忌。

本方适应证主治太阳与阳明合病，此必下利。又治太阳病项背几几无汗，恶风者，仍从阳明返出太阳，一则预防刚痉，一则不使风邪入里，变成坏病，使经输之邪，仍从皮毛出，其病易愈矣。

歌括：四两葛根三两麻，枣枚十二效堪嘉，桂甘芍二姜三两，无汗憎风下利夸。

阳明表中里证诗

表中之里是阳明，热渴汗多白虎汤行，胃家实日晡潮热膨胀谵语，里中之里枳实大黄平。

编按：表中之里白虎证在经，以白虎汤主之，里中之里是承气证，验证缓急，择三承气施之。

白虎汤仲景方　知母六两，石膏一斤碎，甘草二两炙，粳米六合。以水一斗煮至米熟，药成去滓，温服一升，日三服。

本方适应证主治表中之里，脉洪大，发汗后大热不解，汗出多，不恶寒，大渴能饮水者。

歌括：阳明白虎辨非难，难在阳邪背恶寒，此证不恶寒，是白虎汤的证，背恶寒亦可投此汤，知母六两石膏斤炙甘草二两，粳米六合服之安。

大承气汤仲景方　大黄四两，酒洗，厚朴半斤炙，去皮，枳实五枚，炙，芒硝三合。以水一斗，先煮枳实厚朴二味，取五升入大黄，煮取二升，去滓，纳芒硝，更上微火一二沸，分温服，再服，得下勿服。

本方适应证主治里中之里证，脉滑实者，阳明大实大满，大便不通，腹痛，大热，脉或沉实者。

歌括：大黄四两厚朴半斤，枳实五枚芒硝三合急下云，朴枳先熬黄后入，去滓硝入火微熏。

小承气汤仲景方　**大黄**四两，酒洗，**厚朴**二两，去皮炙炒，**枳实**三枚，炙。以水四升，煮取一升二合，去滓分温服，初服汤，当更衣，不尔者尽服之，若更衣者，勿服之。

本方适应证主治阳明病潮热，大便难，脉沉而滑及内实腹痛者。

歌括：厚朴二两枳实三四两大黄，小承气汤微结好商量，长沙公下法分轻重，妙在同煎切勿忘。

调味承气汤仲景方　**炙甘草**二两，**大黄**去皮，酒洗，四两，**芒硝**半升。以水三升煮取一升，去滓，入芒硝，更上微火煮，令沸，少少温服之。

本方适应证主治汗后复恶热，谵语，心烦，中满，脉浮者。

歌括：调和胃气炙甘草功，硝用半升地道通，土郁夺之之义。甘草二两大黄四两足，法中之法妙无穷。

少阳表证诗《内经》云少阳为枢，又名三阳

少阳相火主小柴胡汤，口苦耳聋胁痛俱，人说能和半表半里，谁知功在转其枢。

小柴胡汤仲景方　**柴胡**半斤，**黄芩**三两，**人参**三两，**生姜**三两，**半夏**半升，姜水洗净滑，**甘草**炙三两，**大枣**十二枚，以水一斗二升，煮取六升，去渣，再煎，取三升，温服一升，日三服。若胸中烦不呕者，去半夏人参，加瓜蒌实一枚；若渴去半夏加人参，合前成四两半，瓜蒌根四两；若腹中痛去黄芩，加芍药三两；若胁下痞硬去大枣，加牡蛎四两；若心下悸，小便不利者，去黄芩加茯苓四两；若不渴，外有微热者，去人参，加桂枝三两，温覆取微汗愈。若咳者去人参大枣生姜，加五味干姜。

本方适应证主治少阳发热，口苦，耳聋，胁痛，喜呕，其脉弦者。又治太阳，阳明三经发热不退，寒热往来。

歌括：柴胡八两少阳凭，枣十二枚半夏半升，三两姜参芩与草，去渣重煎有奇能。

大柴胡汤仲景方　**柴胡**半斤，**半夏**半升，**芍药**三两，**黄芩**三两，**枳实**四枚，**生姜**五两，**大枣**十二枚，**大黄**二两，以水一斗二升，煮取六升，去滓，温服一升，日三服。

一方无大黄，不用大黄，恐不成大柴胡汤也。

本方适应证主治太阳病未便转入阳明，大便不通，热实心烦，或寒热往来，其脉沉实者。凡太阳之气逆而内干，必藉少阳之枢转而外出者，仲景名为柴胡证，不在胁而在心中，故曰心下急，郁郁而烦，曰心下痞，以此而别出小柴胡证与大柴胡证，不独喜呕，而且呕吐不止，所以太阳之气，不从枢外出，反从枢入内，干预君主之分，视小柴胡证较深也。

歌括：八两柴胡四枚枳实五两生姜，三两芍药黄芩二两大黄，半夏半升十二枣，少阳实证下之良。

编按：三阳表证，亦不止此数方了事，兹录后贤常用有效验方，与古方相吻合者，相列古方之后，以作临床参考。

柴葛解肌汤陶华方　柴胡、葛根、羌活、白芷、黄芩、芍药、桔梗、甘草、石膏各等分，加生姜一片，水三杯，煎杯半，温服。原方未载分量，从《医宗金鉴》采来，因清代大医院，各医官称赞能治三阳合病。乃太阳风寒未解，传入阳明，波及少阳，故属三阳合病。

本方适应证主治太阳、阳明、少阳合病，头目眼眶痛，鼻干，无汗，心烦不眠，恶寒，发热，脉浮微洪者。

歌括：四时合病在三阳，柴葛解肌芷桔羌，膏芩芍草枣生姜，解肌清热此方良。

九味羌活汤张元素方，又名冲和汤　羌活，防风，苍术各一钱半，细辛五分，白芷，生地，黄芩各一钱半，甘草一钱，生姜三片，葱白三枚。水煎服，分量各书有出入，用者按病轻重增减之。

本方适应证主治伤风，伤寒，憎寒壮热，头身疼痛，项背脊强，呕吐及四时感冒。

编按：呕宜去苍术，加陈皮。

歌括：冲和汤内用防风，羌芷辛苍草与芎，汗本于阴芩地妙，三阳解表一方通。

藿香正气散局方　藿香三两，白芷三两，大腹皮三两，苏叶三两，桔梗二两，白术二两，半夏曲二两，茯苓三两，陈皮二两，甘草一两，厚朴二两。共为细末，每服五钱，加生姜三片，红枣二枚，水煎服。

本方适应证主治四时不正之气，内停饮食寒热头痛，吐泻。述陈修园云，

四时不正之气，是由口鼻而入，与风寒伤经络不同，故不用大汗以解表，只用芳香利气之品，使其从口鼻入者，仍从口鼻出。若邪伤六经，宜审六经用方，不可以此混用杀人也。

编按：原方是苍术，宋代元丰至此有九百年矣，难免有讹写改易，查对本草经，二术功用，虽曰相近，然有攻补之分也。若呕吐宜去苍术，加砂仁一钱为妥。

歌括：藿香正气芷陈苏，甘桔茯苓术朴俱，夏曲腹皮加姜枣，感伤岚瘴并能驱。

加味香苏饮普明子方　**苏叶**钱半，**香附**钱半，**陈皮**钱半，**炙甘草**一钱，**再加秦艽**一钱，**防风**一钱，**荆芥**一钱，**川芎**一钱，**蔓荆子**一钱，**生姜三片，葱白三枚(根)水煎服。**

本方适应证主治**四时感冒，发热恶寒，头身疼痛，无汗，鼻塞。**

编按：四时感冒与伤寒同，然较伤寒轻微，微发表，汗出及瘥。然方中蔓荆子走窍太过，宜去之。酌加玉竹三钱，柔风息火，以风药多燥，有伤津液，发汗宜养汗源也。

歌括：香苏饮纳草陈皮，汗顾阴阳用颇奇，荆防艽蔓川芎姜，解肌活套亦须知。

神白散朱端章方　**白芷**一两，**甘草**五钱，**淡豆豉**五十粒，**生姜**三片，**葱白**三寸，**水煎服。**

葱豉汤肘后方　**葱白**一握，**豆豉**一升，**水煎服。**

编按：神白散、葱豉汤二方皆治风寒一重一轻，一大一小，论中可代麻黄、桂枝二汤。

二方适应证主治**头痛，身热，恶寒，风伤于卫，寒伤于营，初起病时，二方随择一方，依法煎服，随手取效，尤其是葱白汤，勿以药简而勿服，弃之良可惜也。**

歌括：神白散用白芷甘，姜葱淡豉与相参，肘后单煎葱白豉，用代桂麻二汤**功不惭。**

人参败毒散朱肱　**人参、羌活、独活、前胡、柴胡、川芎、枳壳、茯苓、桔梗、甘草，以上各五钱，惟甘草一钱半。共细末，每服一两，加生姜三片，薄荷七分，水煎服。**

本方适应证主治**伤寒头痛，憎寒壮热，项强睛暗，鼻塞，声重，风痰咳嗽，及时疫痢疾，赤眼，口疮，湿毒流注，腮肿，脚肿，喉痹，诸疮，斑疹等症。**

歌括：人参败毒草苓芎，羌独柴前枳桔同，瘟疫伤寒噤口痢，托邪扶正有奇功。

编按：初起口渴饮水者，必加黄芩，如缺乏人参者，以北沙参或玉竹代之。后贤立法，惟此为第一，至于推广加减，则照喻嘉言、汪讱庵二公之书，参考可也。

以上三阳表证兼攻里之方，多属辛温解表，其他温病解表，宜于清凉者，不列于此，以免混乱，难以为法。请读者在这里分清界限可也。

卷六

春温风温病略论

歌括编者：风温急症辨非难，既曰为温不是寒，麻杏石甘汤银翘散桑菊饮，安宫牛黄丸紫雪丹至宝丹。

张子培云：既曰温病，则非寒矣，今医不能治此，由于不识其名耳，名且不识，从何施治？何谓温？温是热，与伤寒悬殊绝，初起时，口渴别，伤寒初起口不渴，温病初起即口渴，以此分别。然温病亦间有不口渴者，但渴者多，不渴者少耳，不恶寒，惟发热，考此症初起多有微恶寒耳，到二三日全不恶寒，惟发热矣。伤寒脉左手大于右手，温病脉右脉大于左脉，温病脉两寸大，右手更盛，温病初起，切忌香燥之药，此又分别伤寒。仲景本论只九十二字，字字是温，字字不是寒，太阳篇云发热而渴不恶寒者曰温病，薛生白、叶天士二家用清轻宣透之药，而吴鞠通立银翘散、桑菊饮，可谓暗室一灯。然予以为不如仲景方加生麻绒七八分或一二钱，功效倍于本方百倍矣，但此症初期可用，至二三日后，舌变胭脂色，则风尽化热矣，麻黄断断不可用，用必危殆。伤寒解表宜辛温，温病解表宜辛凉，乃此症生死之关头也，误辛温变重病，小迁移，大损命。口大渴，津液伤，此证始终以救津液为主。一见温病，阳极似阴，竟用姜附危害匪浅，或白虎、承气，虽热饮亦属阳，治之法急下良。此症若用辛凉解表，惟用苦甘清热，无不愈矣。因误治变重，非白虎、承气二汤力不能胜，间有口渴而饮热汤，不肯饮冷，因为沸汤起泡者，此阳绝似阴重证也。时医一见饮热，皆谓阴证，妄投桂附，下咽立毙，特为拈出，但此法只可用在温病，若别证喜热，多为阳虚，本宜桂附，妄用承气立毙，宜慎之。若谵语，舌红苔黄，在包络非胃肠，非一下可解，宜紫雪丹、清宫汤，轻证清宫汤、清络汤可愈，若重证不可恃矣，必须紫雪丹、至宝、安宫牛黄丸芳香解秽，轻清透络，重镇安神，寒凉退热，真是此证起死回生之灵药也，寒温之症，万病之纲也，纲举则目张，万病可归一本，目张由纲举，一本可发为万殊，即此症而推彼也。吴又可所论之瘟疫是天地之戾气，人从口鼻而受者，其证大寒大热，口渴身疼，脉浮而数，全类伤寒，初起满口白苔而且厚，或有黄色，甚则黑色，面如油垢，即是的证，用达原饮如神，且非此而无以捣锐而攻坚。又如湿温初起，与前二证相同，但舌上有苔而薄，胸膈痞闷，口渴不喜饮水，即饮亦不能多受，为独异也，或四肢骨节麻木酸痛，法宜辛凉淡渗，如滑石、木通、杏仁、半夏、薏苡、厚朴、竹叶、菊花、荆芥之属。秋燥初起，以肌肤燥熇，神气衰少为独异。有外感者，苏叶、荆芥、前胡、玉竹、石膏、梨皮、麦冬、贝母之属，法宜辛凉清润之类，无外感者，喻氏清燥救肺汤，滋液救焚汤之属，由正面可推及反面，以上辨别伤寒，不在温病之列，其次以温病、瘟疫、湿温，又辨出三症提纲，划清界限，给读者有指标，亦有措施。

麻杏石甘汤仲景方　麻黄四钱，杏仁五十粒，石膏八钱，甘草二钱。张子培云分量必须按病情轻重加减，不可执一。

本方适应证：温病初起，不恶寒而渴，气喘，发热。研究病状，于寒时而发于风冷，故又名曰风温，其脉阴阳俱浮，其证自汗身重，温病初起，此汤可以解表清里，汗后复用此方，以平热之猖狂，下后可复用此汤，以彻伏邪之留恋。柯韵伯曰，冬不藏精之人，邪热伏于脏腑，至东风解冻，伏邪自内而出，当乘其热而汗之，热随汗亦解矣。此为风温初起之主剂。古之分两照今之马子折之。

歌括：四钱麻黄八钱膏，二甘五十杏同熬，须知禁桂为阳盛，喘汗全凭热势操。

银翘散吴鞠通方，辛凉解表平剂　银花二两，连翘一两，桔梗六钱，竹叶四钱，荆芥四钱，甘草五钱，牛蒡子六钱，淡豆豉五钱，有杵为散。鲜芦根煎汤，香气大出即取出，勿过煮，肺药取轻清，煎太过则味厚而入中焦矣。病重者，若二时一服，日三服，夜一服；轻者三时一服，日二服夜一服，病不解者，作再煎服尽。盖肺最高，药重则过病所，少用又恐病重药轻之患，又附加减法，胸膈闷者，加藿香三钱，渴甚者加花粉四五钱，项肿咽痛者，加马勃二钱，玄参三钱，衄者去荆芥、豆豉，加白茅根三钱，栀子炭三钱，咳者加杏仁三钱，以利肺气，二三日病犹在肺，热渐入里，加细生地、麦冬各三钱，以保津液。再不解者，或小便短，加知母、黄芩、栀子之苦寒，与麦地之甘寒，合化阴气而治热淫所胜。张子培曰，按此症初，予加麻黄一二钱，功效倍捷，但三四日后，舌变红舌苔黄而不可加矣。

本方适应证主治风温初起，发热头痛，身酸痛，舌苔鲜绛，口渴饮水，脉浮洪，右手大，左手小，或两寸洪大，右寸更胜，及一切温热病，用以清宣肺热，最为有益无弊。

歌括编者风温急证势猖狂，银花连翘竹叶桔梗牛蒡子，甘草薄荷荆芥淡豆豉，杵散芦根煎水尝。

桑菊饮吴鞠通方，辛凉解表轻剂　杏仁二钱，连翘钱半，薄荷八分，桑叶二分，苦桔梗二钱，银花一钱，甘草八分，苇根二钱。水二杯煮取一杯，日二服。二三日不解，气粗似喘，燥在气分者，加石膏、知母，舌绛，热邪初入营，加玄参二钱，犀角[1]一钱，在血分者，去薄荷、苇根，加麦冬、细生地、玉竹、丹皮各二钱，肺热加黄芩，渴者加花粉。

本方适应证主治温热病初起，气粗似喘，燥在气分，舌绛热者，由气分将入营血也。

歌括编者：温为热病莫慌张，桑叶菊花银花连翘甘草桔梗良，薄荷杏仁苇根同煮服，辛凉平剂自安康。

白虎汤、调味承气汤、小承气汤、大承气汤，以上四方温病亦多须用，请查三阳表证、阳明证条，载有药方，故不复列。

紫雪丹局方　滑石一斤，石膏一斤，寒水石一斤，磁石二斤。四味共研碎，水煎去渣，再入后药。犀角五两，沉香五两，丁香一两，升麻一斤，玄参一斤，羚羊角五钱，木香五两，炙甘草半斤，八味共捣碎，入前药汁中，煎好去渣，再入后药，朴石二斤，硝石二斤，提净沙，入前药汁中火上熬，用柳木棍不住手搅，候药浓再加后二味，辰砂三两飞净油，好麝香一两，研细末，入药中拌匀，合成。退去火毒，冷水调服一二钱，一方有黄金一百两，是方药店中有卖，故存其方可也。

本方适应证主治治内外烦热不解，狂乱叫走，发黄，口疮，脚气，瘴毒蛊毒药毒，小儿惊痫角弓反张，及痉病舌短不能言，高烧不退等症。

歌括编者：局方紫雪是灵丹，滑石磁石寒水石沉香木香餐，硝石朴硝玄参升麻羚羊角犀角，丁香甘草辰砂麝香热消安。

---

1 现已禁用。

安宫牛黄丸万氏　西牛黄一两，郁金一两，犀角一两，黄连一两，朱砂一两，栀子一两，雄黄一两，黄芩一两，冰片二钱半，麝香钱半，共为极细末，再入阿胶五钱，同老蜜为丸，每丸重一钱，加金箔为衣，蜡封盖。虚人以人参汤下一丸，实壮人用薄荷银花汤下一丸。大人病重日再服，甚至日服三丸，小儿服半丸，病重者或服一丸。

本方适应证主治飞尸卒厥，五痫中恶，大人小儿痉厥，因于热痰，及一切高烧不退，此方药肆有卖，仓卒难制，存其方可矣。

歌括编者：万氏牛黄丸最精，芩连栀子郁砂并，再加雄角胶冰麝，退热清心力千斤。

至宝丹名贤医案收集，见于张氏钞本　犀角一两，朱砂一两，琥珀一两，玳瑁一两，西牛黄五钱，麝香五钱。上六味各研细末，加蜜少许和匀，用磁盆安沸汤炖化，一料做成一百丸，蜡护为衣。遇重症，大人一二丸，小儿用半丸或一丸。

本方适应证主治温病，热病，昏迷不知人事，手足拘挛，四肢麻痹，角弓反张，目直上视等症。

歌括编者：热痰扰乱角弓反张，琥珀朱砂及麝香，犀角牛黄玳瑁合，方名至宝治斯康。

清络汤温病条辨方　羚羊角三钱，川贝母三钱，连翘，麦冬四钱，小石斛二钱，青蒿四钱，花粉二钱，知母二钱。水煎频频服之佳。

本方适应证主治温病，痰壅气急，发热神昏等。

歌括编者：热伤包络急须防，湿热条中清络汤，麦斛羚翘知贝母，花粉青蒿八味合煎尝。

清宫汤温病条辨方玄参三钱，莲子心五分，竹叶心三钱，留心麦冬三钱，连翘二钱，犀角二钱磨。煎水二杯，煎一杯，温服。

本方适应证主治温病火毒入心包，发热神昏，谵语发烦，口燥舌鲜绛。

歌括编者：谵语心包受热伤，鞠通嘱用清宫汤，玄莲竹麦翘犀角，散热清心是妙方。热盛加竹沥、梨汁各五匙，痰多加瓜蒌皮一二钱，神昏加银花三钱，荷叶二钱，竹沥一羹。

竹叶石膏去参半汤仲景方　淡竹叶三钱，石膏八钱，麦冬五钱，炙甘草二钱，粳米八钱。水煎米熟药成。

本方适应证主治热病伤津，口渴喜饮，皮肤干燥，舌红少津。

歌括编者：炙甘草粳米麦冬良，竹叶石膏功最强，口渴咽干羸瘦症，生肌养液润肌方。

编按：温热病后，不但气血两伤，尤其是胃液干涸，此际大补不能，凉之亦不可，故借仲景法，去人参半夏而何？因余邪未全去，故仲景云，渴者去半夏，只取甘寒润燥之剂，调和胃液，胃液充足，能纳谷食，则病愈矣。

复脉去姜桂汤仲景方　**炙甘草**六钱，**生干地**六钱，**生白芍**六钱，**麦冬**五钱，**阿胶**三钱，**大麻仁**三钱。**水煎服**。

本方适应证主治**温热病，日久脉来歇指，舌无津液，咽燥舌焦，脉虚无力，身带微热无表证者**。

歌括编者：**减去桂姜复脉汤，阿甘地芍麦麻良，脉停微热口焦渴，养液生津效验彰**。

资液救焚汤喻嘉言　**紫石英**一钱，**留心麦冬**取汁二钱，**生犀角**三分磨汁，**阿胶**一钱溶化，**甘草**一钱，**麻仁**钱半，**柏子仁**七分，**滑石**一钱，**寒水石**一钱三分，**生姜汁**二茶匙，**人参**钱半，**五味子**三分，**生地取汁**二钱。**以上除麦汁、地汁、姜汁、胶汁、角汁后兑，余八味用泉水四茶杯，缓火煎至杯半，去滓，合兑五汁一处煎，缓火再煮一沸，取出，加牛黄末五厘，分二三次温服**。

本方适应证主治**温热病后心烦口渴不止，津液干涸，身如火焚**。

编按：既是身如火焚，口渴不止，此药分量大少，杯水恐不能济车薪之急，必是讹写二三次，疑是一日二三剂，请高贤考证是幸。

歌括编者：**嘉言新立救焚汤，紫石滑寒麻柏良，姜草胶犀麦味地，人参资液绝奇方**。

清燥救肺汤喻嘉言　**冬桑叶**二钱，**生石膏**三钱，**甘草**一钱，**黑芝麻**三钱，**人参**七分，**麦冬**一钱半，**杏仁**去皮尖，钱半，**阿胶**一钱，**枇杷叶**一钱。**水煎服。痰多加贝母，血枯加生地，热甚加羚羊角、犀角**。

本方适应证主治**诸气愤郁，皮皱枯涸，温热久病，肠燥便涩，舌焦咽干，一切痿弱形瘦，饮水血枯，无外感者，及肺受燥伤，干咳之人并宜之**。

歌括修园**救肺汤中参草麻，石膏阿杏麦枇杷，经霜收下干桑叶，解郁滋燥效可夸**。

编按：温热病高烧不退，胃实膨胀者，必择仲景三承气汤，燥渴热甚汗多者，白虎加人参汤，真有回天之力。

白虎加人参汤仲景　**石膏**一斤，**知母**六两，**人参**三两，**甘草**二两，**粳米**六合。**以**

水一斗，煮米熟，药成。

本方适应证主治脉洪大，身大热，大烦渴饮水者。

编按：此汤为仲景救误服桂枝汤，当时大汗出，邪已外解，而汗多亡阳明之津液，胃络上通于心，故大烦，阳明为燥金故大渴，阳气胜，故脉洪大，取石膏之寒以清肺，知母之苦以滋水，甘草粳米以养胃液，以人参补气生津。是方也，一切温热病、火热煎熬肺胃，舍此并无别法，即以证合脉合，不论男女老少，按分量酌用，为滋水泻热之良法也。

歌括：服桂渴烦大汗倾，液亡肌腠涸阳明，膏斤知六参三两，二草六粳米熟成。

编者在这里，又把风温补充一下，薛生白以《内经》风温立论造方，兹将薛氏风温简介于下：

薛生白曰：风温为病，春月与冬季较多，或恶风或不恶风，必身热、咳嗽、烦渴，此风温证之提纲，然从此细详，则知风温为燥热之邪，燥从金化，燥热归阳明，故肺胃为温邪必犯之地，且可悟风温为温热之病，燥则伤阴，热则伤液，泻热和阴又为风温一病一定之治法，反此则为逆矣。

前胡杏仁汤生白原方未载分量，编者补之　前胡三钱，杏仁三钱，桔梗二钱，桑叶二钱，川贝母二钱，薄荷一钱。水煎，温服。

本方适应证主治身热恶风头痛咳嗽，口渴，脉浮数，舌苔白者，邪在表也。

歌括编者：前胡杏仁汤生白，桔梗桑叶与川贝，少佐薄荷水煎服，风温初起能疏邪。

贝母大力桑皮饮生白　川贝母、大力子、桑皮、连翘、广皮、竹叶，水煎服。分量未载，验病权衡可也。

本方适应证主治身热，咳嗽，自汗，口渴，烦闷。脉数，舌苔微黄者，热在肺胃也。

歌括：贝母大力桑皮饮，连翘竹叶和陈皮，轻清之品透上焦，肺胃之热最合宜。

清络饮生白方　黄芩三钱，葛根四钱，桔梗三钱，黄豆卷一钱，甘草一钱，广皮一钱。水煎服。

本方适应证主治身热，咳嗽，口渴，下利，舌苔黄，谵语，胸痞，脉数者。

歌括：清络饮中用黄芩，大豆黄卷草陈皮，粉葛桔梗共六味，包热谵语此方医。

编按：风热之邪内袭，下注大肠则下利，是风热内逼，虽有谵语，仍是无形之邪热蕴蓄于中，而非实满之邪盘结，方内故用葛根之升提，不用硝黄之下逐，是仿仲景葛根黄芩黄连汤之意而立此方也。

牛子消疹饮生白方　**牛子**三钱，**连翘**三钱，**防风**二钱，**荆芥**二钱，**甘草**一钱，**陈皮**一钱。**水煎服**。

本方适应证主治**风温热久不愈，咳嗽唇肿，口渴，胸闷，不知腹饥，身发白疹如粟状，自汗，脉数者，此风邪夹太阴脾湿**。

编按：口渴，唇肿，宜加花粉、知母，以泻阳明之热，亦救阳明之津液。

歌括编者：**风温热久渴烦嗟，唇肿白疹咳又加，脉数汗多不欲食，牛翘防芥草陈佳**。

羚麦钩藤汤生白方　**知母、川贝母、青蒿、钩藤、连翘、麦冬、羚羊角，水煎服**。

本方适应证主治**风温，身热，痰咳，口渴，神迷，手足瘛疭，状若惊痫，脉弦数。此热劫津液，金囚木旺，治宜此法**。

歌括编者：**金囚木旺津液伤，瘛疭神迷热势狂，二母青藤翘麦共，羚羊角煮治斯康**。

犀角紫草玄参汤生白方，王孟英称犀角连翘饮　**犀角**三钱，**连翘**三钱，**玄参**三钱，**赤芍**二钱，**丹皮**三钱，**麦冬**四钱，**川贝母**三钱，**紫草**二钱，**人中黄**钱半，**葛根**三钱。**以水煮犀角、葛根，余药后入同煮，温服**。

本方适应证主治**风温病，身大热，口大渴，目赤唇肿，气粗，烦躁，舌黄焦绛，齿干，痰咳，甚至谵语，下利黄水。风热火毒深入阳明，最为危候**。

编按：年壮体强犹可挽回，此方是对症之方，否则其人必自焚死。

歌括编者：**热渴气粗烦又狂，口干唇肿舌焦黄，犀翘芍麦玄丹葛，紫贝中黄急煮汤**。

春温、风温小结

编按：温病一证，《内经》详且悉矣，故仲景太阳篇云，发热口渴不恶寒者为温病，提出温病大纲。辨别温病不牵涉于伤寒，界限明显，已划清楚，至是温病伤寒各有攸归，究竟伤寒包括广泛的各类杂病。观三承气汤、白虎汤、白虎加人参汤、竹叶石膏汤，后人温病中，一见病势危笃之处，非借用此数法，也不能转危为安。刘完素以补阴立论，叶天士、吴鞠通、薛生白又采丹溪论，推而广之，三家皆以温病，宜于辛凉解表，补出一大法门，可谓得矣。王孟英、张子培极赞连翘饮、银翘散、桑菊饮，为暗室张灯。读正名条云，风温、湿温、瘟疫，三病初异终同，殊归一体。热为温之始，温为热之终。瘟疫之感，非风、非寒、非热、非湿，乃天地间别有一种异气所感，病源既殊，治法各异，故春温、风温按温病立论立方，可谓善矣。

瘟　疫

总歌编者**瘟疫由来有所原，且遵又可得真言，鼻传厉气黄涎吐，经受时邪壮热烦，芍药**汤**达原**饮**分两道，解除恶浊各专门，三消**饮**清燥**汤**神方外，白虎**汤**三承**气汤**虚实分。**

吴又可温病须正名辨误，后人以温字减去“氵”，加一“疒”头，究竟瘟非温也。夫瘟疫之为病，又可云：崇祯辛巳，疫气流行，山东、浙省，南北两直，患者尤多，至夏益甚，或阖门传染。始发之际，时医误以伤寒法治之，未尚见其不殆也。或有妄用峻剂，攻补失序而死者，或遇医家见解不到，心疑胆怯，以急病用缓药，迁延日数而死者。病愈急，药愈乱，枉死不可胜计。平日所用历验方法，详述于左，以俟高贤正之。瘟疫初起，先憎寒而后发热，嗣后但热而不恶寒。初得之二三日，其脉不浮不沉而数，昼夜发热，日晡益甚，头疼身痛，其时邪在伏膂之前，肠胃之后，虽有头疼身痛，此邪热浮越于经，不可认为伤寒表证，辄用麻黄桂枝之类强发其汗。此邪不在经，汗之徒伤表气，热亦不减，又不可下，此邪不在里，下之徒伤胃气，其渴愈甚，宜达原饮主之。

达原饮吴又可　**槟榔**二钱，**厚朴**一钱，**草果仁**五分，**知母**一钱，**芍药**一钱，**黄芩**一钱，**甘草**五分。水二钟，煎八分，午后温服。又可曰：槟榔能消磨除伏邪，为疏利之药，又除瘴气，厚朴破厉气所结。草果辛烈气雄，除伏邪盘踞，三味协力，直达其巢穴，使邪气溃散，速离募原，是以名为达原也。热伤津液，加知母以滋阴；热伤营血，加芍药以和血；黄芩清燥热之余，甘草为和中之用。以后四味为调和之品，如渴与水，非拔病之药也。凡疫游溢诸经，当随经引用，以助升泄，如胁痛、耳聋、寒热、呕而口苦，此邪热溢于少阳经也，本方加柴胡一钱；如腰背项痛，此邪热溢于太阳经也，本方加羌活一钱；如目痛，眉棱骨痛，眼眶痛，鼻干不眠，此邪热溢于阳明经也，本方加葛根一钱。但证有迟速轻重不等，而药有多寡缓急之分，务在临时斟酌，所定分量，大略而已，不可拘滞也。

本方适应证主治瘟疫初起二三日，其脉不浮不沉而数，昼夜发热，日晡益甚，头疼身痛者，此方主之。

歌括编者：疫病达原第一方，槟榔厚朴草果襄，芍知芩甘共七味，攻逐膜原力最强。

夫疫邪感受有轻重，感之轻者舌上白苔亦薄，热亦不甚，而无数脉，其不传里者，一二剂自解，稍重着，必从汗解。如不能汗，必邪气蟠结膜原，内外隔绝，表气不能通于里，里气不能达于外，不可强汗。然表里隔绝，此无游溢之邪在经，三阳经加法不可用，宜照达原饮本方可也。感之重者，舌上苔如积粉，满布无隙，服汤后不从汗解，而从内陷者，舌根先黄，渐至中央，邪渐入胃，此三消饮证也。若脉洪长而数，大汗多渴，此邪气适离膜原，欲表未表，此白虎汤证也。如舌上纯黄色，兼有里证，为邪已入胃，此又承气汤证也。

三消饮又可方　槟榔、厚朴、芍药、甘草、知母、黄芩、葛根、大黄、羌活、柴胡，姜枣引，水煎服。

本方适应证主治瘟疫感之重者，舌上苔如积粉满布无隙，服汤液不从汗解，而从内陷，舌根先黄，渐至中央，邪渐入胃，此汤主之。

歌括编者：时疫毒邪越太阳，达原饮内益羌尝，鼻干目痛葛根入，邪走阳明增此良，口苦耳聋胁痛呕，柴胡转枢少阳康。舌苔黄裂大黄下，名曰三消论已详。

白虎汤又可增减分量　石膏一两，知母五钱，甘草五钱，粳米一握，姜一片，水煎服。

本方适应证主治瘟疫脉洪长而数，大渴，大汗，通身发热，不恶寒者。

歌括编者：仲景传下白虎汤，阳明经热救中方，知甘粳米石膏共，渴汗脉洪热势狂。

三承气汤见三阳阳明证条，兹不复列。或曰：子言时疫与伤寒有霄壤之隔，今用三承气，桃仁承气、抵挡、白虎、茵陈等汤皆伤寒方也，既用其方，必同其证乎，何言之异，曰：伤寒必有感冒之因，时疫初起，原无感冒之因，伤寒投剂可一汗而解，时疫投汗而不解，伤寒不传染于人，时疫能传染于人，伤寒之邪自毛窍而入，时疫之邪自口鼻而入。伤寒感而即发，时疫感久而后发。伤寒汗解在前，时疫汗解在后。伤寒投剂可使立汗，时疫汗解俟其内溃汗出。伤寒解以发汗，时疫解以战汗。伤寒发斑则病笃，时疫发斑为外解，伤寒感发甚暴，时疫有淹缠二三日或五六日，忽然加重，伤寒初起以发表为先，时疫初起以疏利为主。种种不同，其所同者，伤寒时疫皆传胃，至是同归于一，故同承气汤辈，导邪而出，要知伤寒时疫始异终同也。

茵陈汤又可加减分两　**茵陈**一钱，**山栀**二钱，**大黄**五钱，**生姜**三片。**水煎服**。

本方适应证主治**疫邪传里，移热于下焦，小便不利，邪无输泄，经气郁滞，其传为疸，身目如金，又曰，以发黄为标，小便不利为本，及论小便不利，病原不在膀胱，乃系胃家移热，反当以小便不利为标，胃实为本也，是以大黄为专功，山栀次之，茵陈又其次也。设去大黄而服山栀、茵陈，是忘本治标之法，鲜有效矣。**

歌括编者：**大黄合与茵陈栀，三味同煎甚相宜，尿短身黄腹又满，前阴热泻法超奇。**

柴胡清燥汤又可方　**柴胡、黄芩、陈皮、甘草、花粉、知母、生姜、红枣，水煎服。**

本方适应证主治**疫毒身热未除，脉近于浮，此邪热拂郁于经，表未解也，以此汤和之。**

歌括编者：**柴胡花粉黄芩佳，甘草陈皮知母夸，无汗烦躁表未解，急投清润不须嗟。**

芍药汤又可方　**芍药**一钱，**当归**一钱，**槟榔**二钱，**厚朴**一钱，**甘草**七分，**生姜**一片，**引。水煎服。**

本方适应证主治**疫病后复下，下后越二三日，反腹痛不止，欲作滞下，无论已见积未见积，皆宜此汤。里急后重者，加大黄三钱；红积，倍芍药；白积，倍槟榔。**

编按：此汤治大热烦渴，本方分量倍用，一二剂痊愈，治验者多人。

歌括编者：**芍药汤中论最详，芍归槟朴草黄襄，舌苔燥裂藉黄力，热结腹痛绝妙方。**

编按：芍药汤加大黄，与达原散加羌活，时疫初起，上溃者达原散，下溃者芍药汤，上而托迎之，下而送催之。

托里举斑汤又可方　**人参**一钱，**赤芍**一钱，**当归**一钱，**升麻**五分，**白芷、柴胡**各七分，**穿山甲**二钱，**生姜**二片。**水煎服。斑毒复隐，循衣摸床，撮空理线，脉微，故加人参一二钱，补不及者死。**

本方适应证主治**时疫发斑，因医大下，元气不振，斑毒内陷之症。若未下而发斑者，设有下症，宜小承气汤，缓缓下之。**

编按：若斑紫赤色，更兼咽痛者，宜犀角地黄汤加玄参、射干；热甚者宜黄连解毒汤合白虎汤；谵语便秘，舌焦烦渴，用大柴胡汤加芒硝微利之。或因元气素虚，先伤欲事，适感瘟疫，凉剂过度，寒伏于下，逼其无根之火，熏灼肺胃而发阴斑，脉或散大或沉细，其色淡红，惟手足更多，胸背少，头面皆无，仿伤寒治法，以附子理中汤，得温补之剂，阳回而阴火自降，此治本不治标也。然而此证，根本先伤，惟老成练达者十救二三而已。本论托里举斑汤，但可施于下，而再下元气不振，斑毒内陷之症，未可通治斑证之方也。甚则八味肾气丸选择可也。

歌括编者：**当归赤芍与升麻，甲芷柴参力最佳，斑陷只因医大下，举斑托里此方夸。**

清燥养营汤又可　**知母、天花粉、白芍、当归、生地、甘草、陈皮、灯心，水煎服，飞朱砂一钱。**

本方适应证主治**疫病下证邪未尽，不得已再下之，间有两日加涩，舌上干枯，浸不到咽，唇口干燥，其人阳脏多火而阴亏，今重亡其津液，宜此汤主之。**

歌括编者：**清燥养营汤最佳，芍归知母地陈砂，花粉甘草救元神，阴枯血竭此方瘥。**

柴胡养营汤又可方　**柴胡、黄芩、陈皮、甘草、当归、白芍、生地黄、花粉、知母，姜枣水煎服。**

歌括编者：**柴胡生地芍当归，草粉知芩陈勿违，表有余邪热彻出，枣姜扶胃救生机。**

承气养营汤又可方　**大黄、枳实、厚朴、生地黄、白芍、当归、知母、生姜，水煎服。**

本方适应证主治**瘟疫日久，设热渴未除，里证未全除，余热伏藏于中下焦，**

故攻邪以养营阴，以此汤主之。

歌括编者：小承原系伤寒方，增入芍归生地黄，知母水姜煎热服，更名承气养营汤。

蒌贝养营汤又可方　知母、花粉、瓜蒌仁、川贝母、白芍、陈皮、苏子、生姜，水煎服。

本方适应证主治瘟疫日久，痰涎涌甚，胸膈不清，羸瘦，不受温补者，其人胃肺胸膈必有痰塞，以此清除之。

歌括编者：痰涎涌甚膈难通，蒌实蒌根苏子同，二母陈皮归芍入，生姜引导协和衷。

三甲散又可方　醋炒鳖甲一钱，醋炒龟甲一钱，土炒穿山甲五分，䗪虫三个，酒炒白芍七分，当归五分，甘草三分，蝉蜕炒五分，僵蚕五分，煅牡蛎五分，咽燥者勿用。水二钟，煎八分，温服。素有老疟、疸疟者，加牛膝一钱，何首乌一钱；素有郁痰者，加贝母一钱，老痰加瓜蒌霜五分，喜呕者勿用；咽燥作痒者，加天花粉、知母各五分；素燥咳者，加杏仁霜一钱；素有瘀血者，倍䗪虫，加桃仁一钱。服至病减半，则勿服，当用调理法善后。

本方适应证主治治向有他证，尫羸久疟，内伤瘀血，吐血，便血，男子遗精白浊，精气枯涸，女子崩漏带下，血枯经闭之类，以致肌瘦削，邪火独存，脉近于数，谷食暴绝，更加胸膈痞闷，身疼发热，彻夜不寐，指为原病加重，误以绝谷为脾虚，以身疼为血虚，以彻夜不寐为神虚，以归地枣仁之类，愈进愈危。知者稍以疫法治之，发热减半，不时得睡，谷食稍进，脉数而身热不去，肢体时疼，胸胁锥痛，迁延不愈，医以补药频试之，则邪益炽，泄之则精气愈耗，守之则日近于死。盖但知其伏邪已溃，表里分传，里证虽去，不知正气衰微，不能托邪出表，留恋不出，因与血脉合结为痼疾，肢酸体痛者，邪与营气搏也，脉数身热不愈者，因其失治，非坏证，即痼疾也。可谓客邪胶固于血脉，主客交浑，最难得解，久而愈固，治法当乘其大肉未消，真元未败，急用三甲散多有得生者。

歌括编者：主客交浑论最详，牡甘三甲散神方，蝉僵归芍䗪虫入，大肉未消急早防。素有老痰疸疟病，首乌牛膝可同行，郁痰加贝瓜蒌入，呕去瓜蒌亦可尝。咽痒作干去牡蛎，增添粉贝意尤长。内伤瘀血桃仁汤，此系疑难绝妙方。

槟芍顺气汤又可方　大黄、槟榔、厚朴、枳实、白芍、生姜，水煎服。

本方适应证主治时疫重症，舌苔黄，得疫之症者，又兼憎寒壮热，下痢脓血，大肠失职，正粪不行，又何能代胃泻毒而出，毒气在胃羁留，败坏正气，在胃一日，有一日之害，一时有一时之害，耗气搏血，神脱气尽而死。凡见疫痢兼症，心腹痞满，呕而不食，口渴饮水，最为危急，速宜此汤，一举两全。

歌括编者：疫邪兼痢最堪笃，阳搏于阴势莫禁，朴枳槟黄兼白芍，此汤频饮可回生。

半夏藿香汤又可方　半夏姜水洗，钱半，藿香一钱，干姜一钱，茯苓一钱，陈皮一钱，白术炒一钱，甘草五分，生姜三片。水煎服。

本方适应证主治瘟疫留于心胸，胃口热甚，皆呕，下之呕吐当止，今反呕者，此属胃气虚寒，少进谷便吞酸，此汤主之。

歌括编者：疫家下后呕难平，夏藿姜苓术草陈，此属胃中虚冷证，生姜加煮亦堪珍。

又可续略时疫下后气血诸虚，神思不清，惟向床里睡，似寐非寐，似寤非寤，呼之不应，此正气夺，与其服药不当，莫如静守虚回。而神思自清，语言自爽。若攻之脉必反数，四肢渐厥，此虚虚之祸，危在旦夕。凡见此证，表里无大热者，宜人参养荣汤，能食者自然虚回，而前证自除。设不食，正气愈夺，虚证转加，法当峻补，宜人参养荣汤主之。

人参养荣汤又可　人参、甘草、白芍、当归、知母、麦冬、五味子、生地黄、陈皮，水煎服。

本方适应证主治时疫病下后，气血诸虚，神思不清，似寐非寐，呼之不应，此气血夺也，表里无大热者，宜峻补之。

歌括编者：养荣参草芍归母，麦味地陈一起煮，下后元亏气血夺，急施峻补此方主。

安神养血汤又可　茯神、枣仁、远志、当归、桔梗、芍药、生地黄、陈皮、甘草、龙眼肉，水煎服。

本方适应证主治疫邪已退，脉证俱平，但元气未复，或因洗浴，或因妄动，遂致发热，前证复起，惟脉不沉实为辨，此为劳复。盖气为火之舟楫，今其真气方长，劳而复折，真气既亏，火亦不前，其经气下陷，若陷于经络则为表热，陷于脏腑则为里热。虚甚热甚，虚微热微。轻者宜静养，重者宜补气血，其真气一回，血脉融和，表里通畅，所陷之火，随气输泄，自然热退病愈。若误用承气及寒凉剥削之剂，变证蜂起，卒至殒命，宜服安神养血汤。

歌括编者：疫病毒清脉已平，安神养血立斯名，神仁芍地陈皮草，远桔龙归血自生。

小儿太极丸又可方　天竺黄五钱，胆星五钱，大黄三钱，僵蚕三钱，麝香三分，冰片三分。共为细末。端午午时，修合糯米饭为丸，如芡实大，又加飞朱砂为衣。收贮勿泄气，遇时疫，姜汤化服一丸，极效。

本方适应证：治时疫延挨失治，二目上视，不时惊搐，肢体发痉，十指勾曲，甚则角弓反张。因见不啼不语，又将神门乱灸，艾火虽微，内攻甚急，两阳相搏，如火加油，红炉添炭，死者不可胜计，深为痛悯，若疫病流行，即姜水化服一丸。

续略凡小孩感受风寒，人所易识，一感时疫，人所难窥，以致错误者多，古人称幼科为哑科，盖不能尽罄所苦以告师，师又安能悉乎问切之义，所以但知其身热，不知其头疼身痛也。但知其不思乳食，心胸膨胀，疑其内伤乳食，安知疫邪传胃也，但见呕吐，口渴，下利，又以小儿吐泻为常事，安知其协热下利也。凡此，何暇致思其时疫也。再者，小儿神气娇怯，筋骨柔脆，一染时疫，即便两目上吊，不时惊搐，必延幼科，正合渠平日学习见闻之证，多误认为慢惊风，遂投抱龙丸、安神丸，竭尽惊风之剂，转治转剧。今凡遇疫毒流行，大人皆染，小儿岂独不染耶？但所受之邪则一，因其气血筋骨柔脆，故所现之证为异耳。务宜求邪施治，故用药与大人仿佛。凡五六岁以上者，与大人用药当减半数，二三岁者，四分之一可也。既属时疫之病，亦属时疫处方，小儿大极丸，凡是遇疫气流行，可作预防之药，及已病时疫，亦可作治疗之用。

歌括编者：小儿疫疠治非难，吴氏秘传太极丸，竺胆僵黄冰麝合，朱砂衣滚服之安。

妊娠时疫

孕妇时疫，设用三承气汤，须随证施治，慎勿惑于参术安胎之说，病家见用承气，先自惊疑，或更旁人阻扰，必医家掣肘，是为母子之大不幸。若应下之证，反用补剂，邪火壅郁，热毒愈炽，胎愈不安，耗气搏血，胞胎何赖？是以古人有悬钟之喻，梁腐而钟未有不堕者。惟用承气逐去其邪，火毒消散，炎熇顿为清凉，气和而胎自固，用药去病，则见大黄反为安胎之圣药。《内经》云，有故无殒则无殒，是此也。若腹痛如锥，腰痛如折，此时为将堕欲堕之候，必反咎于医，或诘其故，余曰：妊娠结粪瘀热，肠胃间事也，胎附于脊、肠胃之外，子宫之内室也，药先到胃，瘀热缠通，胎气始得舒养，是以兴利顷刻之间，何虑之有？但投之剂，病衰七八，余邪自愈，慎勿过剂耳，历治立效，子母俱安。

正　名

又可引《伤寒论》曰，发热而渴，不恶寒者为温病，后人去“氵”加“疒”即“瘟”也。如病證之“證”字，后人去“登”加“正”作“证”，后又去“言”加“疒”为“症”。又如滞下，古人为下利脓血，于利字上加“疒”为“痢”。要知，古无“瘟”“痢”“症”三字，乃后人自为变易者。夫温者热之始，热者温之终，温热首尾一体，故又为热病，即温病也。又名疫者，以其延门阖户，如徭役之“役”，众人均等之谓也，今去“彳”加“疒”为“疫”。又为时疫、时气者，因感时行戾气所发也，因其恶厉，又为之疫厉，终有得汗而解。此外又有风温、湿温，及温病夹外感之兼证，名各不同，究其病则一也。近又称疫者，众瘟疫最恶，乃天地之厉气，温乃热者，非瘟疫也。若不分清界限，岂不遗误后学，无以下手工夫，故悉正之。编按，又可先生再三大声疾呼，首以文字正之，终以风温、湿温、瘟疫分别言之。温即热，热即温，瘟疫曰瘟疫，使后学者，明确界限，得又可先生道破，则满天障雾一扫而空也。

瘟疫续论

编按：名贤诸书云，春温夏热，秋凉冬寒，乃天地之正气，人感之而为病者为正病。久旱亢暘，淫霖苦潦，雨旸寒燠之不得正者，为四时之沴气，气轮岁会，运值天符，水火木金，各据其偏者，为八方之厉气，醸而为毒，人感之而病者，为瘟疫。杂见于四时，在春谓之春温，在夏谓之热病，在秋谓之晚发，在冬谓之寒疫。《内经》著于岐伯，爰详五疫之文。周礼掌于方相，聿严逐瘟之令。其为瘟也，名称不一，大头，软脚，虾蟆、疙瘩等瘟，其为斑也，形容各殊。赤霞、紫金、黑沙斑者，大小相似，互相传染。初起邪气客于膜原，头微痛，或不痛，微恶寒，或不恶寒，但一于热，脉数无伦，沉沉默默，到夜尤甚，郁遏之极。若邪从表出，谓之外溃，或大汗鼻衄，随汗与血而解。若邪侵胃腑，则内溃矣。泄则完谷不化，结则坚硬如石，胃枯肠烂，舌黑唇焦，无所不至，是为天地之毒气，常以肃杀而为心激。已入心肺肝肠，魂飞魄散，捧心憔悴之形，愁云遍野，周流四处，乡闾里党，鬼哭神号，满目凄凉之色。编亦见过数届。毒雾蔽空，谓不知毒厉，或妄指伤寒治之，盈城遍野，死如非命。知其毒厉而善调之，沿门挨户，立起沉疴。其未溃之初，毒犹盘踞膜原，驱伏魔，全凭草果，破坚垒，必藉槟榔。吴又可达原饮方，是瘟疫对症之药。考明嘉靖己未，江淮大疫，医用活人书败毒散，去前胡、独活，倍人参，服者尽效。万历己卯夏间，大疫，用上法皆效。有崇祯辛巳壬午，大饥大疫，道馑相望，汗和药中，惟加人参多活。大抵邪毒在膜原，初起用人参败毒散，于表剂之中，元气不因而受伤，毒气不敢藉参而助纣为虐。与达原饮，用知母、芍药同。若毒至内溃，两方俱无用矣，惟有一下再下之法，毒而外溃，渐杀其势，即贝母柴胡，亦可消其事。经验方，柴胡、贝母、生地、黄芩、银花、甘草、大力子、芦根，水煎温服。若有里证，此方决不可用，毒而内溃，非大黄、芒硝，奚能奏其功。经验方，大黄、芒硝、槟榔、厚朴、枳实、甘草，生姜、大枣少许，下以毒尽为度。知斯三门，病无徇情，设方攻毒，妙在一心。三门者，初中膜原、外溃、内溃。兹藉达原饮经验为榜样。夫瘟疫乃四时不正之气，温乃四时正气，性命攸关，全仗心得。破膜原达原饮，设有三阳形症，照三阳经加法。设若内溃，必须大承气下之。设有余毒未尽，再加槟榔，或加入大承气之内。如大邪已去，滞留少许余毒，以又可柴胡清燥、柴胡养荣，养其阴血，清理余邪。推而思之，则以仲师人参白虎、竹叶石膏等方，实为斯症善后之良法也。

湿温编者

总括：湿蒸郁热岂寻常，淡渗辛凉少碍妨，羌活葛根疏表汤用，木通滑石薏仁汤方，清瘟败毒散清宫汤辈，犀角连翘饮最强，仲景猪苓汤妙法，玉女煎神犀丹甘露消毒丹详。

吴鞠通曰：湿热之邪恒伤气分，热湿布于三焦，治用辛凉。风温为病，乃

肺胃受邪，病必咳嗽，烦渴，此言脾胃，是言湿热。湿热病提纲中不言脉者，以湿热之邪无定体，或洪或缓，或伏或细，各随证见，不拘一格，难以一定之脉印定后人眼目。湿温病属阳明太阴者居多，中气实者，病在阳明，中气虚者，病在太阴。病在二经之表者，多兼少阳三焦，病在二经之里者，多兼厥阴风木，以少阳厥阴同司相火，阳明太阴湿热内郁，郁甚则少火皆成壮火，表里上下充斥肆虐。故此证则易耳聋，干呕，发痉作厥，故湿热之病，阳明必兼太阴。人但知脏腑相连，湿土同气不特此也，盖脾本为胃行其津液，若脾健运，散布水精，上输于肺，下输膀胱，纵有湿邪，安能着留，惟是饥饱劳逸，先伤中气，或生冷炙煿，内贼太阴，以致健运失职，湿饮停积，再感外邪，则客邪再至遏伤，非由腑及脏之谓也。所感外邪，为暑为湿，为热为风，或从外，或从内，又在治病者临时权衡也。

羌活葛根疏表汤羌活、葛根、六神曲、苍术、广皮、枳壳，水煎服。

本方适应证主治湿温病初起，恶寒无汗，头重胸痞，腰疼，湿在表分。

木通滑石薏仁汤　木通三钱，滑石三钱，杏仁二钱，半夏钱半，厚朴钱半，薏仁五钱，竹叶一钱，菊花一钱，荆芥钱半。水煎服。

本方适应证主治湿热初起，舌苔白薄，胸膈痞闷，口渴不喜饮水，饮亦不能多受，或四肢骨节麻木酸痛。

清瘟败毒散余师愚方　丹皮、生地、知母、黄芩、元参、栀子、赤芍、犀角、黄连、竹叶、甘草、桔梗、连翘、石膏，水煎，频频饮之，原方未载分两，临证权衡之。

本方适应证主治一切温热高烧，口渴，毒火狂烦，咽痛，火逆，干呃，错语不眠等症。编者借治暑痫，即西医所称乙型性脑炎，屡试有效。

歌括编者毒火冲咽烦又狂，不眠错语地知黄，玄丹栀芍犀连竹，甘桔翘膏合煮尝。

西瓜八汁汤　西瓜汁、生地汁、甘蔗汁、藕汁、白金汁、郁金汁、乌药汁、香附汁，以上八汁，和匀服。

本方适应证主治湿热病四五日，大渴，胸闷欲绝，呕不止，脉细数，舌尖如镜，胃液枯，胆火上冲，营阴素亏。编按，不用煎者，取其气味之全也。

六叶芦根汤　藿香叶、薄荷叶、佩兰叶、鲜稻叶、竹叶、枇杷叶、芦根、冬瓜仁，水煎服。

本方适应证主治湿热病，脘中微闷，知饥不食，湿热蒙蔽上焦清阳，胃气不舒，宜极轻清之品，以宣上焦阳气，若投重剂与病情不合也。

栀子豉汤　淡豆豉、山栀，水煎服。

本方适应证主治湿热病初起，心中懊恼，汗出，口渴，眼欲闭，时谵语，浊邪蒙蔽清阳，借仲景涌泄法。

编按：上二条同是湿邪蒙蔽清阳，一在上焦气分，一在胃气不舒，故有轻重之别也。

甘露消毒丹叶天士方　连翘三钱，滑石六钱，藿香三钱，木通三钱，茵陈三钱，川贝三钱，黄芩三钱，射干三钱，薄荷二钱，白蔻二钱，石菖蒲二钱。共研细末，水煎服。每服二钱，日三服。

本方适应证主治暑湿季节，发热，倦怠，咽痛，斑疹身黄，颐肿，口渴，尿赤，便闭，舌苔厚腻。并治暑湿时疫之邪在气分者，无论有无伏邪，皆可先施。

歌括编者：暑湿疫邪气分干，舌苔厚腻斑黄看，薄翘滑木茵芩贝，菖射蔻香服自安。

神犀丹天士方　香豉四厘，犀角四两，石菖蒲六两，黄芩六两，生地六两，银花四两，玄参四两，人中黄四两，连翘四两，板蓝根四两，花粉四两，紫草四两。上药共研末，和匀，捣为丸，每丸重三钱，凉开水化服一丸，日三服，如无丸，作汤服也可。

本方适应证主治痉厥昏迷，谵语发斑，舌色干光，或成紫绛，或黑苔焦刺，或高烧不退，湿热伤营分等症。

歌括编者：痉厥昏迷舌干光，湿温营伤语言狂，菖犀紫粉芩银翘，豉玄蓝地人中黄。

猪苓汤仲景方　猪苓一两，茯苓一两，泽泻一两，滑石一两，阿胶一两，水四升。先煎四味，取二升，去滓，纳胶烊化，温服七合，日三服。

本方适应证主治渴欲饮水，小便不利，脉浮，发热，阳明少阴二经结热，滋阴利水药也。

编者按：此方平淡最神奇，录此以作参考。

歌括编者：泽胶猪茯滑相连，咳呕心烦渴不眠，煮好去滓胶后入，育阴利水法兼全。

玉女煎景岳方　生地黄三至五钱，麦冬三钱，知母三钱，石膏一两至二两，牛膝钱半，水一钟半。煎八分，温服或冷服。

本方适应证主治水亏火胜，六脉浮洪滑大，少阴不足，阳明有余，烦热干渴，头痛牙痛，大便溏泄者不服。

歌括编者：脉浮洪滑火邪伤，地麦知膏牛膝良，齿痛头疼血热病，找寻景岳采新方。

黄连温胆合碧玉散　广皮二钱，茯苓二钱，半夏二钱，甘草一钱，枳实钱半，黄连一钱，滑石一钱，青黛一钱，竹茹一钱，生姜三片。水煎服。

本方适应证主治湿热病，身热口苦，呕吐清水或呕痰，一以涤痰，一以降逆，平木火上逆之证。

黄连苏叶饮　黄连五分，苏叶三分。先煎黄连二三沸，入苏叶一二沸，温服。

本方适应证主治湿温呕恶不止，昼夜不差，欲死者，肺胃不和，胃移热于肺，肺不受邪，若作肝胆之呕而治之则误矣，如投生姜半夏止呕，则更误矣。药剂之轻少者，莫过于此，人所不知其妙也，以轻剂能达上焦也。

厚朴草果苍术汤　厚朴二钱，草果一钱，苍术二钱，神曲二钱，半夏二钱，滑石六钱，甘草一钱。水煎，生姜汁一匙，兑服。

本方适应证主治湿温病，寒热如疟，舌苔滑白，口不知味，湿热阻遏营卫，邪正相争。虽如疟状，不得与疟一语，以此法治之。

湿　症

总括：四肢肿痛大便溏，头亦重兮湿气伤，药用二陈汤加苍白术，须求金匮方有肾着汤、甘草麻黄汤、五苓散等方再参详。

《内经》太阴阳明篇曰：伤于湿者，下先受之。拾遗注之曰，湿阴邪也，人身之下部阴分也。以阴从阴，故下先受之，以次而及于上，一身尽痛是其候也。金匮立麻黄加术汤，仲景从《内经》云，地之湿气感则害人皮肉筋脉，又曰诸湿肿满皆属于脾。湿者土之气，土者火之子，故湿能生热，热亦能生湿，故夏热则万物濡润也，皆为湿之本。后人云湿热、湿温是指其标也。然湿症有自外感得者，坐卧卑地，身受水雨，有自内伤者，食生冷、瓜果、酒面，纵欲无度。汪讱庵曰，有脾虚肾虚不能防止也。陈修园曰，湿症脉缓，头重，四肢重痛，大便溏泄，是伤湿的症，宜二陈二术汤，随证加减治之。

二陈二术汤　陈皮两钱，茯苓两钱，炙甘草一钱，半夏三钱，苍术二钱，白术三钱，羌活二钱，生姜三片。水煎服。

附陈修园加减法。外湿重加苏叶钱半，防风二钱，猪苓钱半，泽泻二钱，葛根三钱，木瓜二钱。内湿重加木通、泽泻、砂仁、木香，有食积加山楂、麦芽、枳实，寒湿加干姜，热者加黄连、黄芩。湿在腰，其人腰重冷痛如带五千钱者，用肾着汤。

本方适应证主治腹胀，泄泻，肠中有水气，痰饮头重，四肢无力，甚者不欲食。

肾着汤金匮方，又名干姜苓术汤　甘草二钱，白术二钱，干姜四钱，茯苓四钱。以水五钟，煮取三钟，分温三服。此方量改为钱。

本方适应证主治湿在腰间，其腰疼痛冷重，如带五千钱者，为湿伤腰痛第一方也。

甘草麻黄汤金匮方　甘草二钱，麻黄四钱。以水先煮麻黄，去上沫，纳甘草，煮数沸，温服，重复取汗，汗不出，再服，慎风寒。

本方适应证主治水湿得自内伤，头重，四肢重痛，脉缓，大便滑溏，故云取汗，汗出，其病自愈。

五苓散　猪苓、白术、茯苓各十八铢，泽泻一两六钱，共为细末，安桂五分，另末，和匀，再研。每服三钱，服后多饮温开水，汗出而愈。

本方适应证主治暑月湿胜，发汗后大汗出，胃中干，烦躁不得眠，欲饮水者，少少饮之，令胃气和则愈。若脉浮，小便不利，微热，消渴者，以此方主之。

羌活胜湿汤局方羌活一钱，独活一钱，川芎五分，藁本五分，防风五分，炙甘草五分，蔓荆子三分。如身重腰中沉沉然，中有寒湿也，加酒洗防己一钱，附子四分，水二钟，煎一钟，温服。

本方适应证主治湿邪在表，头痛身重，或腰膝重痛，或一身尽痛，微热昏倦。

暑　证

总括：暑证心烦脉已虚，溺红热渴自唏嘘，轻宜天水散从小便出，重则香

薷饮**取汗除，白虎**汤**沃焚征殊效，理中**汤**救**四肢厥**逆鉴前车**。时医郑培垒自患上呕下泻，服藿香正气，下午申酉时大汗淋漓而死，若服理中汤尚可挽救，以作前车之鉴。**有云膝冷为夹湿，方见东垣李氏书**。东垣治暑夹湿用白虎加苍术。

《内经·刺志论》曰：气虚身热得之为伤暑。《生气通天论》曰：因于暑汗，烦则喘满，静则多言，体若燔炭。仲景曰，脉虚身热者，得之伤暑，暑证口渴心烦，溺赤，身热，脉洪而虚，河间制天水散，涤荡热气，从小便而出，此为暑邪之轻症。若证重者，郁闭无汗，必藉香薷苏叶发越阳气，解表兼利小便。体如燔炭，心烦大汗，口渴，脉长洪数，非仲景白虎人参汤，杯水不能济车薪之急，设有禀赋素弱，东垣清暑益气汤亦可胜任。李时珍曰，夏月贪凉饮冷，住于高楼大厦，亦有伤暑者，是属阴暑，勿可作阳暑一概论治。陈修园曰，夏月吐泻，脉沉细，可仿伤寒法治之。

天水散河间方　**洁滑石**六钱，**粉甘草**一钱。**共研末，凉水调服。**

编按：本方加朱砂一钱，治伤暑心烦为的证，除朱砂，一名六一散。

本方适应证主治**中暑，热伤元气，内外诸热，无气以动，烦渴欲饮，肠胃枯涸，水蓄里急，暴注下迫，上清水原。下通水道，荡涤六腑之邪，从小便而出。**

新加香薷饮吴鞠通　**香薷**五钱，**厚朴**三钱，**银花**三钱，**扁豆花**二钱，**连翘**二钱。**水煎服，日服二三剂。**

本方适应证主治**暑温形似伤寒，脉洪大而数，左小右大，口渴面赤，汗不出，发热，头痛，舌苔白腻，呕吐，急用此饮。近人借治乙型脑炎，如服一二剂未效，再加藿香钱半，青蒿钱半，杏仁钱半，蔻衣一钱，薄荷一钱，竹叶一钱，此药芳香清化以散秽湿之邪。**

歌括编者：**暑温形状似伤寒，无汗烦而热不安，脉大数洪右手甚，银**花连**翘香**薷厚**朴扁豆**花**餐。**

清离定巽汤雷少逸　**生地、连翘、竹叶、玄参、钩藤、菊花、桑皮、川贝母、玉竹，水煎服。如角弓反张，牙关紧闭，加犀角**[1]**、羚羊角，痰塞喉间有声音，加胆星。服药以后，依然昏瞶者，加远志、石菖蒲。**

本方适应证主治**暑热极甚，昏倒抽搐，热极生风，牙关紧闭，角弓反张。**

青蒿鳖甲散吴鞠通方　**鳖甲**炒抖（捣之意）碎、**生地、丹皮、知母、青蒿，水煎服。**

---

1 现以水牛角代替。

本方适应证主治各种炎性热病之末期，日晡潮热，稽留不解者。

钩藤饮六科准绳方　钩藤、羚羊角、全蝎、天麻、人参、甘草，水煎服。此治暑痫重症最效。

本方适应证主治暑季中暑，小儿痉挛抽搐。

抱龙丸局方　天竺黄三钱，胆南星一两，朱砂钱半，全蝎钱半，明雄黄钱半，麝香五分。共研细末。薄荷水丸如小豆大，量人大小服之。

本方适应证主治小儿高热惊厥，痰多，神昏。

三石汤吴鞠通方　生石膏、寒水石、滑石、通草、杏仁、竹茹、银花、金汁，水煎服。

清暑益气汤李东垣方　黄芪、人参、白术、苍术、神曲、青皮、陈皮、甘草、麦冬、五味子、当归、黄柏、泽泻、升麻、葛根、生姜、红枣，水煎服。

本方适应证主治长夏湿热炎蒸，四肢困倦，精神减少，胸满气促，身热心烦，口渴恶食，肢体疼痛，大便溏，小便黄，脉虚无力者。

编者常用此方，宜未病之前，或大病之后，远行，先服二三剂，亦可预保身体之健。暑病久而不愈者，亦用此汤，确有效验。

消暑丸千金方　半夏醋煮四两，茯苓一两，甘草二两。共为细末，生姜汁为丸，如绿豆大，每服六十丸，白开水送下。

本方适应证主治中暑昏瞆不醒，并伏暑停食，呕吐泄泻，昏迷不知人，急用此丸抖碎，灌之口内立苏。

编按：暑证急病，各家主清主凉，都是施于患热证者。真正治暑方，惟孙思邈消暑丸是第一良方也。早二三十年前，常备二三料，用瓷瓶收贮，配带身旁，凡遇中暑危急，将此丸施治，百试百效。后人王海藏增加分量，说是海藏方，故附此正之。

参麦调元汤　人参、麦冬、五味、黄芪、竹叶。水煎服。

本方适应证主治火热之邪，伤人元气，口渴汗多，倦怠，气短。

二术二陈汤　陈皮二钱，半夏三钱，茯苓二钱，炙甘草一钱，白术二钱，苍术二钱，羌活二钱，生姜三片。

本方适应证主治暑季夹湿，泄泻腹胀，一身沉重，头重腰冷者宜之。

白虎苍术汤　石膏八钱，知母四钱，炙草二钱，粳米六钱，苍术三钱。水煎服。

本方适应证主治伤暑，脉长洪数，身热大汗，口渴，膝冷至足，是暑证夹湿。

陈修园、王孟英都有医案，故存此方。

理中汤仲景方　人参、白术、干姜、炙甘草，水煎服。

本方适应证主治长夏腹痛，呕吐，泄泻。其人唇舌淡白，口不渴，脉迟缓者，为阴暑。李时珍、高鼓峰、陈修园皆曰，夏月贪凉饮冷，人即知其为暑，而不知其为阴暑，若服凉药，是杀人不用刀矣，甚者加附子。若手足厥逆，口不渴，脉微欲绝，必用四逆汤。

四逆汤仲景方　甘草二钱，干姜钱半，附子二钱。水煎，稍温服。

本方适应证主治暑月忽然上呕下泻，手足厥冷，汗出，四肢拘急，小便自利，脉微欲绝，口渴者。

编按：热有热证、热脉可察，寒有寒证、寒脉可凭，故采理中、四逆，以挽救危急，不可谓暑天无寒证也。而不知素问冬月伏阳，夏月伏阴，又曰夏气在筋脉，长夏在肌肉。李时珍、高鼓峰、陈修园是高人一格，非时人所可比拟。常人知其一而不知其二。编者浅见，在暑月临证，遇初起恶寒，头痛，身痛，寒后微热，脉弦数，若苔稍白滑，投以活人败毒散，口渴加黄芩，二三剂愈，安然无事。

霍　乱

总括：吐泻交来霍乱名，阴阳离错理中汤平，渴而思水五苓散，脉脱筋挛四逆汤程。

《素问·经脉》篇说，足太阴厥气上逆则霍乱，气交大论曰，岁土不和，民病飧泻霍乱，天元纪大论曰，不远热则热至，热至则身热，吐下霍乱，太阴所至为中满霍乱，土郁之发为呕吐霍乱。伤寒论厥阴篇霍乱病，仲景设问答并治，问霍乱者何？然，呕吐而利，名曰霍乱，问曰，发热、头痛、身疼、恶寒、吐利者，此为何病？答曰，此名曰霍乱。霍乱头痛发热，身疼痛，热多欲饮水，五苓散主之。寒多不欲饮水者，理中丸主之。后贤曰，丸缓不及汤之速，张石顽补《内经》曰，清气在阴，浊气在阳，营气顺行，浊气逆行，清浊相干，乱于肠胃，则为霍乱，多由寒邪传于下焦、中焦，饮食因之不化，即所谓形寒饮冷，三焦伤也。伤寒论曰，吐利止而身痛不休者，当消息和解其外，宜桂枝汤小和之。吐利汗出，发热，恶寒，四肢拘挛，手足厥冷，四逆汤主之，既吐且利，小便复利，而大汗出，下利清谷，内寒外热，脉微欲绝，四逆汤主之。吐已下断，四肢拘急不解，脉微欲绝者，通脉四逆汤加猪胆汁主之。

再考名家验案云，春分以后，秋分以前，少阳相火，少阴君火，太阴湿土，三气合行其令，故天之热气下，地之湿气上，人在气交之中，受其热淫之气，由口鼻而入扰其中。王孟英曰，伤暑霍乱，则有身热，烦渴，气粗喘闷，而兼厥逆躁扰者，慎勿认作阴证，但察其舌，必黏腻或白厚，亦燃照汤，冷服一剂即热象现，其手足厥冷，少气，唇白，爪甲青，腹痛，自汗，六脉俱伏，察其吐出酸水，浊秽，泻出臭恶，是热伏厥阴急作，地浆水煎竹叶石膏汤。又有吐利后身冷如冰，脉沉欲绝，汤药不能下，验其口渴与凉即止，即用驾轻汤投之，脉渐出者生，然暑之为中病，伤之骤者发之暴，伤之渐者，发病缓。

理中丸仲景方陈修园曰，丸缓不及汤也，改丸作汤，可也。**人参、白术、干姜、炙草各三两。共为末，为丸梧子大。如作汤，每味只用三钱，水煎服。病急者，一昼夜可服二剂。寒甚者加熟附二钱。**

本方适应证主治**中寒腹微痛，上吐下泻，口不渴，脉细缓，夏月为暑湿霍乱，以此方主之。**

四逆汤仲景方　**甘草**二钱，**干姜**钱半，**生附子**一钱，**水三钟，煎钟半，温服。重者，一昼夜可服四五剂，少则不能济事。**

本方适应证主治**寒霍乱，汗出，四肢拘挛，小便利，脉微欲绝，而无口渴头痛。**

通脉四逆汤　**炙甘草**三钱，**干姜**三钱，**生附子**半枚。**以水三钟，煎取钟半，温服，再服。**

本方适应证主治**寒霍乱，四肢拘急，脉微欲绝者，病未大减，故分两比前方增加。原文云，服后脉出愈，面赤色，加葱白九茎，腹中痛去葱白，加芍药二钱。本方加猪胆汁和汤服名通脉四逆汤，如无猪胆汁加人尿亦可。**

编按：病重照原方分两大剂煎好，时时服之，亦未尝不可。医者活法，用在乎其人。

吴茱萸汤仲景方　**吴茱萸**一两泡洗，**人参**三钱，**生姜**六钱，**大枣**二枚，**水三钟。煎钟半，温服，日三服。**

本方适应证主治**上吐下泻，手足厥冷，烦躁欲死，又治干呕吐，涎沫，头痛。陈修园借以治寒霍乱，烦躁口渴加乌梅十粒。壬申癸酉夏月霍乱流行，本县**

伤亡甚众，编者用四逆、通脉、吴茱萸汤，照古法三分之一，一昼夜，服三四剂者，效验如神，用藿香正气少有得生者。是年霍乱即三阴伤寒，故伤寒论云，建安纪年，宗族二百余人，伤亡大半，死于伤寒者，十居六七，即此也。总之，寒热要分清界限为是。

五苓散仲景　猪苓、白术、茯苓各二钱，泽泻三钱，桂五分。共为末，冷开水调下，每服三钱，日三服，服后饮热水，汗出愈。按东垣曰，无恶寒者，当去桂，周扬骏曰，但渴不恶寒者，当去桂，录二公之言以作参考。

本方适应证主治大汗而渴，上吐下泻，小便不利，烦躁者，今人借治暑月霍乱，属湿热者，以此方主之。

竹叶石膏汤仲景方　竹叶二把，碎石膏一斤，麦冬一升，人参三两，半夏半升，甘草二两，粳米半升。水煎去滓，分两可照今时折合。

本方适应证主治体虚受暑霍乱，吐泻，暑邪深入，并治热极阳证似阴之霍乱。王孟英云，用地浆水煎更妙。一方，体不虚者，去半夏人参，审证，消息可也。

白虎汤仲景方　石膏一斤，知母六两，甘草二两，粳米六合。照今时分量折合，水煎服。煮服法照竹叶石膏汤例。本方加人参三两治证同上，元气已虚者。

燃照汤孟英方　草果仁一钱，淡豆豉三钱，炒栀子二钱，厚朴一钱，醋炒半夏一钱，酒炒黄芩钱半，滑石四钱，省头草（即佩兰）钱半。水煎服。

编按：省头草，纲目曰兰草，妇人小儿喜佩带，故曰佩兰。

本方适应证主治夏月暑秽夹湿，霍乱吐利脘痞，烦渴，外显恶寒肢冷，一日可服三剂。

连朴汤孟英方　黄连一钱，厚朴二钱，半夏一钱，石菖蒲一钱，淡豆豉三钱，炒栀子三钱。水煎服。

本方适应证主治暑月湿热内伏，霍乱，并能行痰消宿食。

桂苓甘露饮完素方　炒白术一两，甘草二两，滑石四两，寒水石二两，石膏二两，泽泻一两，安桂五钱，茯苓一两，猪苓五钱。共为细末，每服五钱，日三服，凉开水调服。

本方适应证主治夏月暑湿霍乱，上吐下泻，饮多溲多，头痛烦渴。王孟英称为暑热之圣药。

驾轻汤孟英　鲜竹叶四钱，淡豆豉三钱，山栀钱半，冬桑叶二钱，小石斛三钱，生扁豆四钱，陈木瓜一钱，省头草钱半。水煎服。

本方适应证主治霍乱后余邪不清，口渴，热邪内伏，身冷，脉沉，汤药不能下兼呃者。

蚕矢汤孟英方　蚕矢三钱，木瓜三钱，薏仁四钱，黄豆卷四钱，黄连三钱，半夏醋炒一钱，黄芩酒炒一钱，通草一钱，吴茱萸三分，炒栀子二钱。开水一碗，冷水一碗，同煎，稍凉，徐徐服之。

内服适应证主治霍乱吐利，转筋腹痛，口渴烦躁，危急重症。编采此方，为霍乱第一良方也。

黄连香薷饮活人方　黄连三钱，厚朴三钱，香薷一两。一方有扁豆五钱，又名四味香薷饮，治同。

本方适应证主治感冒暑邪，皮肤蒸热，头痛身重，自汗，口渴，烦躁，上呕下泻，暑湿霍乱。

编按：患者伤暑未有蒸热，则去黄连，用扁豆，名三物香薷饮。一剂后如大热，呕甚，则仍用黄连，名四味香薷饮，局方有扁豆无黄连，名三物香薷饮，活人加黄连名四味香薷饮，如暑湿热甚呕甚，则四味香薷饮为适宜，因有扁豆利湿和脾胃。

王孟英曰，毒邪内伏，所患则暴，霍乱多有夹痧毒，不及见斑而死者，如患者面黑，急砭委中穴去黑血，以泄毒邪。急宜理气，如香薷饮加薄荷、荆芥，辛凉透邪，其次则避秽为要，栀子豉汤加牛子、生甘草，解毒安中，表热势大，清热为急，以黄芩汤加连翘、木通，分利阴阳，如现斑点深赤，即用茺蔚子汤下其血分之毒。

加味理气香苏饮孟英方　荆芥、薄荷、陈皮、香附、甘草、苏叶，水煎服。

本方适应证主治毒邪内伏，所患最暴，霍乱，多有痧毒，不及见斑而死，如患者面黑，急针委中穴出血，随服此汤，辛凉透表，避秽安中。

栀子豉汤　栀子抖十四枚，香豉四合，牛子，生甘草。水煎服。

本方为霍乱主方，孟英曰，予治热霍乱，独推此方为主剂，栀子性寒，善泄郁热，豆豉经蒸腐，性极和平，霍乱皆为湿郁化热，扰乱于中宫，推此二物最为对证之良药，怎奈昔人未察也，且二物之奇，非可以言罄，每加牛子，甘草，活人多矣。

加味清热黄芩汤　黄芩、白芍、甘草、连翘、木通，水煎服。

本方适应证主治热霍乱，表热势大，分利阴阳。

茺蔚汤孟英方　益母二两。水煎浓温服。或加蜜少许兑。

本方适应证主治霍乱骤发，腹痛，深赤斑毒，俗呼番痧，毒入血分，最为恶候。

加味平胃散石顽方　苍术三钱，广皮三钱，甘草钱半，厚朴三钱，木瓜四钱，生姜三片，大枣二枚。水煎温服。

本方适应证主治湿证霍乱，转筋，脉弦，木克土。

左金丸医贯　黄连两半，吴茱萸一两。共研细末，米汤为丸。每次用木瓜五钱煎汤，送三五钱。

本方适应证主治霍乱转筋，上呕下泻。

鸡矢白散金匮　鸡矢二合，取白者炒黄，为细末，取方寸匕，以白开水六合兑冲，搅澄清，吹去油泡，温服三合，停后再服。

本方适应证主治霍乱转筋，臂脚直，脉上下行微弦，转筋入腹者，此散救急扶危，大有神验，勿以物贱而勿服。

葱豉汤肘后方　葱白头一握，香豉一握，水煎去滓，去汤和童子尿一钟兑服。

本方适应证主治干霍乱，发斑，有效。

芦根汤千金方　芦根一把，麦冬一握。水煎浓温服一升，再服。

本方适应证主治霍乱，不恶寒者，暑热霍乱是也。

地浆水千金方　挖黄土坑三尺深，以新汲井水倾入坑，搅浑浊，取数碗饮之，即愈。

柳州方柳子原　食盐一握，入无油锅内煅焦，取童子热小便兑服，老少同用有效。

本方适应证主治干霍乱，欲吐不吐，欲泄不泄，甚至冷汗出，腹痛，气欲绝者。

圣惠方　陈木瓜五两，水五升，煎二升五合，余二升，以青布浸木瓜汤内，取出裹其腓。

本方适应证主治霍乱转筋腹痛，老少男女同用。

包瑞溪救急方　大鲜丝瓜叶一片，肥白梅一钱，无者乌梅亦可。将梅研末，继抖丝瓜叶如泥，用新汲水浸抖浓汁，服一大碗，二服痊愈。戒热物二三日，不再发。

本方适应证主治伤暑霍乱。

金茎露显圣方　鲜扁豆叶一握，生抖汁，顿服一大碗。

本方适应证主治霍乱转筋。禁热物，热汤勿服。其效如神。

四苓散吴又可　茯苓五钱，猪苓五钱，泽泻五钱，广皮五钱。共为末。每用一两，水煎服。

本方适应证主治湿热霍乱，胸闷，溺涩，口渴者，奇效。

编按：吴又可此方大有卓识，又稳又平又奇。

外治霍乱法：霍乱转筋，转筋多起两腨肚。但以好火酒摩擦转筋硬处，转软即愈。

一方以盐一斤，开水泡汤，以浸小便桶内，布熨之，转筋即愈。

一方以温水，轻轻急拍两膝后弯，待红紫筋现起，即用磁锋刺出黑毒血即愈。

一方霍乱四逆，以艾条火灸两乳黑际根一寸，各一壮。霍乱转筋欲死者，脐上一寸，灸四十壮，再灸脐旁十四壮，男左女右，再灸足心，急筋处灸七壮，再灸足拇趾约中一壮。此治霍乱转筋一捷法。

治中汤千金方　碎石膏、人参、白术、炙草、干姜，水煎服。

本方适应证主治夏月暑令霍乱，转筋上吐下泻。此方原为理中，千金加石膏名治中汤，孙思邈曰，举世知转筋用木瓜，耑取酸收，夏秋之湿伤脾，因清气在下而走肠胃，故用干姜，浊阴在阳而扰筋脉，故用石膏。

浆水散洁古方　桂枝、附子、甘草、良姜各等分，共为细末，每用七钱，地浆水煎服。

本方适应证主治阴寒霍乱，暴泻如水，汗多身冷，气少，脉沉如脱者。量病人大小轻重施用。

厚朴生姜半夏甘草人参汤仲景方　炙厚朴半斤，甘草二两，人参一两，半夏半升，生姜半斤。以水一斗煮取三升，日三服，分两可照今时折合。

本方适应证主治虚寒夹湿霍乱，上呕下泻。

编按：陈元豹、王孟英皆云，以此方治虚寒霍乱，屡受奇迹，存记于此。

三合汤编者经验　人参三钱，白术三钱，干姜三钱，炙草三钱，猪苓二钱，泽泻三钱，茯苓二钱，滑石六钱另包，朱砂钱半另包，安桂五分另包。研末，水煎服。取水一大碗半，以另包三味倾碗内，将药汤泡冲，搅匀，俟温凉，顿服之，前渣再煎，

后滓搅匀再泡，照前温凉服之。二剂必愈。愈后禁生冷油腻二三日。

本方适应证主治**霍乱上吐下泻，腹痛，心烦口渴，脉或大或细，或身冷汗多，或身发热，皆可用也。**

霍乱续论编者

编按：霍乱之症，后人纷纭，主寒主热，莫衷一是。读伤寒论，仲师云，吐利，汗出，发热恶寒，四肢拘急，手足厥逆者，四逆汤主之，此言阳虚之体，寒邪得以直入而为霍乱也。发热恶寒者，身热为格阳之假象也，恶寒为虚冷之真谛也。四肢拘急，手足厥逆者，阳衰少，不柔于筋脉温于四末也。首重汗出者，为阳有外亡之象，故用四逆汤，驱其既入之寒，挽救将去之阳。又曰既吐且利，小便复利，而大汗出，下利清谷，内寒外热，脉微欲绝者，四逆汤主之。此言虚冷霍乱之候。四肢拘急，手足厥逆，虚冷之着于外也，下利清谷，脉微欲绝，虚冷之着于内也。虚冷甚于内，则反逼其阳于外矣，其外候每多假热之象，或烦躁去衣，而欲坐地，或面赤饮冷而不咽，或脉大虚弦，按之濡弱，皆为元气耗散，虚阳失守。甚则喘哕，最为危候。惟四逆汤可以驱内胜之阴，而复外散之阳，以“小便自利，下利清谷”，八字最为紧要。徐灵胎所谓，一症不具，即当细审，倘因暑邪深入，而滞其经络，脉显虚细，或有肢寒之假象，必察溺赤便臭之真谛。临症应当慎重。仲师厥阴篇，首节曰，渴欲饮水者，五苓散主之。小便不利，口不渴，理中丸主之。仲师提出霍乱大纲，并设问答。按后贤王安道曰，夫寒霍乱，多起于安逸之人，以其身居静处，阳气不伸，加以坐卧感受风凉，起居任意，冰瓜水果，恣食为常，虽在盛夏之时，原不渴谓之暑病。轻则藿香正气散，或平胃散加藿香、木香、半夏、生姜之类。如湿盛而四肢重着，骨节烦痛者，以胃苓汤加木香、藿香、大腹皮之类。如虚甚阴寒重者，必当仿仲师之法可也。按陈修园云，门人问曰，嘉庆庚辰辛巳，吾悯患此霍乱而死者不少，然皆起于五月，盛行于六七月，至白露后渐轻而易愈，且庚辰入夏，大旱而热甚，人谓病由热逼，辛巳入夏，大涝而寒甚，人谓病由寒侵，而两岁病形如一，其故何也？修园曰，此问真不可少。《内经》云，春伤于风，夏生飧泄，又云久风生飧泄，此为气乘时而发之病。盖五月建午，阴生于午也。六月建未，阴至未而盛也。长夏之时，脾土当旺，脾为阴中之至阴，阴盛生内寒，兼以受侮日久，中见无权，纯是阴寒用事，故吐泻多起于五六两月。亦有发于前后者。气来去迟速主之也，至白露后，则为大瘕泄，又当别论。其不以旱涝寒热分者，以病自内出，在无形之气化，不在有形之寒热之类也。病形略同，应时而作，所以谓之时疫。门人等退而喜曰，小子等承诲而知此症之所以然，夫子引“春伤于风”等句，而知吴茱萸汤一方，不止为厥阴病症言也。盖脾坤土也，胃艮土也。吐泻无度，四肢厥冷，是脾败而胃也败，两土同崩，其为周易山地剥之象乎。今得吴茱萸汤，养东方之生气，而可与足太阴脾土、足阳明胃土合德。土木无忤，其为周易地雷之象乎？此汤能转剥为复，所以为此症之神剂。修园云，伤寒论本篇，只治干呕，吐涎沫，头痛之病，余借治大吐大利不止。若兼吐蚘大渴而厥者，用此方加乌梅九粒，往往获效。此又仲师法外之法，方外之方也。先圣谓从阳入阴者死，阴指三阴而言也。此法甚微，非熟于阴阳大论及伤寒论，不足以语此也。

麻　疹

总括编者：**麻疹未现莫惊慌，寒热攸分有主张，疫历流行先解疫**清热，**透肌**汤宣毒**发表**汤**首先尝。肺为华盖脏呼娇，毒火炎蒸津液消，咳嗽千声痰吐少，急投清润救枯焦。面浮甘桔**汤**兼胞肿，佐入**石**膏知**母**牛子饶。**

麻疹初起状似伤寒，如何辨认？咳嗽，喷嚏，眼中流泪，或现腹痛，或兼吐泻，或兼腮肿面浮，或烧或渴，甚者烦闷躁乱，咽痛唇焦，或遍身红赤，视之隐隐皮肤之下，以手摸之磊磊皮肤之间，其形似疥，其色若丹，多由传染而发。小儿居多，大人亦间有之。先审顺逆，从头面背而次及于周身，其色红赤者为顺，腰腹先发者为逆，色黑者为逆，舌苔鲜绛者为逆，苔厚腻为逆。来因多由传染，体质有强弱，气血有盛衰，证有轻重，有清洁垢浊之不同，不夹疫毒，不药而愈。设夹疫毒，则舌苔厚腻，治疗之法，必先观舌，若舌苔厚腻，或尖边鲜红，唇紫高烧，此宜先解外感时疫，切不可惑于古人谓不可发表，若守古人成语，实为贻误人命。或曰麻发于心，是先天胎毒，此更不可印定耳目，而不知外来历气，邪毒最猛，传染亦恶，时令有寒暑，医理是活法，总而言之，不可胶着鼓瑟，麻科书籍最繁最多，兹选名家验方录后，以供临症参考。

宣毒发表汤金鉴　**葛根、升麻、荆芥、防风、牛蒡子、枳壳、前胡、连翘**各一钱半，木通、薄荷、桔梗、淡竹叶、甘草各一钱。水煎服，分量可随病增减。

本方适应证主治麻疹初期，面未见形，咳嗽，喷嚏，流涕；或麻疹流行之时感触而似麻疹现象，即用此方，有益无害。医家审查患者耳前后、颈项有红赤隐隐便是麻疹。本方加水耳草钱半，凡麻疹在未出已出现点未透之时，投之相宜。或患者乍寒乍热，遇冷季皮肤干燥无汗，多因风寒所袭，汗窍收缩，以致麻疹难出，间有呼吸气促，胸部胀闷，或烦躁，本方加麻绒七八分，苏叶五七分；如鼻孔干燥出血，加白茅根二三钱；麻疹未出口渴饮水，去枳壳、杏仁，加栀子一钱，花粉一二钱；或麻毒亢进，呕蚘虫，加黄连五分；如发斑下利，里急后重去葛根，加槟榔一钱，黑楂一钱；如咽喉痛加射干、豆根各一钱，外用蚕参散吹之。

蚕参散　嫩苦参研末五钱，僵蚕焙末三钱。共细末，吹喉内，三四次，痛止为度。

清热透肌汤　生石膏、连翘、牛子、荆芥、防风、前胡、葛根、杏仁各一钱半，薄荷五分，葱白三茎。水煎服。原方有人参、柴胡、甘草，今减之作参考。

本方适应证主治麻疹未完全透出，仍有身热，用以透疹消炎。

加减银翘散　银花、连翘各三钱，荆芥、薄荷、生地、大青、玄参、丹皮各一钱半，牛子、桔梗、芦根各二钱，竹叶一钱半，甘草五分，淡豆豉十粒。水煎服。

本方适应证主治麻疹初起时，舌鲜绛，高烧，饮水。疹出稠密深红，心烦神昏，手足抽搐。咳嗽加桑皮二钱、杏仁一钱半，面浮加杭菊一钱半、白芷一钱，痰多加浙贝二钱，面浮口鼻出血，加炒栀一钱，茅根三钱，小便短加黄芩一钱，知母钱半。

化毒清表汤金鉴　葛根、连翘、玄参、牛蒡子、黄连、黄芩各一钱半，地骨皮、防风、知母、木通、薄荷、黄连、甘草各一钱。水煎服。如兼有走马牙疳，去防风，加石膏、生地、丹皮各一钱半。

本方适应证主治麻疹发出正盛，色赤艳，干咳连声，呼吸急迫，唇鼻干燥，口渴，舌焦，小便短赤。此方有清血、化毒、退热、消炎之效。

清咽滋肺汤　桑叶、枇杷叶、沙参、全皮、蒌仁、兜铃、麦冬、玄参、贝母各一钱半，前胡、大力子各一钱，荆芥五分，薄荷三分。水煎服。大便闭，加酒军一钱。

本方适应证主治麻疹落屑时，体温持续不降，羸瘦口渴，肤涸干焦，必防支气管炎、肺炎，宜此方。

竹叶石膏汤　竹叶、麦冬、元参各四钱，石膏五钱，连翘三钱。水煎服。

本方适应证主治麻疹已服过清热透肌汤，疹已出尽后，仍壮热不退，此汤清热为最妙。

加味清胃散　升麻五分，黄连、连翘、丹皮各一钱半，归尾、生地各二钱，石膏三钱，甘草一钱。

本方适应证主治麻疹牙床臭烂，热坐胃中，一日二三剂，又用马鸣散搽之。

马鸣散　蝉蜕二钱半，煅成灰，人中白五钱，五倍子二钱，白矾二钱，以火煅枯。共细末听用。先用米泔水洗尽患者牙，继以药末搽之。

黄连解毒汤　黄连、黄芩、黄柏各一钱，栀子三钱。水煎服。加生地、玄参，更妙。

本方适应证主治疹出后未透者，仍有发热烦躁口渴，是麻毒火邪未尽，以此清解之。

黄连解毒合天水散　黄连、黄芩、黄柏各二钱，栀子三钱，滑石六钱，甘草一钱。水煎热服。

本方适应证主治麻疹未完全出透，又兼赤白痢疾，里急后重，壮热，烦躁，口渴。

黄芩汤　黄芩四钱，白芍三钱，甘草一钱半，大枣一枚。水煎服。

本方适应证主治麻疹已出完，大热，自利，如呕者加姜制半夏。

编按：麻疹后发热，下利赤白，里急后重，去半夏，加枳壳、防风一钱半。

柴胡橘皮饮　人参、柴胡、橘皮、半夏、茯苓、竹茹、生姜，水煎服。

本方适应证主治麻疹邪热未尽，突发上吐下泻。

黄芩汤合天水散　黄芩、白芍、滑石、甘草，水煎服。

本方适应证主治麻疹后泄利日久不愈，以此清解。

十仙散　柴胡、葛根、黄连、黄芩、炒栀子、陈皮、茯苓、枳壳、生地、姜皮、灯心，水煎服。

本方适应证主治麻疹后余毒未清，泄泻臭水，或呕泄相兼，一切败症。

四顺清凉饮　当归、大黄、黄芩、甘草各等分。水煎服。

本方适应证主治麻疹出时大便秘结，火壅血燥，疹不论已透未透，急宜此方煎服，甚则用凉膈散下之，慎勿延迟，恐发燥结不治之证。

荆防败毒去川芎饮 荆芥、防风、前胡、柴胡、茯苓、枳壳各一钱半，银花、连翘、牛子各三钱，虫蜕五分，薄荷一钱。水煎服。

本方适应证主治麻后遍身苦痒难过，外兼用下药洗法。西河柳（又名水耳草）一把，地茄根一把，艾叶二钱，蝉蜕三钱，荆芥、防风各五钱，银花一两，侧柏一握，姜皮三钱。煎汤熏洗，渣再煎再洗。

麻疹续论

麻疹初发热时，鼻出血不须止，亦是自然发散之义，或出汗者，毒从汗解，但衄汗二者，不宜太过，必留心注意。麻疹流行季节，如出汗过多、衄太多，必以药调之和之。如衄多宜犀角地黄汤加玄参、茅根和之清之，若患麻疹深红稠密，唇焦，舌枯紫红者，是斑疹互兼，其症严重，若色黑更兼面带黧是凶多吉少。

如斑兼疹，身壮热，色深红，先用化斑汤治之。

化斑汤 生石膏八钱，知母四钱，甘草二钱，元参五钱，犀角三钱，白粳米一合。水煎温凉服，切勿以分量大重而减少。

编按：常观诸医不治之症，余用此方治活甚多，是从经验得来，若患者黧色暗滞，先用无价散。

无价散 人屎一撮，向东厕所在路旁者为佳，火煅成炭，放阴凉地下退去火毒，研细末，酒调服之，由里变红者吉可救，若依然黑暗，纵是仙丹亦无益矣。

凉膈散 大黄、芒硝、连翘、栀子、竹叶、薄荷、黄芩、甘草、灯心，白蜜调水，煎药倾碗内，和芒硝温服。

本方适应证主治麻疹邪毒深重，里气不通，疹出不畅，大烧（高热）、痰鸣等证。

养血化斑汤 人参、当归、生地、红花、蝉蜕、生姜一片、大枣一枚，水煎服。

本方适应证主治麻疹淡白色，心血不足，禀赋素弱，恐变内陷坏证，以此方预防之。

大连翘汤 连翘、防风、胆星、荆芥、木通、前仁、归尾、柴胡、虫蜕、赤芍、黄芩、滑石、炒栀子、紫草、灯心十根，水煎服。

本方适应证主治麻疹既出，热甚不减，小便短涩。

人参败毒散　人参、羌活、独活、川芎、柴胡、茯苓、桔梗、枳壳、前胡、甘草各等分为粗末。每服二钱，以生姜三片，薄荷五分，水一盏，同煎七分，去滓，温服。

本方适应证主治四时感冒、瘟疫、伤寒，憎寒壮热，时气毒厉，斑疹目赤腮肿，身疼，头痛，咳嗽、痰鸣等症。

按，陈复正曰，余常以此方治时疫麻疹，百治百效，以此清凉解之。

加味犀角地黄汤　犀角二钱，生地五钱，丹皮、炒栀子各三钱，芍药、玄参各四钱。水煎服。

本方适应证主治麻疹衄血大多，清血中之伏火。

黄连解毒汤合人参白虎汤治麻疹汗多不止，大热大渴，泻热以救阳明之枯涸，滋水以生津液。

胡荽酒　胡荽四两，切碎。先用好酒一大碗，放置壶内煎滚，入胡荽，用盖子盖好，取出用苎麻蘸酒遍身受之，使麻易出。

桔梗汤　桔梗、知母、大力、丹皮各二钱，甘草一钱，石膏三钱，杏仁一钱半。水煎服。

本方适应证主治麻疹初起，面浮，眼胞肿，火盛咳嗽者，以此主之。

白　喉

总歌括编者：白喉症恶是为何，疫疠菌毒证候多，玄参败毒散除瘟化毒汤神仙活命治，养阴清肺汤普及消毒饮莫错过。

白喉病因及症状最多最繁，有白喉、缠喉、单双喉蛾、喉痹、烂喉痧等。首先必须要对白喉的症状有正确的认识，方能有妥善的处理。夫白喉乃天地间恶毒厉气所致，随时随地空气中都有流行飞舞，如正气衰弱之人，及幼儿稚嫩之体，更易受此毒厉之气，从鼻呼吸而入，其邪先入侵于肺，肺金气燥，火亦就燥，故《内经》尚有明文，肺胃大肠乃燥金之气也，但人知肺之灼，而不知由于胃热之蒸，人知胃之热，而不知肠之寒，肠寒则下焦凝滞，胃气不能下行，而灼于肺，咽喉一线之地，尚当其冲，终日熏腾，无有休息，故郑梅涧云：白喉为温症中最重一种，故立养阴清肺法，刘斗山从之曰，如治白喉以提升者，则火愈炽，表散则火以分而愈多，用清淡之品以浇洒之，不但不能息焰，抑且扬其烽，上下左右莫不受其害矣，惟以滋润养阴清肺为坐守之。业师喻树珊先生曰，夫五脏之密迩肺胃者，惟心与肝，不有以获之，害且立至。白芍者，乃固守心肝之要药，又引本草经曰，天冬、银花，乃杀五蛀三尸，银花并杀飞尸，飞尸者最小虫也，人不能相见，常寓厉气之中，又引叶天士语曰，不论何脏之火邪，若火毒蕴结下焦不通，其势不能不泻之，盖既镇之，不使上行，润之不使旁达。火毒不入于胃，又不入于肠，安将去之，必不得已，开通一线之路下之，以下清肺肠是也。近医云，初起内隐而不见，或在两旁，或在悬崖之端，大小不等，或由外而致内，或由内而致外，或白如霜雪，或如豆渣，或如棉絮，或脚白顶黄，或黄色，有随发随现白者，或二三日而现白者，或有痛者，或有不痛者，并宜参考舌色，舌尖及边鲜绛属火，舌紫绛火更甚，或鼻孔有稠脓者，脉洪数，或细缓，或短涩，或长大，分清寒热虚实，然后复检查症状，明确是非，按证处方施治，庶无错误。

玄参败毒散　玄参五钱，白芷、桔梗各二钱，象贝母二钱，银花、牛蒡子各四钱，僵蚕、荆芥、人中黄各一钱半，蝉蜕一钱，皂角刺三枚。只服一剂，随证更方。

本方适应证主治白喉初起，轻度恶寒发烧，心烦口渴，舌苔焦黄，头痛身痛，咳嗽，喉腔白点，由小成块者，医醇賸义云，贼邪厉气首宜清解。

加味桑菊饮　白菊花、桑叶、山豆根各三钱，薄荷、川贝、桔梗、竹叶各一钱半，射干、银花各三钱。

本方适应证主治咽白喉，白膜已现者，脉浮数之轻症。

加味六君子汤　荆芥、防风各二钱，桔梗三钱，僵蚕、薄荷各一钱，沙参五钱。水煎服。

本方适应证主治白喉初起，轻度寒热，头身疼痛，微带咳嗽，咽喉隐痛，黏膜上隐现白膜，其邪尚在肺者。

除瘟化毒汤　葛根、银花、生地、象贝母、枇杷叶、桑叶各二钱，木通、竹叶、甘草各一钱。水煎温服。

本方适应证主治白喉初起，红肿疼痛，或红肿不痛，无论病在何经，未明显者，即服此方。如咽喉红肿疼痛不堪者，加白牛膝兜五钱；大便闭者，加瓜蒌仁二钱，郁李仁二钱；胸下胀闷者，加炒枳壳一钱半，炒麦芽二钱；小便短赤者，加车前子三钱，灯心二钱。一见白者，改服养阴清肺汤，未显者，再服即愈，兼吹白鸭散或熊冰散。

神仙活命汤　龙胆草二钱，玄参八钱，马兜铃、板蓝根、白芍、瓜蒌、栀子各三钱，石膏五钱，黄柏一钱五分，甘草一钱，大生地一两（鲜者）。水煎服。

本方适应证主治白喉初起，极痛且闭，饮水即呛，眼红声哑，白点立见，口出臭气，或延误二三日，症至危急，或服表药出现危象，非轻剂所能挽回，均用此方以泄其毒。如舌生芒刺、谵语神昏者，加犀角二钱，大便闭塞，胸下满闷，加厚朴二钱，大便闭甚者，再加莱菔子二钱，枳壳二钱，生大黄二钱；小便短赤者，加知母、车前子各三钱，泽泻二钱。兼吹白鸭散或熊冰散。

养阴清肺汤　白芍、丹皮、川贝母各八分，薄荷、甘草各五分，元参一钱半，麦冬一钱二分，大生地二钱。水煎服。

本方适应证主治治心肝肺胃四脏之白喉，为治白喉之圣药，有镇润而无消导，镇润则下元自通畅，无所用消导也，惟有以厚重之药镇其上层，使不能上腾，复以清凉之药润其中，使火不能内射四旁，极甚者，再扫除中宫以抽柴薪，开通其下道，分量须照原方，不可轻重，小儿减半，守方服，切勿中途改异。自然痊愈。如咽中肿痛者加煅石膏四钱，大便燥结数日不通者，加清宁丸四钱，元明粉二钱，胸中胀闷者加神曲、山楂各二钱，小便短赤者加大木通二钱，泽泻二钱，燥渴加天冬三钱，马兜铃三钱，面赤身热或舌苔黄色者，加银花四钱，连翘二钱，兼吹白鸭散，或熊冰散，太乙玉枢丹都可互用。

消炎清肺饮　桑叶四钱，牛子、杏仁、莱菔子、川贝、西庄各三钱，枳壳二钱。水煎服。腹痛加黑楂、麦芽各三钱，大便泻者去西庄，兼吹白鸭散，太乙玉枢丹或熊冰散。

本方适应证主治白喉白膜蔓延满口，呼吸困难，胸高气喘，咳如犬吠声，声音嘶哑，唇燋紫黑，鼻头煽动，饮水即呛者。

沙参饮　沙参五钱，牛子三钱，半夏、蒺藜、桔梗、桑叶各二钱，姜虫一钱半，川贝四钱，虫脱七只，黄连一钱，冬瓜子四钱。水煎服。

本方适应证主治白喉白膜初起，白小点成大点，大块，蔓延满口尽白，白膜中央成黄色，其边绿色，此证迅速扩大。急宜服此方，兼吹熊冰散，白鸭散，锡类散。

清肺汤　甘草、枳壳各一钱半，麦冬、生地、丹皮、浙贝、玄参各三钱，木通二钱。患者大便黑，小便赤加好大黄、芒硝各三钱，服至大便不黑，小便淡黄，方可去硝黄，以免停留余热。咽痛甚加射干、豆根各三钱，热甚加石膏、黄芩，继服二三剂有益无损，兼吹白鸭散，熊冰散。

本方适应证主治白喉危急重证，声音嘶哑，神志昏迷，呼吸困难，危在顷刻。

编按：业师常加白牛膝、白芍各三钱。

普济消毒饮　黄芩、黄连各五钱，陈皮、甘草、玄参、连翘、板蓝根、马勃、牛子、桔梗各二钱，薄荷一钱，升麻、姜虫各七分，共为细末，白开水调送一钱，一日可服十来次，大便闭者加大黄三钱，舌绛喉干者，加生地、丹皮各三钱。

本方适应证主治天行厉气时疫，头肿如斗，白喉，项颈皆肿，喉间硬肿，口出臭气，又治疙瘩瘟，此证最恶，最易传染。李东垣曰，患大头瘟者，亲戚莫相访问，染者无救，上半身肿大，天气为病，下半身肿，地气为病，此为邪热害于心肺。若用承气下之，是辜伐无过，予遂具此方活人痊愈，故名普及消毒饮。方虽出东垣而东垣十书寻遍皆不见，载于准绳书，按金元时至此，千余年矣，翻刻恐有遗漏。

加味桔梗汤　银花、连翘各五钱，薄荷、黄芩、桔梗各二钱，生栀、木通、竹叶各三钱，陈皮、甘草一钱半。水煎服。

本方适应证主治肺脏白喉，胸闷气急，加瓜蒌实一枚，大便闭结加酒大黄二钱。鼻腔红肿加牛子，杭菊各二钱。小便短赤加木通、滑石各二钱。内热心烦口渴加黄连一钱。服二剂后，未见白者，服除瘟化毒汤，已现白者服养阴清肺汤，兼吹白鸭散、熊冰散，或玉枢丹。

加味三子养亲汤　芥子、莱菔子、石膏、枇杷叶、浙贝、麻黄、瓜蒌仁、沙参，水煎服。

本方适应证主治初起未见白者，间有身痛，轻度发热。

甘露饮　生地、熟地、茵陈、黄芩、枳壳、枇杷叶、石斛、甘草、天冬、麦冬，水煎服。

本方适应证主治近人借治胃腑白喉，口舌生疮，牙龈出血，或满口舌糜烂有臭气。

编按：费氏医醇賸义曰，若无血宜去二地，加茯苓、花粉最佳。

六味地黄汤　熟地、丹皮、怀山、枣皮、茯苓、泽泻，水煎空心服。

编按：洪氏医案治一妇人怀孕喉痛，先服中药不愈，又经西医治疗，喉痛未减，形容枯瘦，后邀余治，六脉细数，兼有干咳无痰，咽干，舌带白，尺脉更数，以六味地黄汤加生地、白芍、银花、麦冬、川贝，去枣皮。嘱咐不易方，服三剂后，痛减大半，再邀余诊视，仍以本方加元参、桔梗，病势已大好，脉仍数坚，守原方仍服六剂，病已愈半，惟身部手足微烧，从膝至足冰冷，仿千金地黄汤服十剂，诸病症痊愈。

千金十味地黄汤即仲景八味地黄汤加玄参、白芍各四钱。

白鸭散此方以血肉冲和济金石寒冽，育养于金水二令之间，虚实皆宜，攻补兼顾，可救命于奇险，切勿等闲。用白纯鸭公一只，自霜降日起喂养，先预食料开列于后，麸面七成，蜗牛、生地、柿饼、瓜蒌霜，古铜钱醋煅研粉，取麸面七成，余药三成，共捣极细，做成蚕豆大，于霜降日起，日出喂十二丸，日落时又喂十二丸，填于鸭食，将鸭关闭笼内，勿使外出，所遗一月鸭粪，另用一器收贮，该丸共做七百八十粒，每早晚依时间，每次十二丸，至小雪将鸭宰杀，勿割断喉，干去其毛，剖腹置瓦上，火焙焦成炭。另将一月鸭屎用清水漂去垢。以澄清去上土，带水研至极细，沥去水，置瓦器上焙干成炭，合前鸭炭一处，共研细，加蜗牛四十九个，加旧生烟筒斗凸起处圈七个，洗尽烟油，于瓦上煅红，二味共研细末，再合于二炭中研匀，装好放潮湿(阴凉)处，退去火毒一昼夜，取放净室密封，勿泄气。再用旧尿壶带有人中白者，七钱，重煅枯，为细末，加手指甲男女各半，共八分，硼砂二钱，胆矾一钱，共煅，研细末，加冰片一钱半，共研匀。临用，以前炭七成，后药五味共三成，和匀，用好瓷瓶装封，或有小瓶佩带身上，随时可救急。

本方适应证主治**白喉肿硬，语言不出，痰嘎闭塞或溃烂。米饮难下。急用一二分吹喉内，或用蜜水调服少许，虽已闭之喉，尤能开通，日吹多次，真有救死回生之力，此是万全之良药，八洞之仙方。业师张云楼，此方得刘先舟兄亲授，嗣后又得喻先生亲授，据云他在浙时由刘富春所传，伊云此方自曾祖至先父，仙舟公一做此药三料，价廉物美，真难集合此药，任那种缠喉、白喉、锁喉、喉蛾，通治妙药。**

熊冰散　硼砂七两，**元寸**二钱七分，**牛黄**二钱三分，**明雄黄、冰片**各二钱，**银珠**三钱，**熊胆**八分，**人中白**二钱，要未婚男女，或童年者，倾入纸上阴干。**夜晚放清净地面，露三四晚，元寸须颗粒者佳，牛黄要带黄鲜色锅形为上，朱砂要福建者为上，硼砂要提净砂，用未占油锅子，清水多于砂二倍，俟水开投入硼砂，俟水干，不断**

搅匀，俟白如灰面则止。取出纳诸药。共为细末，以好瓷瓶收贮，勿泄气。

本方适应证主治不论何期何脏白喉、扁桃、喉蛾、喉炎、喉痧、咽喉炎、牙龈炎、口腔炎、重舌等，皆效。

人中白散　青黛、硼砂各三钱，薄荷叶一钱半，冰片八分，玄明粉三钱，牛黄六分，珍珠一钱。共研细末，瓷器收贮，勿泄气。

本方适应证主治白喉、白膜、红膜疼痛，或已腐烂，或紫红，或臭脓。每吹一二分，一昼夜可吹十多次。此方能生肌排脓，止痛消炎。

蜒蚰梅方　蜒蚰卅条，大白盐梅肉十五枚，无此，以大乌梅亦可。用好瓷瓶研，先用蜒蚰放瓷瓶内，次以梅肉盖压蜒蚰，掂紧封闭，使蜒蚰化成水，听用。

本方适应证主治白喉，白膜满布，能使白膜脱落吐出，消肿止痛，兼治时疫白喉，急性传染者，朝发夕死，以此投之可救。

白牛膝方　白牛膝一握，浓煎汤，徐徐温凉服，日服三四次，初起可当茶喝。

本方适应证主治一切喉肿喉痛，不论红白喉肿痛，此为初起至平至易之药，有消炎清凉解毒之效。

太乙玉枢丹又名神仙解毒万病丹　红芽大戟去皮毛，米泔水洗净，焙干，一两，山慈菇去皮毛，姜水洗，切片焙干，二两，五倍子洗净虫矢，焙干，二两，千金子去油研细，一两，朱砂水飞，五钱，雄黄五钱，粒子麝香去皮毛，三钱。共细末。或五月五日、十五日、二十五日或六月初六、十六，或七月初七、十七、二十七，三个日都可。择清净室中，用一二老成人者佳，忌妇人、鸡犬见，用白糯米粥拌匀，干湿得宜，石臼中捣千次，以光滑为度，印成锭子，每锭重一钱，妊娠忌服。

本方适应证主治通治百病，内服外敷，无不神应。喉病初起用三四分，开水化服，片刻即愈。无论白喉、锁喉、缠喉、喉蛾、痧喉，皆可用之，即病即服即愈。此药预制装贮，勿泄气，仓卒难辨，若有此药，可保众生无枉死。病重一丸，或一昼夜二丸，再不可多服。小儿一丸足矣。此药多做，也要一料还一料，不可数料混合一起做。配合难匀，贻害众生，切记切记。妊娠忌服。

徐灵胎曰，此药秘方中第一方，令人不可思议，清代大医院各大医师亦云，不可思议，灵验无比。

玉钥匙　玄明粉、硼砂各五钱，朱砂六钱，冰片五分，另包，僵虫五分。研末。用银罐，先入硼砂，后入玄明粉，放火炉上煅，极松为贵，研细末，放冷地退火气，入冰片、朱砂，再加西牛黄二三分，搅匀，收瓶内，勿泄气，听用。

本方适应证主治白喉、缠喉、烂喉、喉蛾，不论那脏那经，那种喉证肿痛，吹之止痛，排脓生肌，清痰消炎，凉血之效。始终用之。此方乃叶天士喉科之秘方，由金氏丹痧辑要采来。

冰硼散　玄明粉、硼砂各五钱，朱砂一钱，好冰片八分。共为细末。瓷瓶收贮，勿泄气。

本方适应证主治白喉、喉蛾初起，症稍轻者，一日夜可吹十余次，每次一二分，用以排脓止痛，消炎解毒。

锁　喉

此症由来因风热积于胸膈，大人多由酒色郁怒所致。其状喉上下左右，有红紫色，咽喉肿痛，或蒂丁焦黑，暗紫腐烂，颈项浮肿，痰涎涌塞，声响如潮，气急发喘，眼目直视，额上有汗如珠，身汗如雨，或泄泻如水，四肢厥冷，或胸胁肚腹胀痛，动脉七八至，不论大小洪数分明，虽甚危险，十中可救一二。或脉洪大，或沉细，三部混乱，即使神色如常，终为难救。治法，初起用白牛膝抖汁或青鱼胆汁，内服。

加减荆防败毒散　荆芥、防风、连翘、牛子、胆星、独活、前胡、枳壳、苏子、瓜蒌仁、杏仁、生地、黄芩、黄柏、山栀、玄参，灯心二十根，长流水煎服。如患者大便不行去荆芥、防风，加枳实、青皮、大黄。脉七八至，仍用此方，兼用玉枢丹半锭，以药汤送下。

加味柴胡双解散　脉沉隐或二三至，服此方。柴胡、前胡、羌活、枳壳、枳实、川芎、青皮、瓜蒌仁、杏仁、苏子，长流水煎服，急以玉枢丹半锭兑药。若肺络瘀胀者，加当归、生地、白芍，继以养阴清肺汤稍加一二味，治与白喉同。

喉　蛾

又名乳蛾，形似乳头，此证由烟酒热物过多，热毒积于血分，或因房事太过，肾水枯涸。小儿多由父母遗热，或误食热物耗血，亦发此证。其状或左或右，或白或红，形如乳头，故曰乳蛾。一边肿为单蛾，两边肿曰双蛾。或前后皆肿，白腐作烂，曰烂头乳蛾。治法，以加味荆防射干汤，即荆芥、防风、大力、前胡、枳壳、连翘、胆星、生地、玄参、黄柏、黄芩、银花，长流水煎服，兼进玉枢丹。火甚者加犀角、黄连，大便闭加大黄，寒热不止加羌活、独活，体虚痰多加瓜蒌仁、杏仁、川贝。

编按：上方服二三剂后，当仿王孟英养阴法。

缠　喉

由风湿热久积于内，或食炙煿，兼感厉气，其状耳下红肿，渐至项下及结喉之间，一边为轻，两边为重。喉内左右蒂丁如蛇盘之状，有黄白二色，黄为黄缠，白为白缠，急刺少商穴出血，次用吹药，太乙玉枢丹。男子延至结喉下无治，女子延至胸膛无治。喉中声响如雷鸣者不治，额鼻有青黑气，头低痰如胶者无治。治法，以加味荆防败毒散之类。

加减荆防汤　荆芥、防风、羌活、独活、枳壳、胆星、蒌仁、前仁、红花、丹皮、黄芩、玄参、前胡、牛子、银花，长流水煎服。兼用玉枢丹，此药服之四五日，加当归、白芍、生地、黄柏、浙贝，自愈。

编按：锁喉、喉蛾、缠喉用药皆相仿佛，若读王氏医案，多从叶天士得来。缠喉与白喉同类不能表，然以上三证，冒治愈者颇多。总之，脉证确实，采王氏医案一例以作参考。

潘祥衍病咽喉烂至舌，胸膈闷塞，牙关紧闭，小便短赤，口吐紫黑血块，人皆谓脏腑已烂。王孟英视之曰，恶血毒涎正欲出，牙关已闭，遂用筷撬开牙关，吹以锡类散二三分，以盂撑其口，流出毒涎恶血甚多，胸膈略舒，即进犀角地黄汤随证加减。

加减犀角地黄汤　生地五钱，犀角、赤芍、丹皮、元参、花粉、浙贝各三钱，银花四钱，天竺黄一钱半，石菖蒲二钱。水煎，加藕汁一大杯，童子尿一杯兑服。三进后，其痛已愈十分之九，遂改养阴法善其后，吹玉钥匙痊愈。

喉痧正的

喉痧一证，发表者鲜，以不敢发畅其表也，不知此证，重在痧子，不重咽喉，颜玉峰早已言及之矣。瘟疠之邪疫而发之暴，不能自出于表，以致上窜咽喉，咽痛，苟非洞开毛窍，何以泄其毒，杀其势。此开手必用麻黄也，以余近年所见，用麻黄者十治十生，所不能生者，因日已多，误治在前，毒陷已深，扬之不达耳。甚者津液已枯，厉邪与气血交混也，此时散之无可散，清之无可清，虽扁仓复生，恐谢不敏。抑知之由，半由因循错误，半由从横杂治。诚使循经按法，讵至是哉。余读一得之见，为畅其义，一曰解秽厉，邪从口鼻而入，其秽浊不正之气，业已弥漫于无形，势必芳香已解之，如卧龙丹、太乙玉枢丹、救苦丹之类是也；一曰开表，痧属阳腑经，邪初起必从表散，疫痧受邪较重，尤宜急以开达，如麻黄、豆豉之类是也；一曰疏风，疫痧每发，火旺风胜之年，且必触时令之毒风而发，故荆防是所必需，若已成火化者，桑蒺可参用焉；一曰疏肺，皮毛者肺之合也，气开则皮毛亦开，自无壅滞不透之患，且肺主一身之气化也，清肃下行，诸气受治，疫厉因而自溃，故蒡前亦为要药，壅之盛者，紫菀亦当用，其他杏贝之化痰，人中黄之解毒，桔梗之载药上行，西河柳之循经速达，皆为斯证不挑之品。此一二日初起之大概情形也，至于二三日之间，表邪已解，里邪方急，则用玄明粉、枳实下之，此为釜底抽薪之妙法，肺气一通，则痧火自熄，咽喉亦渐愈矣。至于存阴清化诸法，则有石斛、生地、羚羊角等味，疏腑润肠则有枳实导滞丸之类，清泄余火则有桑叶、桑皮、丹皮等味，善后调理则有洋参等品，当于后开各方中求之。喉痧发表非难表，清理非难清，最难是转关之际，有先一着不得后一步，不能轻一分，不可重一毫，故略摘一二焉。

编按：曹心怡本系大声，苦口婆心，爱惜人命，可谓善矣，编者再将此证补充两句，若舌苔黄甚，其尖边渐红，口必渴，重用小石斛，每剂七八钱更为得力，斛者量名，主入主出，此物生津杀毒，补不留邪，用药者不可不审也。验舌苔色，大概于后，喉痧初起，舌苔白滑者，表有风寒也，白而兼垢者，内夹腻浊不正之气，微黄者邪从火化，黄甚者痧火燥气也，鲜绛者，邪热逼营，红绛色鲜泽，边尖起刺，痧已透者，为营热外泄。未透者，色必紫绛而干，根边多带白厚腻之苔，此表邪直达，痧火已烁及营分，难治。中心焦者，痧火内燔，津液枯竭也。舌短缩者，肾气竭也，干绛而硬，中心焦也，神昏者，毒攻心也，多不治之症。

荆防麻豉汤 荆芥、防风、麻黄蜜炙、豆豉、牛子、桔梗、杏仁、浙贝、人中黄、西河柳（又名水耳草、水柳），水煎服。

本方适应证主治喉痧初起，咽喉红肿而痛，或不肿不红，或憎寒发热，或壮热，或不甚热，或乍寒乍热，微者饮食如常，甚者咽阻不能食，脉形弦数，或濡数，或沉数，或沉弦不数，或两手不沉，或左手带紧，皆郁未伸之象也。或舌白不渴，或微渴，或苔滑，或渴甚而仍白者，邪在表分，悉宜主之。其人素有痰血，加桑皮，暑月亦宜加之。腹痛泄泻，先宜服太乙玉枢丹五七分加葛根。夹食加枳实、山楂、麦芽。妇人经水适来，加小石斛，男子脱精、四肢厥冷，加柴胡、赤芍。舌黄，去荆芥加蒺藜，唇口焦黑，蒺藜、秦艽同用。

桑防白胶汤　桑皮、防风、豆豉、小石斛、牛子、桔梗、前胡、杏仁、浙贝、人中黄、西河柳。

本方适应证主治痧透，喉宽，舌苔黄，尖绛，脉洪数，以此主之，其他证相兼者，照上方加减治之。

羚羊黑胶汤　羚羊角先煮、豆豉、地黄、桑叶、蒺藜、牛子、桔梗、前胡、杏仁、浙贝、人中黄，水煎服。热甚则生风，加钩藤，大便燥结，痧火极甚加大黄、玄明粉。

本方适应证主治痧点透留不化，舌色红绛鲜泽，舌尖起刺，悉皆主之。

桑白皮散　桑叶、丹皮、全皮、杏仁、浙贝、甘草，水煎服

本方适应证主治痧回热退，舌苔化，脉和。时时手足心热，便赤不畅者，可用导滞丸疏利之。

导滞丸　酒大黄一两，炒枳实、酒炒黄连、炒神曲各五钱，炒白术、茯苓、泽漆各二钱。细末蒸饼，为丸，梧子大，量病轻重服之。

本方适应证主治专泄三焦湿热积滞，通大便而不伤正气。

太乙玉枢丹见白喉条。

麻　风

总括：麻风一证最猖狂，易染易传莫敢当，尚有青田倪处士，遗流真药治痞疮，遇仙丹浴法疏风散，换骨神丹功最强，三剂丸同再造妙，收功八叶汤是良方。

《内经》所载厉风者，方论所谓恶疾癞是也，虽名曰风，未必皆因风，大率皆由嗜欲、劳动气血、热发汗泄，不避邪风冷湿，使淫气与卫气相干，气有所

凝，肌肉不仁，荣气泣浊，则腑热不利，故色败，皮肤溃疡，鼻梁塌坏，千金所谓自作不仁，极猥之孽，虽有悔言，而无悔心，良得其情，热亦有传染者，又非自致，此则不谨之故。气血相搏，岂宿孽缘今之所谓也。原其所因，皆由外涉，涉外所因而成也。证候多端，并见诸后。其治须推其所因，凡因风寒湿热劳逸饮食与夫传染，不可混滥。散寒祛湿，疏风清热，调和气血，虽然不同，若例泄风药治之，则失其机要也。昔观一僧得病，状如白癞，卒不成疮，但每旦起白皮一升许，医谓多食炙煿所致，与局方解毒雄黄丸三四服而愈，岂非得其因邪治之，谓由倪处士传受。

局方雄黄解毒丸　雄黄三两，郁金二钱，巴豆十四粒去皮油。共为细末，醋糊为丸。每服五分，津液咽下。

本方适应证主治原系治喉痹缠喉急证，借治麻风，亦可作参考。

卷七

头　痛

歌括：头痛逍遥散加川芎白芷良，血虚头痛以当归补血汤入茸尝，肾经亏损左归饮，真头痛吴茱萸汤挽绝阳。

加味逍遥散　白芍、当归、柴胡、茯苓、白术、炙甘草、川芎、白芷、防风、薄荷、生姜三片，水煎服。

本方适应证主治体虚，脉洪大，发热，头痛者，及妇人经来之头痛、妊娠之头痛。

当归补血汤　黄芪一两，当归二钱，鹿茸酥为末五分。水煎服。

本方适应证主治阳虚脉洪大，按之无力，微烧，饮水。久病血虚气虚，平常头晕，舌无苔者主之。

左归饮　熟地三钱，重症一二两，山药二钱，枸杞二钱，炙甘草一钱，茯苓一钱，山茱萸三钱。水二钟，煎七分，温服。

本方适应证主治阴虚阳盛头痛，此壮水之剂，尺脉数细者宜之，为肾虚头痛之良药也。

吴茱萸汤　吴茱萸三钱，人参二钱，大枣五枚，生姜五片。水煎服。

本方适应证主治阳明头痛，食谷欲呕，又治少阴吐利，烦躁欲死者，又治干呕吐涎沫，头痛如破者，手指甲青色为真头痛。

清震汤　升麻三钱，苍术四钱，荷叶全者一枚。水煎服，饭后服用。

本方适应证主治头风，头面疙瘩，憎寒壮热，状如伤寒，及耳内如雷响，亦名雷头风，急用此方主之。

香苏饮　香附二钱，苏叶二钱，陈皮二钱，甘草一钱，葱白三枚，生姜三片。水一碗，煎取三分之一服，渣再煎服。

本方适应证主治初起外感头痛。

川芎茶调散　川芎四钱，荆芥四钱，防风钱半，细辛一钱，薄荷三钱，白芷二钱，炙甘草二钱，羌活二钱。共研末，每服三钱，茶汤调服。如头痛热甚有风痰者，加菊花二钱，僵蚕七条，名菊花茶调散，余治同前。

本方适应证主治正偏头痛，目昏鼻塞，恶寒发热。

清空膏　川芎五钱，炙甘草一两半，柴胡七钱，黄芩，黄连酒炒，羌活、防风各一两。共为末。每服三钱，茶调下。

本方适应证主治风热火胜，正偏头痛，有消炎清热散风之效。

补中益气汤　炙黄芪二钱，人参、炙甘草各钱半，当归、白术各二钱，升麻、柴胡、陈皮各五分，生姜三片，红枣二枚。水煎服。

本方适应证主治阳虚劳力辛苦之人，饥饱劳役思虑过度，兼有少数外感发热，时作时止头痛者，不可作外感治，以此汤主之。痛甚者加川芎钱半。其他外感头痛，如九味羌活汤、人参败毒散、柴葛解肌汤，临证择用。

通脉四逆汤　干姜钱半，附子钱半，炙草三钱，葱白五枚。水煎服。

本方适应证主治四肢厥逆，手足如冰，脉沉细，上呕下泻，冷汗，头痛如裂，唇口淡白。

加味二陈汤　半夏三钱，茯苓三钱，陈皮二钱，炙甘草钱半，南星二钱，苍术三钱，当归四钱，生姜五片。水煎服。

本方适应证主治肾脉弦，咳嗽吐稀涎，头痛苦眩。此治风湿夹痰头痛。

头痛续论编者

头痛之症，人皆目击所闻，医者治之有效者故多，然亦有不效者何也？盖不效者，未知头痛复杂之繁。然亦有明知其繁，而不能治者，亦有了解其病，而仍不能疗者。如正头痛一症，或数日一发，或数月一发，其发也突如其来，其止也猝然而止，非藉医药。揣摩其病之根由，不越风火之毒，客于髓海。六经皆有头痛，三阳之脉上于头，随经而医之，药到而病自除。痛若居经络不到之处，羌活、防风无所施其勇，升麻、葛根无所竭其力，柴胡、荆芥不能消其事。三阴经亦有头痛，或痰壅于胸膈，太阴部位，或火气逆于脑顶少阴经，或厥气逼于督脉厥阴经。而痛不关于痰与风，南星、半夏燥其痰，麻黄、附子温其经，吴萸、干姜驱其寒。燥者自燥，温者自温，去者自去，痛者自痛。阅医书，鼻渊称名脑漏，脑可漏之出，推想亦可注之入，以口服药不能通者，以鼻注药而窍自通。此法肇自前人，即莱菔汁注鼻之方。选择其解毒去风之药，性味之平正者，淡淡注之，即白菊花，老细茶，煎汤频频注鼻孔。或用细辛牙皂为细末，吹鼻取嚏痛自减，特取而变化也。至于偏正头风痛者，丹溪谓左属风火多血虚，右属热多气虚。究其病，皆是风寒火毒，盘于脑海之旁。病之去路，多从目鼻而解。若手三阳经脉，受风寒火毒之邪，伏留而不去，名厥头痛，痛连脑者，名真头痛，其来也速，其死也速，六脉沉细，此痛医书皆曰无治，更有甚于偏正头痛者，质诸海内名公，不知家亦藏有秘方否。医书未传之法。编得农人所授，无药性可考，尝其味最是平淡，即名淡婆婆根，一二两为君，川芎、白芷、蔓荆子、天麻各二钱为臣，白菊花、当归、木贼各一钱五分为佐，黑豆百粒为使。水二碗，煎一碗温服。滓依前法再煎服。此方二三剂，百种头痛除根。淡婆婆农家所传，用之如灵丹，附载于末，俟后贤正之。

心腹诸痛

总歌括：痛分四面定医方，下主于阴上属阳，界在阴阳中部位，枢行在侧转斯康。

《内经》曰，少阳为枢，痛在中部两侧，宜转其枢，枢不转则痛不止，枢转则痛止矣。

加味香苏饮　紫苏兜一整个，香附三钱，陈皮三钱，炙甘草二钱，当归四钱，玄胡索一钱，木通一钱，桂枝三钱。酒水各半煎服。

本方适应证主治当心部位痛，心包络之脉，不能旁达，俗谓心痛者非也，乃心包络痛也。

七气汤名四七汤　半夏五钱，厚朴三钱，茯苓四钱，苏叶二钱，生姜五片，大枣三枚。水煎服。

本方适应证主治脉沉涩，气为风寒所郁，又夹喜怒忧思悲恐惊，七情之气郁滞，此方有散寒化痰、调和七气之功。若痛甚，可加玄胡索一钱，当归三钱更妙。

加味百合汤　百合七钱，栝楼皮三钱，尖贝三钱，白蔻钱半，薤白七枚，台乌二钱。

水煎服。

本方适应证主治胸膈疼痛，脉滑数，上焦失职，不能如雾露之溉，以本方清理胸膈之痰火，其痛自止。

加味丹参汤　丹参五钱，砂仁一钱，白芍二钱，银花一钱，续断一钱，檀香一钱。酒水各半煎服。

本方适应证主治两乳中间疼痛，为肝血虚，不能充于期门，冲任之血散于膺胸作痛，以此方主之。

加味当归四逆汤　当归三钱，白芍三钱，细辛钱半，木通一钱，桂枝三钱，香附三钱，陈皮二钱，炙甘草二钱，苏叶钱半，吴萸二钱。

本方适应证主治脘腹作痛，手不可按者，外有风寒凝于皮毛，则垢浊停于中脘。

香砂六君子汤　广香一钱，砂仁一钱，人参二钱，白术二钱，茯苓二钱，半夏钱半，陈皮一钱，炙甘草一钱，生姜三片，红枣二枚。

本方适应证主治中脘之下当阳明胃土之间，时痛时止，乃中土内虚而且有寒，此的证也。

逍遥散　柴胡八钱，当归三钱，白芍三钱，炙甘草钱半，白术二钱，茯苓三钱，生姜五片。水煎服。

本方适应证主治乳下两旁胸膺处痛，乃上下阴阳不和，少阳枢转不利，此痛当转其枢，和其气血。此方以柴胡为主，切勿减少，少则枢机不转，其痛则不能止。

厚朴三物汤　厚朴八钱，大黄四钱，枳实三钱。朴枳先煮，后纳大黄。水煎服。

本方适应证主治心腹痛拒手按，大便闭，腹胀满者，口渴，脉滑实，以本方下之。

附子粳米汤　附子一枚，半夏洗半升，粳米半升，甘草二两，大枣十枚。水煎服。照考古砝码折之。

本方适应证主治腹中寒气，雷鸣作痛，胸胁逆满，呕吐等症，脉弦紧，以此方主之。

九痛汤　人参二两，狼牙一两，巴豆一两去皮熬如膏，吴茱萸一两，干姜一两，附子三两。六味共研细末，炼熟蜜为丸，如梧子大，酒下，强人三丸，弱人二丸。

本方适应证主治九种心痛，一虫，二注，三风，四悸，五食，六冷，七热，八去，九来，并治卒中恶，连年积冷流注，落马坠车等证。

灵脂散　五灵脂生研六钱，蒲黄略炒黑三钱。共研细末，用米醋一大碗，煮醋将干，即取为丸如梧子大，每服三钱，以白开水或酒或醋送下。

本方适应证主治心腹痛欲死者，大便下黑粪，兼治妇人产后一切心腹痛如刀割。下咽顷刻则痛止，再吃三钱，必不再发。并治一切腰痛、胁痛、疝痛及小腹胀痛。

栝楼薤白白酒汤　栝楼一枚，薤白六钱，白烧酒一碗。煎半碗，温服。若欲吐，加半夏二钱。

本方适应证主治胸痹疼痛，寸脉沉迟，关小紧，心痛彻背，不得卧。

灵脂厚朴散　五灵脂醋炒七钱，良姜二钱，姜炒厚朴三钱。共为细末，每服一钱，醋下。

本方适应证主治心腹痛欲死，不可忍，急用醋下一钱，一日夜三次，不必尽剂。

皂角散　猪牙皂剥皮去弦，三钱，炒紫色细末。每服一钱，烧酒下，病轻一二次愈，病重三次断根。妊妇忌用。

本方适应证主治胃脘痛剧，百药不效，以此即愈。

荔香散　荔枝核一两二钱，广香七钱。共细末。每次二钱，用酒或开水调下。

本方适应证主治心气疼痛，不论老幼皆效。

金铃子散　金铃子五钱，玄胡索五钱，略炒为细末。每次酒调三钱，日三次。

本方适应证主治心腹及胁疼痛，脉洪数者，男女皆用。

当归生姜羊肉汤　精羊肉一斤，生姜五两，当归三钱。以水八升，煮取三升，每服一升，日三服。

本方适应证主治腹胁及心气诸痛，并治寒疝及妇人产后腹痛，老幼皆治。

水　肿

歌括：肿成手按论纷纷，水气同源不必分气滞水亦滞，气行水亦行。三部浮沉占表里，五皮散授受语殷勤。小青龙汤真武汤功从本，附子麻黄甘草汤麻甘汤勇冠军。肤肿另从九气神仙九气汤治，茯苓导水得传闻。

五皮散　桑皮三两，茯苓皮三两，陈皮一两，大腹皮一两，姜皮六钱。共为细末，每用五钱，水三钟，煎一钟，日三服，忌盐。

本方适应证主治遍身肿满，气喘，小便不利，或短赤，按后人加减法，上半身肿加防风、杏仁各三钱半，下半身肿加防己、泽膝。

小青龙汤　麻黄三两，桂枝三两，芍药三两，干姜三两，细辛三两，半夏半升，五味子半升。以水四钟，先煮麻黄，吹去沫，纳诸药，煮取一钟半，温服，日三服。若口渴去半夏，加花粉；若喘者去麻黄，加杏仁。

本方适应证主治原治伤寒，今人借治水停心下，水满气喘，咳嗽，口渴，遍身浮肿，小便不利，消肿大有效验。

真武汤　茯苓三钱，白术二钱，白芍三钱，生姜三钱，附子一钱。水三钟，煎一钟，温服，日二服。

本方适应证主治少阴肾病，不能制水，水饮停为水气，故小便不利，肾水泛滥，水溢高原，为胀为肿。今借治水肿，消水颇有奇效，此解出后人推广，仲景伤寒方，亦治杂病也。

本方适应证主治陈修园曰，本方上宣肺气，中助土气，外行水气，其功居于济生肾气丸之上，且水肿病与伤寒病不同，伤寒病恐过汗亡阳，水肿病以汗多愈妙，水从汗泻，时人谓须开鬼门，并无亡阳之说，此治理，水自内生也。

麻黄附子甘草汤　麻黄三钱，甘草一钱半，附子一钱半。水二钟半，先煮麻黄至钟半，纳诸药，煎取八分，温服。

本方适应证主治陈氏曰：此药伤寒分数略异，原系温经散寒之法，变为温经利水消肿，实为灵验，此治石水方。

导水茯苓汤　泽泻、茯苓、麦冬、白术各三两，桑皮、紫苏、槟榔、木瓜各一两，大腹毛、陈皮、砂仁、广木香各七钱半，灯心草三十根。水六升，煎取三升，每服三合，病重者可服五合，五更时温服。渣再浓煎，照前法服。

本方适应证主治喜怒忧思悲恐惊，寒热九气郁而为病，所谓气滞水亦滞，气行水亦行，故治腹胀体肿皆适宜。

编按：此药预先制好，临时难以办就，遇有是样肿症，或服利水发汗，晚间服此药是合宜都，并治臌胀奇方。

秘传葶苈丸崔氏　**苦葶苈**炒五两，**杏仁**炒黄三两，**大枣**四十枚饭上蒸去皮核。分捣，再合捣数千杵，为丸，如枣核大，空腹服八丸，食消服五丸，米饮水下，三日后平旦服五丸，夜服三丸。

本方适应证主治大腹水肿，上气，小便赤涩，颈脉动不能卧。

秘传香薷丸　干香薷一斤，白术七两。先将白术研极细粉，后将香薷以水七斤熬至浓汁如膏，下白术粉和匀为丸，梧子大，每次白开水送服十丸，日五服，以小便大利为度，忌盐。

本方适应证主治水肿，小便短少，湿必从小便出，则肿自消。

水肿续论编者

《内经·平人气象论》曰：面肿曰风，足胫肿曰水。阴阳别论曰：阴阳结斜，多阴少阳曰石水，少腹肿。大奇论曰：肝肾并沉曰石水。病形篇曰：肾脉微大为石水，起脐以下，至少腹，腄腄然，上至胃脘死不治。水热穴论曰：肾者胃之关，关门不利，故聚水而从其类也。上下溢于皮肤，故为胕肿，胕肿者，聚水而生病也。又曰，诸水皆生于肾也，肾为牝脏，地气上者，属于肾而生水液也。故曰，至阴涌而劳甚，则肾汗出，汗出逢于风，内不得入于脏腑，外不得越于皮肤，客于玄府，行于皮肤，传为胕肿，本之于肾，故曰风水。灵枢水胀篇曰：水始起也，目窠上微肿，如新卧起之形，其颈脉动，时咳，阴股寒，足胫肿，腹乃大，水已成矣。肤胀者，寒气客于皮肤之间，鼟鼟然不坚，腹大身尽肿，腹皮厚，按其腹窅而不起，腹色不变，此其候也。此指水肿立法，而未出其方。惟仲师得内经秘旨，制小青龙汤、枳术汤、麻黄甘草汤、麻黄附子甘草汤、真武汤、越婢汤、越婢加术汤之类，皆治水肿之方。考之中藏经，华佗制有五皮散，亦是治水肿之良方也。编，治水肿，遍身肿满，舌苔不厚，未兼时疫者，以五皮散加防风、苏叶、杏仁、地肤子、防己、泽泻、木通，大有效验。如若舌苔厚，舌尖红，或兼发烧，或头身疼痛者，即用达原散加桑皮四五钱，倍加知母。有气喘，再加葶苈子、杏仁。此治兼时疫水肿者。若久病水肿，形色刮白，或咳或喘者，早中服真武汤加防己、木通，下午服苓桂术甘汤，守服。治愈者颇多。水肿病，借用仲师肾气丸，为善后之法，是从灵枢经中悟来。诸水皆生于肾，肾为牝脏，毫无疑议也。总之，法外有法，方外有方，存乎其人可也。

臌胀之辨别

歌括：骤然臌胀胃苓汤，虚症当知圣术煎方，病起吞酸连理丸妙，桂甘麻附细辛汤良。

编按：灵枢经曰，腹胀寒气客于皮肤之间，鼟鼟然不坚，腹大身尽肿，皮厚而不起，色不变也。臌胀有苍黄色，腹筋起，甚则青筋现，是臌胀也。陈氏曰：蛊胀以血气结聚，不可解散，其毒如蛊也。

胃苓汤　茯苓、猪苓、炙草各一钱，**泽泻**二钱，**白术、苍术、桂枝**各一钱半，**陈皮**一钱，**生姜**三片，**枣子**二枚。**水煎服。**

本方适应证主治**忽然大腹膨胀，小便不利，或大便泄泻，或水利仍有饱胀不消，脉弦实者。**

编按：臌胀属实者，其起必腹青筋暴露，有气血寒热饮食所伤，虫疾之辨。若舌苔白薄，兼口渴，腹痛，本方减去甘草，加黄连、花椒、乌梅，尤能治臌杀虫止渴也。

圣术煎景岳　**白术**炒一两，**陈皮**二钱，**干姜**三钱，**安桂**二钱。**水煎服。**

本方适应证主治**脉沉细无力，吐泄，胸膈痞闷，或胁肋疼痛，或过用寒凉，克伐脏气，气怯神倦，速宜此方，不得因虚痞胀，畏用白术，此虚实之机，贵乎神悟也。**

连理丸　黄连、人参、白术、干姜各三两。**共为细末，炼丸梧子大，每早晚各服三钱，稀米汤下，或姜水亦得。**

本方适应证主治**腹胀大如箕，时吐酸水，又治久泄，如神。**

编按：脉细沉弦无力，可加熟附子。若无丸，改两为钱，作汤剂煎服亦效。

桂枝去芍药加麻黄附子细辛汤　桂枝、麻黄、炙草各二钱，**生姜**三钱，**细辛**一钱半，**大枣**三枚，**熟附**一钱。**水煎服。**

本方适应证主治**心下坚大如盘，边如旋杯，此症是心肾不交，上不能下，下不能升，日积月累，硬如铁石难破。喻嘉言曰：大气一转，其结乃散，所谓转大气是也。陈修园极赞其妙，昧者不知为何物，而不知吾身之元气，转与吾身为难矣，此治气分之方也。**

枳术汤　枳实二钱，**白术**四钱。**水煎，日三服。腹中软即当散矣。**

本方适应证主治心下坚大如盘，边如旋盘，不如旋杯，邪尚散漫未结，虽坚大而不满痛也，水饮所作。金匮云：气无形以辛甘散之，水有形以苦泄之。喻陈二公皆曰：本方与上方互相间服，妙不可言，一转气散结，一健脾泄水，此二方是也。

鸡矢醴《内经》 鸡矢白五合，炒黄，滚水泡，擂，澄清，去滓，取清汁，饮一升，一剂知，二剂已。黄帝问曰，有病心腹满，旦食不能暮食，此为何病？岐伯曰：病名为鼓胀。帝曰：治之奈何？岐伯曰：治之以鸡矢醴，一剂知，二剂已。

编按：此方为治臌胀开宗第一方也。

防己茯苓汤金匮 防己、黄芪、桂枝各三钱，茯苓六钱，甘草二钱。水煎服。滓依前，以水煎服。

本方适应证主治皮水，四肢聂聂动者，皮水之湿在皮肤近处，但取茯苓协桂枝渗周身之湿也。

越婢汤金匮 石膏八钱，麻黄六钱，生姜三钱，甘草二钱，大枣三枚。水煎服。

本方适应证主治一身悉肿，恶风，脉浮，不渴，续自汗出，无大热者，此治风水之方也。本方加白术四钱，名越婢加术汤，治一身面目黄肿，脉沉，小便不利，故令病水。假令小便自利，此亡津液，故令渴，此汤主之，此治里水方也。

灯草萝卜汤种福堂 灯心草一把，长流水四大碗，萝卜子炒一两，砂仁二钱研。略煎一二沸，乘热入壶内，缓缓吃下。吃完未见效，依前法，再作一剂，服后腹鸣响而矢气，小便自利，肿自消也。

本方适应证主治水臌兼水肿胀满，有效。

良方种福堂 好大黄四两酒洗晒干，琥珀一两生研，萝卜子四两，巴豆十六粒，去皮，同萝卜子炒，猪牙皂去皮弦，一两五钱，沉香五钱，生研，枳壳四两，火酒浸切片炒。右七味，共研细末，每服一钱，随病增减。鸡鸣时，热酒送下，或姜皮汤下亦可。愈后以金匮肾气丸调理。

本方适应证主治血臌、气臌、水臌、风臌、痰臌。

千金焦扇滑石散 陈芭蕉扇去筋烧存性，研末五分，千金子去壳去油五分，洁滑石粉五分。共研细末。腐竹皮包好，滚水送下，一服愈，再服全安。

本方适应证主治水臌病。

橘皮青盐汤七十二种 乌梅三大粒，鲜橘叶、川木香、青盐各三钱。水煎，空腹服。

本方适应证主治肝气郁结成臌胀者。

编按：借治肝硬变，肝癌，有效。

猪肚大蒜汤　雄猪肚一个洗净垢，大蒜四两去皮，花郎、砂仁各三钱，广木香二钱。右三味，共研细末，合大蒜，装猪肚内，用河水一斗，砂锅煮至半升，去药，吃肚与汤汁。

本方适应证主治五种臌证。

加味济生丸普明子　熟地四两，茯苓三两，山茱萸、山药、丹皮、泽泻各二两，车前子二两，牛膝、黄柏各一两，蛤蜊粉二两。制好为丸，梧子大，每服三钱，温开水送下，日二服。

本方适应证主治水臌胀甚效。程氏秘方。

柴胡鳖甲散南雅新方柴胡、鳖甲炒、青皮、莪术、陈皮、麦芽、厚朴、萹蓄、瞿麦、川芎、甘草各五钱，沉香、广木香各一钱半，大黄二两酒炒。右十四味，共研细末。黄昏时服。勿吃晚饭。每次姜汤送下三钱。忌油腻动气之物及房室二月，大小便见恶物为度。

本方适应证主治肝气臌胀，大积名肥气。

加味逍遥散　当归、白芍、茯苓、白术、柴胡、法夏、麦芽各二钱，炙甘草一钱半，莪术一钱，生姜三片。水煎服。

本方适应证主治肝气郁而成臌胀。

臌胀续论编者

《内经·腹中论》曰，有病心腹满，旦食而不能暮食，此为何病？岐伯曰：名为鼓胀。帝曰：治之奈何？岐伯对曰：治之以鸡矢醴。一剂知，二剂已。帝曰：鼓胀何如？岐伯曰：腹胀身皆大，大与腹胀等也，色苍黄，腹筋起，此其候也。按后贤书云，四肢头面无肿，曰单腹臌胀，以外坚中空，其象如鼓也，又一种蛊胀，因血结气聚，不可解散，其毒如蛊也。形气壮，起于骤然者，治以胃苓汤；若形气虚弱，脉细无力者，宜以圣术煎，甚则加附子；若起于吐酸吞酸者，必用附子理中汤，加黄连蜜丸；臌胀属虚者，其来必渐，若气喘夹水盛者，宜黑锡丹。考喻嘉言治验有三法，一曰培养，宜术附汤，加干姜、陈皮；一曰招纳，宜补中益气汤加半夏；一曰转大气，宜金匮方，以桂甘姜枣麻辛附子汤，与枳术汤，互相兼用。按陈修园曰，臌胀属实者，必夹水饮所作，如两胁痛，或呕清水，酌其虚实，备急丸、五积散，或平胃散加减。血臌加川芎、桃仁，蛊臌去甘草，加黄连、韭子、干姜，或用仲景乌梅丸，服七七日有效。编按，鸡矢醴，不论何臌皆治。上篇收有名贤验方，详载下篇补遗卷内。臌胀方收之多矣。此外还有血臌，诸书咸谓妇人病，独喻嘉言谓男子恒有之。面色萎黄，有蟹爪纹路，虽虚而步履如故，口燥便秘，胸紧胁胀腹痛，追胀既成，腹大如箕，遂不可救。推而思之，宜禁盐味，盐味偏于走血，血为阴象，初与热合，不觉为病，日久月增，中焦冲和之气，亦渐热矣，气热相结，而血不流，如是气居血中，血结气外。一似妇人受孕者，延至弥月，腹如抱瓮，再而推之，即如胡椒桂樗，亦成热中。治之之法，以六君子汤料，加干姜、川芎，防己倍用。共制为末，以陈米荷叶，煎汤泛丸。每服三钱，日进三服。一二月可愈。此执中央以运四旁也。

胀症续论编者

《灵枢·胀论》曰：夫气令人胀，何也？夫气之胀，在乎血脉之中耶，脏腑之内乎？夫胀者，皆在脏腑之外，排脏腑而廓胸胁皮肤，故曰胀。夫肤胀与臌胀何以别之？然肤胀是皮肤胀也，臌胀则腹中胀也，且色苍黄，腹筋起，是与肤胀异也。治法以脉证分之。然水肿脉本沉，按后贤治胀之方，亦与肿胀牵连。编意，内胀而外不肿者，治法则异，若腹心胀满，宜东垣平胃散为主。气郁者，麦芽、香附亦可加用。设有伤食，莱菔子、山楂、干姜亦可加用。痰多者，可加茯苓四五钱。多呕者，半夏、生姜亦可加用也。胃之两旁而胀者，木通、茜草、麦冬、花粉、贝母之类，亦可加入。浊气犯上，柴胡、半夏、桔梗、厚朴亦可加用。心下痞满，黄连、黄芩、干姜亦可加用。若腹痛者，再加白芍重用。若大便不通，大黄、芒硝亦可加用。小便不通者，合五苓散治之。若脐周作胀者，以本方去苍术，加红花、归、芍、柴胡、青皮。如腹胀喜按者，必属中土虚寒，宜附子连理汤、香砂六君子汤、补中益气汤加半夏，或六君子汤加干姜汤。以上皆时贤之方法也。治而不效者，必宜金匮法，用八味肾气丸，多服守服。兹有心得何也？仲师云，脐下动气者，去术用桂。所立肾气丸方，肾气动，必先注于膀胱，累动不已，膀胱胀满，势必连于胸膈，其窒塞之状，不可名言。肾气不动，则收藏愈固，膀胱得以清静，而膻中之气，注之盈矣，膻中之气下走，则不牵引所乱，使得胸中空旷，胀证之苦亦失矣。

眩　晕

总歌：诸风眩掉属于肝主内风。天麻木瓜加入二陈汤内治不难，一味鹿茸虚必仗，一味大黄酒炒泻火却相安。仰面曰僵，覆面曰仆，各风虚卒倒，曰眩晕是也。

加味二陈汤　茯苓三钱，陈皮二钱，半夏三钱，炙草一钱，天麻、木瓜各三钱，生姜三片。水煎服。

本方适应证主治卒倒于地，头晕目花，不能视物。

编按：竹沥、荆沥、钩藤、当归，可随症加入。

一味鹿茸酒　好鹿茸五钱，酒一大碗，煎去滓，入麝香二厘，和服。

本方适应证主治体虚阳虚，或久病之人，坐久忽起卒倒于地。头晕眼花名眩晕。诸药不效，此方治之。

一味大黄散　好大黄五钱，用酒炒三次，为末。每次清茶调下二三钱，日二服。丹溪曰，眩晕不可当者，此方主之。

本方适应证主治素有眩晕，服补药之人，一团热火，不能下降，暴逆冲上，则眩晕生矣，此属实火，此方主之。

加减六味地黄丸　熟地八钱，怀药四钱，山茱萸四钱，茯苓三钱，川芎二钱，枸杞三钱，肉苁蓉三钱半，炙草、北细辛各一钱，丹皮三钱，泽泻三钱。水煎浓服。

本方适应证主治眩晕脉涩，精气不足，下虚上胜，耳鸣眼花，宜此方治之。

加味补中益气汤　黄芪炙二钱，人参一钱半，白术一钱，当归片一钱半，陈皮七分，升麻五分，柴胡五分，炙甘草五分，天麻二钱，半夏、钩藤各一钱，生姜三片，红枣二枚。水煎服。

本方适应证主治眩晕，脉虚细弱小，属于气虚者。

八味桂附地黄汤　熟地八钱，怀药四钱，山茱肉四钱，丹皮、泽泻各三钱，安桂、附子各一钱，茯苓三钱。水煎，饭前服。

本方适应证主治眩晕，诸药不效，以此方主之。

当归芦荟丸　药店有卖。

本方适应证主治眩晕，脉数，或肝实，大小便闭，胸胁作痛，耳聋耳鸣，体

实者，以此方治之。

加味逍遥散　**当归、白芍、柴胡、白术、茯苓、炙草、薄荷、天麻、钩藤、半夏、生姜。水煎服。**

本方适应证主治**脉弦，发热，或寒热往来之眩晕，以此方主之。**

编按：《内经》云，上气不足，脑为之不满，耳为之苦鸣，头为之苦倾，目为之眩。经脉篇曰，五阴气俱绝，则目系转，目运者为志先死，志死，远则一日半死矣。

咳　嗽

总歌陈氏：**叩鸣如咳肺如钟，喻氏**嘉言**合邪论正宗**最精究，**表里寒热皆窥附，胜衰久暂隐相从，六经生克崇中土**久咳顾中宫，**五法神明小青龙**小青龙汤金匮五法痰饮咳嗽并治，**更有不传言外旨，胸中支饮勿姑**息**容**。惟小柴胡汤去人参、生姜、大枣，加干姜、五味子，治胸中支饮可代十枣汤，为久咳之秘方也。

小青龙汤　**麻黄、干姜**各一钱半，**半夏**三钱，**桂枝、芍药、炙草、细辛、五味子**各一钱。**水三杯，先煮麻黄至二杯，吹上沫，纳诸药，煮八分服。**

本方适应证主治**心下有水气，干呕而咳，或喘或喝，或小便不利，少腹满短气不得卧，脉弦紧滑者。**

止嗽散　**荆芥、白前、百部、陈皮**各一钱半，**紫菀、桔梗、甘草**各一钱，**生姜**二片。**水煎服。**

本方适应证主治**脉浮数，咳嗽不论新久。初咳，久咳，不辛不酸，服之必效。并治小儿百日咳，母子同服。**

编按：原方制成粉剂，每次姜水送三钱。普明子医学心悟得意之方也。

加味香苏饮　**杏仁、防风、香附**各二钱，**半夏、干姜、苏叶、陈皮**各一钱半，**甘草**一钱，**五味子**八分，抖，**细辛**二分，**葱白**二枚。**水煎服。**

本方适应证主治**时感风寒，咳嗽不已，兼见头痛，发热恶寒，内夹水饮必见咳嗽不已。若兼面目浮肿，加桑皮三钱，葶苈子炒研一钱，调药汤兑服。此方治外感重症。**

加味二陈汤　**半夏、茯苓**各三钱，**陈皮、独活**各一钱半，**前胡、杏仁**各二钱，**炙草、北姜**各一钱，**五味子**抖、**细辛**各八分，**生姜**三片。**水煎服。**

本方适应证主治**外感风寒咳嗽，较前稍轻，有鼻塞头痛之象，内停水饮。内无水则虽咳亦轻。若面目浮肿，加桑皮三钱，葶苈子八分。**

加味逍遥散　当归、白芍酒炒**、白术、茯苓**各二钱**，柴胡**四钱**，炙草、半夏**各一钱半**，干姜**一钱**，五味子**抖一钱**，薄荷**五分。**水煎服。**

本方适应证主治**时感风寒，咳嗽颇久，咳引两胁牵痛，发热者，或有寒热往来，脉必弦紧，按之稍细。**

加味六一散　洁滑石粉六钱**，甘草**一钱**，干姜、细辛、五味子**抖，各一钱。**水煎服。**

本方适应证主治**夏月伤暑咳嗽，自汗，口渴，小便短赤。**

加味泻白散　桑皮、地骨皮各三钱**，甘草**一钱**，黄芩、阿胶**各一钱半**，干姜、细辛、五味子**抖，各五分。**水煎服。**

本方适应证主治**感受秋金燥气，皮毛洒淅恶寒。寒已而发热，渐渐咳嗽，咳嗽不已，渐生泻利。**

编按：诸方皆治外感咳嗽，多由夹水饮，治之失法，甚至吐血成劳。由明家医案中采来，以备参考。

加味六君子汤　人参、白术、茯苓各二钱**，炙甘草**一钱**，陈皮、半夏、干姜**各一钱半**，细辛**八分**，五味子**抖，五分。**水煎服。**

本方适应证主治**劳伤之人，土气日虚，不能生金，每至咳嗽，惟补其中土，则咳嗽能愈。**

附子理中汤　乌附一钱半**，茯苓**四钱**，白术、干姜、人参、炙草**各二钱**，阿胶、天门冬**各三钱**，细辛、五味子**各八分抖。**水煎服。**

本方适应证主治**久咳不已，时见喘促者，肺肾俱虚，天水不交之证。若服滋阴之品，恐变成吐血坏症。陈氏曰，咳嗽虽为肺病，其标在肺，其本在肾。水虚者以猪苓汤滋之，服四五剂后，即服六味地黄汤，加蛤蜊粉、麦冬、五味子，服四五剂即愈。火虚者以真武汤去生姜，加干姜、五味子温之，服四五剂，即服桂附地黄丸。数方以利水为主，可收全效。**

猪苓汤　猪苓、茯苓、阿胶、滑石、泽泻各三钱。**水二杯。先煎四味至一杯，去滓，纳胶烊化，温服。**

加味地黄汤　熟地八钱**，山药、山茱萸**各四钱**，泽泻、茯苓、丹皮、蛤蜊、麦冬**各三钱**，五味子**一钱。**水煎服。**

加味真武汤　白术二钱，**乌附**一钱半，**茯苓、白芍**各三钱，**干姜、细辛、五味子**各一钱。**水二杯，煎一杯服**。

编按：喻嘉言曰，咳嗽者，外不离乎风寒，内不离乎水饮，肺如钟也，风寒之邪，外撞之则钟鸣，水饮之邪，内扣之则钟亦鸣。善治者，先治风寒，次治水饮。天不连地而连水，今于水道一利，则上焦之水饮亦必下行，源流则清，咳嗽自愈。故《内经》云，上焦如雾，中焦如沤，下焦如渎，但得三焦气化，水道通决，云行雨施，乾坤一番新景象矣。喻陈二氏，是从《内经》得其病机，继从千金得其方也。二公乃医中巨手，凡有隐而未泄之处，余亦补出两大方如下。《内经》云，肺恶寒，形寒饮冷则伤肺，故仲景伤寒论，凡遇初起咳嗽，必去人参，以人参性阴多液，于肺不适宜，若久咳之人，肺必干燥，且久咳牵引诸火而刑金，人参又为要药。金为生水之源，寒水生化之源绝，不能灌溉周身荣养，则百骸枯槁而无润泽也，故立琼玉膏方，以济干涸之患，预防久咳渐成肺痨，舍此别无妙法也。

琼玉膏　大生地四斤，**人参**六两，**茯苓**十二两，**白蜜**二斤。**先将生地熬汁去滓，次将人参、茯苓为细末，纳汁中，和匀，入银瓷瓶内，用绵纸十余层加箬封扎瓶口，入砂锅或铜锅内，以长流水浸没瓶头，用桑柴火煮三昼夜，取出，换过油，再用单蜡纸扎口，悬浸井中半日，以出火气，提起仍煮半日以出水气，然后收藏。每次二匙，用开水化服，一日三次。引臞仙原文云，若加真琥珀、沉香各三钱，更妙更神。**

本方适应证主治**久咳，羸瘦，虚劳，咯血，吐血，失血，劳火之人圣药也。**

清燥救肺汤　人参八分，**甘草**一钱，**黑芝麻**一钱，**石膏**二钱半，**阿胶**八分，**杏仁**八分，**麦冬**一钱八分，**枇杷叶**炙，一钱，**冬桑叶**三钱。**血枯加生地，痰多加川贝母，火甚加犀角、羚羊角。水煎服。**

本方适应证主治**诸气愤郁，诸痿喘呕，干咳久咳，不受温补之人。确属肺燥火胜，金受火克，多成肺痨。以此方守服，救肺、滋肾、养胃之本也。**

咳嗽续论 编者

咳嗽一症，前圣后贤，立方造论颇多，后人陈复正，治咳嗽用荆防败毒散，据云为治咳嗽第一方，若乳子咳嗽，即令乳母与子同服，并治百日咳良效，再

按普明子，立止嗽散一方，自云不论初咳、久咳，小儿百日咳，大人一年半载，悉皆有效。然遵其法施治，有效者，有不效者，求之《内经·咳论》篇，岐伯曰，五脏六腑皆令人咳，不独肺也。又曰皮毛者，肺之合也。皮毛先受邪气，邪气以从其合也。按喻嘉言曰，经云形寒饮冷则伤肺，凡内外合邪之咳嗽，必求仲师法，不外小青龙汤加减。然合一语，嘉言推开立论最有深义。肺如钟，外感六淫之邪气，自外扣之则鸣，如内伤七情，色欲积损，病气自内扣之亦鸣，鸣即咳嗽之确象。故凡诸病之气，合于肺则咳，不合于肺则不咳矣。金匮以小青龙汤一方，加减为五法，皆以行水为主，方内麻黄、桂枝可以去之，干姜、细辛、五味子三味必不可离。寒者用姜、细、味加附子，热者用姜、细、味加石膏、大黄，湿者用姜细味三味加白术、茯苓，燥者用姜细味三味加天麦二冬、阿胶、玉竹、枇杷叶，下虚者可加巴戟天、鹿角胶，上虚者可加黄芪、白术，痰多者可加桑皮、茯苓。编按，久咳不愈，痰中带血，气喘，嗜睡，变成虚劳，每每不可救者，编仿赵戢菴百合固金汤及千金固本丸改作汤剂，臞仙乾坤生意方，琼玉膏实有效验。惟仲师小柴胡汤，伤寒论尚有明训，咳嗽去人参、大枣、生姜，加细辛、五味子、干姜，不论初起久咳，皆可用之，即宗上及此法，活人甚多。治经许久，不得其真理，再读仲师原文云，上焦得通，津液得下，胃气因和，三句是金针之度。盖风寒之邪，夹津液上聚于膈中，以致咳嗽不休，若风寒不解，其津液何以得下耶。若误行发散，不惟津液不下，而且转其上逆之势矣。此所以通其上即和其中，和其中愈通其上也。至于风寒缠绵不已，积而成劳，及一切痰火哮喘、咳嗽、瘰疬等症，皆缘火势熏蒸，日久顽痰胶结经隧，所以火不内息，则津液不能下灌灵根，而精华化为败浊耳。且人全赖水谷之气生此津液，津液结则病，津液枯则死矣。仲师谓小柴胡汤，咳嗽去人参、大枣、生姜，加干姜五味子，甚则细辛，虽为伤寒论立方，不尽为伤寒者言，立法义深，所以为百世师表也。

痰　饮

总歌：痰病却缘水泛成，滚痰丸峻烈二陈汤和平，桂苓甘术汤同真武汤，一化太阳水府之气，一镇少阴水脏之气。五饮源流一派清。

礞石滚痰丸王荆公方，号王隐公　**青礞石**三两，**焰硝**一两，**大黄**酒蒸、**黄芩**酒炒，各半斤，沉香一两，另研用。礞石、焰硝二味入罐内，盐泥封固，入火内煅至石色如金为度。用水飞过，又以大黄、黄芩研细末，合沉香再研细，水丸绿豆大，量人大小强弱，以姜水送下。服药后即仰卧二时，不必动作，俟流到胃肠后，方可饮食。如咽间有壅塞黏涎，是病药相拒，后自下行。

本方适应证主治咳嗽顽痰胶固，一切怪症，或癫或狂，或痫或黄胖，或大便不畅，头昏眼花，悉皆治之。忌生冷鱼腥。病重三五次，病轻者二三次可愈。俟大便下如败絮止为度，病不再发矣。

编按：虽云峻剂，实是佳方。

二陈汤　半夏、茯苓各三钱，陈皮二钱，炙甘草一钱，生姜三片。水煎服。

本方适应证主治痰饮咳嗽，一切湿气成痰，泄泻之通剂。

苓桂术甘汤　茯苓五钱，桂枝、白术各二钱半，炙甘草二钱。水煎服。

本方适应证主治下有痰饮，胸胁支满，上气冲胸，起则头眩，脉沉咳嗽。

编按：咳嗽久而不愈者，必夹痰饮，痰者浊也，饮者水也，此方是对症之药，百试百效。

真武汤见咳嗽条。

小青龙汤见水肿条。

神仙坠痰丸　黑牵牛炒，生白术各三两，黑长皂角炙三挺。三味共为末，水丸梧子大，酒下三十丸，不尔服五十丸。

本方适应证：此丸主治一切胶固顽痰，非此不能攻破也。神仙者，言其灵验也。

控涎丹　甘遂、大戟、白芥子各一两，共为末。面糊为丸，如豆大。临卧时，姜汤下，七丸或十丸。痰猛可酌加丸。

本方适应证主治水饮夹垢浊之痰，经年不愈者。

半夏丸　姜夏五两，生姜共捣如泥，做饼，炙干为末。蜜丸梧子大，姜汤送下。二十丸，日二服。

本方适应证主治湿痰胶着，时呕白涎，胸闷不欲食，食而即呕。

编按：《内经》曰，痰与风为百病之长，然痰病愈后，不可不加调养脾胃，肾火衰者水泛为痰，宜桂附地黄丸以安之。脾湿生痰，宜香砂六君子汤补之。二方皆为痰病善后之药也。

疟　疾

总歌：寒热循环有定时，疟原不独少阳司，热多阳亢邪归胃腑**，寒盛阴生病在脾，败毒**散**达原**散**灵变用，理中**汤**竹叶**石膏汤白**虎**汤调胃**承**气汤**窥，用和书内清脾**饮**妙，**仲景**鳖甲煎丸效更奇。**

编按：凡疟疾一症，有先寒后热者，有先热后寒者，有寒多热少者，有热多寒少者，有但寒不热者，有但热不寒者，故采先贤验方，详明某方治某病，便于检查，某疟采用某方，以免混乱施方，使初学者有指标也。

败毒散　羌活，独活，前胡，柴胡，川芎，桔梗，枳壳，茯苓，甘草，薄荷，生姜三片。水煎服。体虚之人，则仍用人参五七分可也，壮人不必用。口渴饮水者加黄芩二三钱。

本方适应证主治**憎寒壮热，头疼身痛，或伤寒或痢疾，或疟疾，均可施治，老幼男女孕妇皆不忌也。**

达原饮　槟榔二钱，**厚朴**一钱，**草果仁**五分，**白芍、黄芩、知母**各一钱，**甘草**五分，**生姜**二片。**水煎，温服。分两随病轻重缓急增减，不可执一也。**

本方适应证主治**疟疾初起，头身俱痛，不论老幼皆治。**

附加减法：如恶寒甚腰痛者，加羌活一二钱；如鼻干目痛不得卧者，加葛根一二钱；如胁痛喜呕口苦，加柴胡一二钱；舌苔黄厚，大便闭，或口渴，或热多加酒大黄二三钱。

清脾饮　青皮醋炒、**厚朴**姜炒、**柴胡、黄芩、白术、茯苓**各一钱半，**半夏**洗一钱半，**炙草**一钱，**草果仁**一钱，**生姜**三片。**水煎温服。**

附加减法：如口渴去半夏，不渴不去，渴甚去半夏加蒌根二三钱；热甚加知母二三钱，尖贝二三钱。三剂后，疟未止，原方加酒炒常山苗三钱，槟榔二三钱，乌梅二三粒。

本方适应证主治**疟热多寒少，口苦咽干，小便短赤，脉弦数者。**

竹叶石膏汤　竹叶四钱，**人参、半夏**各三钱，**石膏**三两，**麦冬**一两，**甘草**二钱，**粳米**一合。**水煎，米熟药成，温服。按，原方分量是斤数、两数、升数，此依后贤方案化裁。**

本方适应证：仲景曰，阴气孤绝，阳气独发则热，少气，烦怨，手足热，而

欲呕，名曰瘅疟，若但热不恶寒者，邪气内藏于心，外舍分肉之间，令人消铄肌肉。

编按：详其病情，而未出其方，叶天士、陈修园辈，谓肺素有郁热，即《内经》所谓瘅疟，借仲师竹叶石膏汤加梨汁甘蔗汁，活人多矣，此治瘅疟治妙方也。

白虎加桂枝汤　**石膏**二两，**知母**六钱，**炙甘草**二钱，**粳米**六钱，**桂枝**三钱，**水煎，米熟药成，去滓，温服，日三服。**

本方适应证主治**温疟。按仲师曰，温疟者，其脉如平，身无寒但热，骨节烦痛时呕，以白虎加桂枝汤治之，分两依后贤暂定。**

编按：以仲师方，必遵仲师法，或一剂之中，取十分之一二，日三四服亦可，亦未泥于古，亦未离于古。又查徐炳南、叶天士辈，治温疟，多用此法。

加味调胃承气汤编者试效　**大黄**四钱，**炙草**二钱，**芒硝**四钱，**槟榔、厚朴**各二钱。**先煮槟榔、厚朴二味，十余沸，次纳大黄、炙草，煮四五沸，去滓，纳芒硝，略煎一沸，分温一服，得利停后服，未利再服。**

本方适应证主治**温疟大便闭塞，脉沉数者，此治热疟，全不恶寒，热多阳亢，邪归于胃也。此方主之。**

加味理中汤　**白术、干姜、炙甘草、葳蕤**各三钱，**草果仁**一钱，**熟附片**一钱，**生姜**三片，**红枣**二枚。**水煎，温服。加味出周学霆试效。**

本方适应证主治**三阴寒疟，寒盛阴生，疟在脾脏也。**

编按：脉弦迟，冷汗多者为的方。

蜀漆散仲景　**蜀漆**烧去腥气，三钱，**云母**烧二日夜，三钱，**石龙骨**酒洗，三钱。**三味共为细末。未发前，以浆水调服半钱匕，体实者一钱匕。**

本方适应证：仲师曰，疟多寒者，名之曰牝疟，宜蜀漆散主之。按陈修园曰，寒多者，非真寒也，缘于无形之寒气，夹有形之痰饮，伏于心间，不能外透肌表，故多寒少热，心为牝脏，故曰牝疟。

鳖甲煎丸仲景　**鳖甲**十二分，**乌扇**三分烧，即射干也，**黄芩**三分，**柴胡**六分，**紫葳**二分，即凌霄花也，**鼠妇**三分，即地虱婆也，**干姜**二分，**大黄**二分，**桂枝**二分，**石韦**二分，**厚朴**二分，**半夏**二分，**阿胶**二分，**芍药**二分，**牡丹**二分，**䗪虫**二分，**葶苈**二分，**人参**二分，**瞿麦**二分，**蜂窝**四分，**赤硝**十二分，**蜣螂**六分，炙，**桃仁**二分。**右二十三味，共为细末，去煅灶灰一斗，清酒一斛五升，浸灰，俟酒干一半，入鳖甲于中，煮令泛烂如胶**

漆，绞取汁，纳诸药煎成为丸，如梧子大，空心服七丸。日三服。

本方适应证：业师喻树珊先生曰，《内经》谓阳维为病，苦寒热也，维为一身纲维，故由四末寒凛而起，但仍是脉络为病，故参芪术附不能固阳，以益其虚，肉桂地黄不能养荣以却其邪。轩岐有刺疟之旨。深虑邪与气血混成一所，汗吐下无能以分其邪，盖散之不能解，攻之亦不能去，邪非着里，补正却邪，邪正并竖无益。后汉张仲景先师，推广《内经》蕴奥，谓疟邪经月不解，势必邪结血中，有癥瘕疟母之累赘。故制鳖甲煎丸剂。方中大意，用虫蚁有四意义，谓飞者升，走者降，灵通迅速，追其成混气血之邪，故仲师另辟手眼，以搜刮络中混处之邪，治经千百，历有明征，服十二日干支一周，当以升其八脉之气。由至阴返于阳位，无有不告安全之理，请观叶天士常制此丸佩戴身旁，以济无穷之生命也。

编按：言数分，此分字读去声。

养阴滋肾方天士　玄参八钱，龟板炒一两，小石斛一两，地骨皮六钱，知母五钱，桑叶四钱，银花四钱，花粉三钱，丹皮二钱。以清水半斗，大砂锅煎浓，频服，不必限剂。服三四日必愈，不劳他药。天士医案。

本方适应证主治脉沉细而数，尺脉更数，口渴目不欲张，两胁痛如锥刺，寒少热多，心慌无把握，恶性疟疾之的方也。

辛凉泻卫汤天士　淡豆豉、牛蒡子各三钱，前胡、川贝、杏仁各二钱，橘核三钱，薄荷一钱半，蝉蜕一钱。水煎，一日二剂。

本方适应证主治暑温疟在卫分，舌苔白腻，邪在肺卫，此为辛凉法，此治疟善剂也。

清荣汤天士　生地黄、玄参、犀角、白薇、紫草，水煎服。分两未详，仿上例可也。一气一血之对待。

本方适应证主治暑温疟在营分，此清营泻热法，舌绛而中心黄者。

赤芍丹皮汤天士　赤芍、丹皮、丹参、白茅根，水煎服。

本方适应证主治暑温在血分之疟，此即凉血散热法，舌纯绛鲜泽是也。

芦根石膏花粉汤天士　芦根、石膏、花粉、黄芩、山栀、瓜蒌皮、竹叶、川贝，水煎服。

本方适应证主治暑温在气分之疟。此即凉泻清气法，舌黄苔者是也。

羚羊角连翘汤天士　羚羊角、连翘、花粉、玄参、川贝、生地、钩藤、杭菊、丝瓜络、桑叶，水煎服。

本方适应证主治暑温在肝经之疟，此即息风清热法。头痛清阳上冒，胸闷欲绝，肝气上逆或口苦，木火上炎，虫动风煽，筋挛脉急，或昏厥。风煽火升，故昏，逼入膻中故厥，味酸，酸为木味，木被邪逼故酸动蚘，蚘动木朽生蠹，木因邪热熏蒸，故生蠹也。关尹子曰，人身内包蚘虫，蚘为人身应有之虫，前人皆宗此说，大谬。岂知物之败而生虫，虫生不已则此物之生气尽，而人亦然。夫人身虽象天地，而脏腑之为地，无多拒能，如天地之包藏恶物耶，有毒蛇猛兽，如谓胃中本有蚘虫，则是妇孺之谈，非读书明理之人所当谈也。盖天令温则生虫，故古圣造药立言，有传尸、飞尸、九虫、三尸、寸白等虫，寄生人身之内，以某药杀之。严寒则虫死矣，皆有目击之征，所以本草药物治病，杀虫者居百分之九十。

编按：叶天士制上数方，为暑温疟疾补出一大法门。温疟多在肝经，是仿肘后獭肝散，得其精妙也。惟羚羊角连翘汤，不独治肝脏之疟，即一切暑温筋挛痉厥之重症，不可明其名状者，亦当推想。以余之鄙见，即暑温湿温之邪走窜手足厥阴，为祸最烈，亦为对症之方，尤其近世新医名乙型脑炎，无不可借用也。

小陷胸汤仲景　黄连二钱半，半夏一钱半，栝蒌实连皮子五钱，肥薤白七枚。水煎温服。

按叶天士曰，余治一人三日疟，其症状胸中痞满结紧，舌苔黄，口苦渴，尿如滚汤，脉弦滑，右手更甚，用仲师小陷胸汤加薤白七枚，一日一剂，大吐胶痰，十余日后，痞消，改用养阴滋肾方大剂。连服三四日，不限剂，频频服之，半月后身体健康如常。

柴胡去半夏加瓜蒌根汤外台柴胡八两，人参、黄芩、生姜各三两，栝楼根四两，炙草三两，大枣十二枚。水一斗二升，煮取六升，去滓，再煮，取三升，温服一升，日三服。

编按：改两为钱可也。

本方适应证主治疟病发渴，并治劳疟，遇劳即发也。

柴胡桂姜汤外台林亿试效方柴胡半斤，桂枝、干姜、黄芩各三两，栝楼根四两，炙草、生牡蛎酒洗，各二两。右七味，水一斗，煮取六升，去滓，再煮取三升，温服一升，日三服。初服微烦，再服汗出即愈。

本方适应证主治牝疟寒多，或微有热，或但寒不热，一剂如神，余亦试验甚效。

鳖甲饮子用和鳖甲二两，醋炒一半生用一半，炙黄芪、白术土炒，陈皮、川芎、酒芍、厚朴各一钱半，甘草、草果仁各一钱，槟榔二钱，生姜三片，大枣二枚。水二盅半，煎取一盅。疟未发前三时温服。滓再照前法煎一盅，随即温服。

本方适应证主治疟母，年深日久不愈，或结有疟癖。一日一剂，总以未发前，早三时服尽。应是一年半年之疟，守服二十余剂，自愈。

清中驱疟饮陈氏试效方柴胡四钱，常山酒炒，半夏姜炒炙，甘草、草果仁、知母、槟榔、川贝母、青皮醋炒各二钱，生姜三片，大枣二枚。水二盅，煎一盅，取出，以滓再用水二盅，煎取一盅，去滓，合前药汤一处，煎取盅半，疟未发早三时服一半，停半刻服尽。依法服三剂，一日一剂，不烦他药自愈。

本方适应证：此方治疟之总方，然亦稳妥，陈修园父子研究方，流传后世功伟矣。

金消丸　金毛狗脊生用，八钱，鸡内金五钱，穿山甲五钱，炒，威灵仙一两，莪术酒炒，一两，麦芽一两，炒，何首乌二两，生用，青蒿五钱，黄丹五钱，鳖甲四两，醋炒。以上十味，研细末听用，外加山药粉一两，饴糖一两，冷开水一盅和匀。将前末药捣糊为丸，绿豆大。每次姜汤送服三钱，半饥时服药，日二服。

本方适应证主治处暑以后，冬至以前，或间日疟，或二三日疟，或非时缠绵，或久而不愈之疟。或一日二发，或疟母。此丸不到半料，遂收全功。此方清光绪十八年，浙江衢州知府刘秉升，得吴医师所传，试验百效，传给顾文牍乐恭先生，余得顾先生所云，故采列于此。

小石斛汤　小石斛五钱，柴胡、当归各三钱，甘草、青蒿、知母各二钱，生姜三片，大枣二枚，水煎温服。守方多服自愈，不必他求。若久疟服过多药未愈，仍以败毒散服二剂加黄芩一二钱，即服后方独归汤。

独归汤　当归一两五钱，生姜七片。水煎温服。

本方适应证主治热多之疟疾，百试百灵。

白术汤　白术二两，生姜三片。水煎浓，未发前早三时温服。三四剂必愈。如舌苔厚腻，寒热势大，不用此方。

本方适应证主治久疟单寒者，或体虚冷多汗者，必须认明病症施治，历历可靠，记之记之。

补中益气汤详虚劳条。

本方适应证主治久疟，及一切清阳下陷，气虚脚肿等症之疟疾。

泄　泻

总歌陈氏：泄泻病因湿胜来，胃苓汤旧法出新裁，四神丸固肾时医传外，苦领甘酸效首推。陈氏曰，此一句，非读十年书，治千百病，不能解其妙，陈氏秘方不泄，编者从《伤寒论》及《圣济》书中有乌梅丸，久泻诸药不效者，治验如神，陈氏秘而未泄即此方耳。

胃苓汤时方　苍术三钱，厚朴二钱，陈皮一钱半，炙草一钱，猪苓、茯苓各二钱，白术一钱，泽泻三钱，肉桂五分，生姜三片，大枣二枚。水煎服。

本方适应证主治四时诸般泄泻及肿胀腹痛，中寒若初起用桂枝，久泻者当用肉桂，如有口渴者去桂为妙。

四神丸　补骨脂四两，肉蔻霜二两，五味子二两，吴萸酒炒七次，一两，生姜四两，切片，大枣八十一枚。右四味，制好研末。先用大枣和姜同煮，去姜，将枣除核捣烂，加前末药和枣肉，再捣如胶，为丸如梧子大，卧时以米汤送下四钱。

本方适应证主治五更或天明时，如期腹痛而泻，名脾肾泻。又通治久泻不思食，不化食，脾肾双虚，子后作泻也。

乌梅丸　肥乌梅三百枚去核，细辛六两，干姜十两，黄连一斤，蜀椒四两，当归四两，桂枝六两，附子六两，炮，人参六两，黄柏六两，各分捣研末，合筛。以醋浸乌梅一宿，取出饭上蒸，抖如泥，入前药末合抖，加蜜炼丸，如梧子大，饭后以白汤送下十丸，一日三服，渐加至三十丸。

本方适应证主治腹痛吐蚘，久泻久痢尤佳。

圣济附子丸　熟附片一两，乌梅肉一两，黄连酒炒，二两，干姜炒，一两。共末蜜丸，梧子大，米饮下三十丸。

本方适应证主治春伤于风，至夏发为飧泻。并治洞泄寒中注下，或痢赤白，食已即出，食物不消化。

编按：此方近世医药界上少用，而不知宋代大医院方，海内群贤毕集，宗神农研究其药，则制此方，治夏月大瘕泻，洞泻之灵药也。编者不敢秘其方。贡献社会同业作个参考，寒热互用妙不可言。

半夏泻心汤仲景　**黄连**一钱，**黄芩、人参、半夏、干姜、炙草**各三钱，**大枣**三枚。**水煎服。**

本方适应证：原为伤寒呕而发热者，医以他药下之。若心下满而硬痛者，此为痞，柴胡不得与之，宜此汤。究竟原文未言及泄泻，近来治上呕下泻，诸时方治之不效者，用此方一剂，效如桴鼓，所以仲师之书，有法外之法，方外之方也，故将伤寒论方收入此条。

不换金正气散　**苍术、陈皮**各二钱半，**厚朴**三钱，**炙草、藿香**各一钱，**半夏**洗七次，一钱半，**生姜**三片，**大枣**二枚。**水煎服。**

本方适应证主治**脾气虽强，肾气不足，故饮食下咽，大便为之飧泻，煎不换金正气散，吞安肾丸，大药房有卖，暂不列方。**

七味白术散　**钱氏人参、白术、茯苓**各二钱，**炙草**一钱，**葛根**四钱，**木香、藿香**各一钱半，**生姜**三片，**大枣**二枚。**水三杯。先煮葛根至二杯，纳诸药，煮至一杯，温服。渣依前法再煎服。**

本方适应证主治**脾虚肌热泄泻，虚热作渴。**

编按：原方分量系两数，炒黄研末。每服五七钱，小儿以年龄大小增减。一日三服。大人分量增加。陈复正谓痢疾作渴，亦用此方煎汤代茶服。

附子理中汤　**熟附**一钱半，**人参、白术、干姜、炙草**各二钱。**水煎服。**

本方适应证主治**脉沉细迟弱，暴泻下注，手足冷，口不渴，冷汗出。日服二剂。张石顽曰，寒泄则便鹜溏清冷，此病之显著者。倘若脐以下皮寒而必腹胀，似乎实热，故结实为胃中虚寒之候，或见肠鸣飧泻，非胃有寒，且移寒于二肠矣。**

编按：石顽之辨甚超，以醒后世之学者，故录以存此。

养中汤景岳　**人参**三钱，**山药**炒一钱，**白扁豆**炒，一二钱，**甘草**一钱，**茯苓**二钱，**干姜**炒二钱。**水二杯，煎七分，食远服。**

本方适应证主治**中气虚寒，为呕为泻。**

温胃饮　**人参**三钱，**白术**土炒，三钱或一两，**当归**二钱，**泻甚用扁豆炒二钱，陈皮**一钱，**干姜**炒二钱，**甘草**一钱。**水二杯，煎七分，食后温服。**

本方适应证主治**中寒呕吐，吞酸，泄泻不食，为人脏寒呕吐，脘气不安等症。**

五君子煎景岳　**人参**三钱，**茯苓**二钱，**炙草**一钱，**干姜**一钱，**白术**炒二钱。**水一**

盅半，煎服。

本方适应证主治脾胃虚寒，呕吐泄泻而兼湿郁。

千金温脾汤　人参一钱半，附子一钱，炙草一钱，当归、干姜各三钱，大黄五钱，芒硝一钱半。以水三盅煎八分，去渣，纳芒硝煮两沸，取出温服。

本方适应证主治时泻时止，或愈后又作，或腹中绞痛，或大便脓血，泻痢等症。因肠胃有痼冷积滞，或止涩太早，以此治之。

痢

总歌编者：痢分寒热各书相争，唐氏容川论最精，肠热胃寒标本易，秋来暑往序时更，理中汤克贪凉病，败毒散葛根黄连黄芩汤郁火清，银菊汤金花汤分症治，柴胡荆芥汤定权衡。

痢之为病，各家不同论，主寒主热，然主治方药，亦有出入，古人名肠癖(肠澼)，又名滞下，今名曰痢，以其下痢而又不爽利也，与洞泻相别天壤，四季皆有此症，惟秋时此症更多，金木沴湿相煎，所以秋时此症更多也。盖五行之序，由春入夏，为木来生火，是热气主事之时也，由夏至长夏，六月为火来生土，是为湿土主事之时，热来蒸湿，合气为暑，故六月节名小暑大暑。至立秋以后，则土来生金，湿热当止，故其节名处暑，言暑气自此止是也，暑气止则热气变为凉气，而凉风至矣，湿气变为清气，而清肃下降矣，如此则秋金气旺。木火自戢，中土不致受邪矣。若其人之肝木火旺，遇金来制之，而木不受制，遏郁生火，则热气不退，火反克金，金气不得清肃，因之湿亦不化，与热相蒸，蕴结血气于三焦肠胃之间，变为胶黏之汁，则成痢矣。按唐容川曰，俗谓白痢为寒，皆非也，盖红白不分寒热，只分气血而已。痢症初起，或发热，或恶寒，乃内有郁热，外有风寒，宜疏解外感，葛根黄连黄芩汤、柴胡荆芥汤、人参败毒加黄芩汤，微汗一出则外感自退，而痢亦减矣。喻嘉言曰，活人立败毒散，论内并未言治痢，余常治一切久痢不愈者，以人参败毒散为逆流挽舟之法，活人多矣。陈修园曰，凡痢症之人，喉塞咽干，脉反沉缓者，名曰奇恒痢，以其异于常痢也，宜大承气汤急下之，实为起死回生之圣药，若苟以平淡药投之，姑息养奸，十不救一，良可悲也。若大汗气喘，间用葛根黄连黄芩汤，活人甚众。容川曰，诸病不食，皆多中寒，惟痢噤口不食，是肠胃热灼，津液不升，舌干咽涩，食不得下，此症胃津灼枯，是以噤口不食，前人仓廪汤、石莲子饮，皆循名失实，此时沃焦救焚，若迟不及，则腐肠烂胃而死。世之香砂橘半者，不知误杀多人，试看噤口，舌上必无津液，但令津液盖过舌心，则食即下矣，勿为旧说所误，宜救胃煎、开噤汤，切勿利水，免伤津液。又有痢症之人，呕吐不食，非噤口也，噤口不呕不食，若有呕吐，是火逆沸郁，以三黄酒止呕，呕止自能进食。俗谓噤口，是未究病情也，惟不呕不食，舌上无津，是为真噤口也，致于赤痢白痢，亦有轻重之分，治法各别，方下主治，逐一详明。又有疫痢一症，又可先生云，瘟疫之邪，去表不远，附近于胃，邪在膜原者，正当在胃交关之所，二三日腹痛不止者，欲作滞下也，无论已见积未见积，宜芍药汤加大黄二三钱，红积倍芍药，如下痢脓血，更加发热而渴，心腹痞满，呕而不食，此疫痢兼症，最为危急，在胃一日有一日之害，一时有一时之害，耗气搏血，神脱气尽而死。凡遇疫痢兼症者，急用槟芍顺气汤，一举两得，实为万全之计也。谨将验案中一切试效药方，录列于后。

败毒加黄芩汤　羌活、独活、川芎、柴胡、前胡、桔梗、枳壳、茯苓各一钱半，甘草、薄荷各一钱，黄芩三钱，生姜三片。水煎服。

本方适应证主治痢症初起，恶寒发热，头身诸痛，大便脓血，里急后重，口渴等症，最效最稳。

柴胡荆芥汤　柴胡八钱，荆芥一钱五分，竹茹三钱，银花、连翘、黄芩各二钱，白芍、杏仁、桔梗各五分，木香、甘草各一钱。水二碗，煎四五沸，加荆芥煎三沸，去滓，温服，微汗出愈。

本方适应证主治痢之初起，恶寒发热，有表证者宜之，微汗一出，热退，痢亦减矣。

葛根黄连黄芩汤仲景　葛根八钱，黄连、黄芩各二钱，甘草一钱。以水三碗，先煎葛根减一碗半，纳诸药煮取一碗，温服。

本方适应证主治下痢赤白，恶寒发热，气喘汗多，脉促，并治阳明大热下利者，神验方也。

大承气汤仲景　厚朴八钱，大黄、芒硝另包，各四钱，枳实三钱。以水三碗，先煮厚朴枳实至一碗半，纳大黄煮三四沸，去滓，纳芒硝，煮二沸，取出，温服。

本方适应证主治胸腹胀满，脉滑实，又治喉塞咽干及奇恒恶痢，脉沉缓者，里急后重，或泻败酱臭水，名噤口痢，真是起死回生之灵药，不可缩手待毙，急用此方投之。

编按：不是为陈唐二氏标榜，实为活人起见，亲手治愈多人，诚敢记存于此。

银菊汤宗海　银花、白菊花、白芍、杏仁霜、大力子各三钱，连翘、桔梗、栀子各二钱，木香、甘草各一钱。水三茶碗，煎取一碗半，热服。有宿食，加生大黄五钱。

本方适应证主治白痢初起稍轻者。本方能解郁清浮游之热，如白痢最重者，宜下方新白虎汤治之。

新白虎汤宗海　生石膏三钱，研，煅石膏三钱，研，甘草一钱，知母三钱，白芍三钱，杏仁泥三钱，桔梗二钱，厚朴一钱，黄芩三钱，白粳米三钱。如有外感者，再加葛根三钱，荆芥一钱；小便不利，再加桑皮二钱，滑石三钱。水三茶碗，煎至半数，热服。

本方适应证主治白痢之良药，专清肺金，利肺气，使肺不收涩，兼平肝经郁火，使肝木不侮脾，脾土不受克伐，其病自愈，如小便不利，再加桑皮、滑石。

白头翁汤宗海完善分量　白头翁五钱，开黄白花者，黄连、黄柏、秦皮各三钱。水二碗，煎至一碗，温服。

本方适应证主治红痢，里急后重者。

金花汤　黄连、黄芩、黄柏、栀子、大黄各三钱。水煎，温服。附宗海加减法。一剂后，病未大减者，加杏仁三钱，当归、青蒿各三钱，槟榔、地榆、赤芍各二钱，荆芥、甘草各一钱，减大黄不用，名加味金花汤。

本方适应证主治红痢，里急后重如神。

三黄酒　黄连一钱，黄芩三钱，生大黄三钱，好烧酒二碗，煎成一碗，徐徐咽下，不能饮酒者，用水一碗，酒一杯煎，徐徐咽下，呕止勿服。

本方适应证主治痢症呕吐危急者。

救胃煎宗海　生地黄、白芍、黄连、黄芩、玉竹、花粉、杏仁霜、煅石膏、麦冬各三钱，桔梗二钱，甘草、厚朴各一钱，枳壳八分。水三茶碗，煎至碗半，温服。必舌上有津液，则进食矣。

本方适应证主治舌上焦干，不呕不食，真噤口痢也。

开噤汤宗海　人参二钱，麦冬三钱，煅石膏三钱，栀子三钱，黄连二钱，黄芩一钱，黄柏一钱，生地三钱，白芍三钱，当归三钱，射干二钱，杏仁霜三钱，槟榔、枳壳、甘草各一钱，花粉二钱。水四茶碗，煎半数，温服。

本方适应证主治真噤口痢之主方，生津进食，除肠胃之炎症，力量周到，再加真白头翁三钱，则详尽无遗矣。

编按：开噤汤、救胃煎、三黄酒、新白虎汤，是唐宗海经验得意之方，有是证即用是方，有益无害。

芍药汤又可　白芍二钱，当归一钱半，槟榔二钱，厚朴一钱半，甘草一钱，大黄三钱，生姜三片。水煎服。

本方适应证主治大病下后，越二三日反腹痛不止者，欲作滞下者，无论已见积未见积，宜用此方，无里急后重者，减大黄倍芍药，舌根带黄色，大黄不必减也。

槟芍顺气汤又可　槟榔、白芍、枳实、厚朴、大黄、生姜三片。水煎服。

本方适应证专治下痢频数，里急后重，兼疫痢者，尤为紧要，此方一举两得，疫痢并治。

编按：原方未定分量，依上芍药汤分两可也。此治疫痢兼症之佳方。

理中汤加味见陈氏本论　人参三钱，干姜三钱，白术三钱，炙甘草二钱。久痢不愈者，依陈氏加法，加大黄二钱，黄芩二钱，木香一钱。水煎服。

本方适应证主治久痢无外感恶寒发热者，脾胃夹郁火者，宜之。

桃花汤　赤石脂八钱研，粳米五钱，干姜一钱。水煎，温服之。

本方适应证主治虚滑，无里急后重下痢者，能温补止涩，为虚滑利之主方。

乌梅丸　乌梅十粒去核，黄连三钱，黄柏一钱，人参一钱，桂枝一钱，细辛一钱，熟附一钱，当归片、花椒各一钱，干姜二钱。右为末，乌梅在饭上蒸熟，捣和匀，加蜜为丸，梧子大。每服三十丸，米饮下。分两为唐宗海新定。

本方适应证主治久痢虚滑，不后重，或吐蛔者。

香连丸　黄连六两酒炒，木香一两生用。共细末之。每次米饮送二三钱。不论新久痢疾皆治。

本方适应证主治一切痢疾，不论新久赤白，有无里急后重，皆能施治。久痢气虚者，用补中益气汤，每次送服一钱，血虚者用四物汤，每次送服一钱。

清宁丸　生大黄四两，用薄荷酒拌蒸一次，晒干去薄荷。次用米酒半斤，烧酒四两，浸二十日，在饭上蒸一次，再晒干，再拌晒，再蒸再露。晒干，加烧酒蒸至大黄烂如泥，为丸绿豆大。每服一钱或五分，大便微下即愈。

本方适应证主治休息痢。休息者如期如时再发也，非此不能除根，继服千金驻车丸收功。

驻车丸千金　当归、黄连各一两半，黑姜一两。共研细末，阿胶三两，醋煮和匀，为丸梧子大。每服五十丸，米饮下，日夜三服。

本方适应证主治休息痢，作止有时，故名休息痢。又治久痢，便脓血不愈者，即服此方神验。

黄芩汤仲景　黄芩三钱半，芍药二钱，甘草二钱，大枣三枚。水煎服。有呕加半夏二钱，生姜三钱。汪讱庵曰，仲景之书一字不苟，此症单言下痢，故此方单治下痢，机要用之治热痢腹痛，更名黄芩芍药汤，洁古因之加木香、归尾、大黄、黄连、肉桂、槟榔，更名芍药汤。治下痢真不如仲景原方之神妙也。

本方适应证主治太阳少阳合病下痢，则重在里而不在表也。如痢疾兼呕，照仲师加生姜七片，姜制半夏二钱。

膈食反胃

总歌陈氏：反胃首推大半夏汤，金匮以吐逆名反胃，厥名曰大迈寻常，阳明指胃能纳食冲能降，不在寒温论短长，食入反出胃家寒，信服吴萸汤治不难，干呕吐涎沫，更有下焦乏火化，理中汤加花椒附子另加参。

大半夏汤金匮　人参三钱姜夏洗净涎，六钱白蜜八钱。以水三杯和白蜜，扬二百四十遍，煎八分服。

本方适应证：陈氏曰，膈咽之气不得降者，皆冲脉上行，逆气所作也。本方治冲脉之逆，润阳明之燥，使冲脉之气下行。人参白蜜能生既亡之津，阳明气顺则能纳食矣。

加味理中汤　人参、干姜、白术、炙草各三钱，熟附一钱五分，川椒一钱五分，水煎，照常服。

本方适应证主治反胃朝食暮吐，吐出原物不化，下焦真火衰弱，不能熟腐水谷，下焦乏火，此方如神。初起脉迟缓，真是反胃之神方。

吴茱萸汤仲景　人参一钱五分，吴茱萸汤泡过三次，二钱五分，生姜五分，红枣五枚。水煎，照常服。

本方适应证主治反胃嗌膈，呕而胸满，吐涎沫，或头痛。不论嗌膈反胃，为的方，不必心疑胆怯。

香砂六君子汤　人参二钱，半夏洗、白术、陈皮各一钱五分，炙草一钱，茯苓二钱，丁香、砂仁去皮，各五分，生姜三片，大枣三枚。水煎，温服。

本方适应证主治反胃，中焦土寒，下焦火虚。陈氏加干姜八分，或间服八味地黄丸多效。

干姜黄芩黄连人参汤仲景　人参、黄芩、黄连、干姜各三钱。水煎温服。

本方适应证：原方虽治伤寒，明贤借治反胃膈食之病神验。反食入口即吐，或汤水入口而不能受者，在下之寒而反格热于上。

歌括：芩连苦降藉姜开，济以人参绝妙哉，四物平行各三两，诸凡拒格此方该。

编按：此方凡属一切呕吐家，汤水不能入口者，是止呕神方。

八味桂附地黄汤青主验案　熟地二两，怀药一两，山茱、茯苓各五钱，泽泻、丹皮、安桂、熟附子各三钱。水煎浓，冷服。

本方适应证主治因医以杂药治之，而变噎膈不救，未窥起病之根。或忽然大吐，舌有芒刺，双目红肿，人以为是热也，但此症时躁时静，时欲饮水，及水到又不欲饮，即强饮之亦不甚快，此上假热而下真寒也。外以手擦病人足心，待脚极热，用附子一枚煎汤，以鹅翎涂扫之，干即随扫十余次更妙。原论出傅青主，很有意义。

加减地黄汤　熟地二两，山茱一两，玄参一两，当归五钱，五味子二钱，牛膝、白芥子各三钱。水煎服。

本方适应证：青主曰，治噎膈肾水不足，大肠干枯，饮食入胃难以下行，故反上吐。此治肾虚噎膈之的方也。

长寿汤　熟地二两，山茱萸、茯苓、麦冬各五钱，怀药一两，泽泻、丹皮各三钱，五味子一钱。水煎服。

本方适应证：青主曰，治食入即吐也，乃肾水虚不能润咽，咽燥而食即出也。若食久乃出，宜上八味桂附地黄汤治之。

补肾丸　熟地、人参、茯苓各三两，山药四两，山茱萸二两，附子、肉桂、五味子各一两，吴茱萸五钱。以熟地蒸烂，其余八味研细末，后入熟地同捣如泥，蜜丸。每空心白开水送下五钱。

本方适应证：青主曰，治肾寒反胃噎膈，盖胃为肾之关，脾为肾之海，胃气弱不补命门之火，则心包寒甚，何以生胃土而消谷食。脾气弱不补命门之火，则下虚冷，何以化饮食而生精华，补脾胃，莫急于补肾也。

三一承气汤完素　大黄、厚朴、枳实、芒硝另包，各二钱，甘草一钱，炙。以水二杯，先煮四味至一杯，去滓，纳芒硝，煮一沸，取出，温服。

本方适应证主治噎膈，大便五七日不通，解如羊屎。先治其结，继滋其液，或可十救一二。时法皆以左归饮去茯苓，加生地、当归。

左归饮景岳　熟地五钱或二两，山茱萸二三钱，怀药二三钱，茯苓一钱半，枸杞二三钱，炙草一二钱，当归三钱，生地二钱。水煎服。

本方适应证主治胃阴大亏，津液干涸，专养胃津，阑门一通，贲门之气亦下降。服十余日，必愈矣。此高鼓峰之验案。

通幽汤东垣　当归二钱，升麻、桃仁、红花、炙草各一钱，生地、熟地各五分，槟榔末一钱五分。水煎，温服。

本方适应证主治肾中津液不足，幽门不通，上攻吸门，噎塞不开，气不得下，大便艰难，下脘不通，治在幽门。内经曰，大便难者，取足少阴，肾主五液，津液足则大便如常矣。此方亦合符经旨。

金匮茯苓厚朴汤　茯苓四钱，厚朴三钱，半夏洗三钱，生姜五钱，苏叶二钱。以水八杯，煮取四杯，分四服。日服三服，夜服一服。

本方适应证：陈氏曰，《内经·本神》篇云，夏愁入郁，难经云，神思间病也。余以金匮此方治噎膈如神。

高鼓峰新方　熟地五钱，当归、白芍、桃仁抖、麻仁抖去壳，各三钱，熟大黄一钱五分。水煎服。

本方适应证主治噎膈，能饮水，不能饮食，病笃一日二服。服至大便畅，减去大黄，再服三四剂，转危为安。

编按：此方与东垣通幽汤同意，但宜八味桂附地黄丸，或六君子汤收功，调养节劳为善也。

和中畅卫汤易思兰　紫苏根五分，香附炒、神曲炒、沙参各一钱，桔梗、连翘去心，各六分，木香四分，苍术、川芎、川贝母各八分，砂仁三分，生姜三片。水煎服。

本方适应证：易思兰曰，病噎膈者，有郁气痰结，香附苏根开窍行气，苍术健中，贝母散郁痰，连翘散六经之火，川芎发肝木之困，神曲行脾之郁，木香逐气流行，桔梗升提肺气，沙参助正气，不助火邪。此方提上焦之火，邪乃火郁发之之义。陈修园研究其方，药味最轻，配合似有独得之妙，先服此药一二剂，即以八味桂附地黄丸间服，亦为合法。

五噎丸千金　干姜、蜀椒、吴萸、桂心、细辛各一两，人参、白术各二两，陈皮、茯苓各一两五钱，附子一枚。共为细末。炼蜜丸，梧子大。酒服十五丸，日三服，渐加至三十丸。

本方适应证主治胸中久寒，呕逆妨食，结气不消。

五膈丸千金　麦冬、甘草各二两，蜀椒、炒远志、桂心、细辛、干姜炮各一两，附子一枚，人参二两。共为细末。白蜜为丸，弹子大，先食噙一丸，细咽之。喉中胸尚热，药丸稍尽，再噙一丸，日三服，夜二服，七日愈。

本方适应证：张石顽曰，前后二丸，用参附椒辛姜桂之类，一以肝气上逆，胃气不下而呕噎，用萸橘以疏肝降逆，苓术以健脾通津，一以肾气上蒸肺胃，枯槁而不纳，故冬草以滋润和胃，远志以补火生土。又于呕噎药食可进者，频与小丸调之，膈塞而饮食不纳者，时用大丸噙之。其立法之善详，若此可不解而忽诸。

八汁汤秘方　生藕汁、生姜汁、雪梨汁、葡萄汁、甘蔗汁、白果汁、蜂蜜、竹沥。右各汁一盏和匀，饭上蒸熟，任意食之，三服可愈。

本方适应证主治噎膈反胃之人，最为有效。

锦囊秘授方　红豆蔻去壳，肉豆蔻带湿煨去油，白豆蔻去壳，高良姜切片炒，甜肉桂去外皮，公丁香去盖。以上，秤准各五分，研细末。先用上白冰糖四两，水一大中碗，入铜锅内煎化，再用鸡蛋二个取清去黄，纳糖汁内，煎十来沸，入好烧酒一斛，离火置稳处。将药末入铜锅内搅匀，以火点烧酒，烧酒片刻即盖减火，火减用纱罗去渣，收入瓷瓶内，安放冷水内逼去火气，随量少饮之。

本方适应证主治五种噎膈及反胃，一切痢疾水泻，立愈立验。此法由业师喻树珊先生传授。

真中风、类中风

总歌编者：**牙关紧闭撬难开**，忽然僵卧于地，甚者手足拘挛，**手足拘挛风中来**，名中风，小**续命**汤三**生**饮侯氏**黑散妙**，华佗**愈风**散，防风**通圣**散**莫徘徊**。

总歌编者：**中风类症事如何，风火湿痰细心揣摩，资寿**解语汤**地黄**饮子、六君子汤择用，黄连鸡子黄汤好调和。

小续命汤千金　防风二分，桂枝、麻黄、人参、白芍、川芎、黄芩、防已、杏仁、炙草各八分，熟附子四分，生姜三片，红枣二枚。水三杯，先煮麻黄，吹去沫，纳诸药，煮取一杯，温服。

本方适应证：通治六经中风。口眼㖞斜，半身不遂，语言謇涩，并治刚柔二痉，无汗为刚，有汗为柔。研究本方加减法如下。筋急语迟加人参一倍，苡仁五钱，当归三钱；烦躁，不大便，减桂枝、附子，倍加白芍，再加竹沥；大便闭结，胸中不快，加大黄、枳壳；脏寒下利，减防已、黄芩，加白术；呕逆加半夏；语言謇涩，手足战掉，加石膏、菖蒲、竹沥；身痛发搐，加羌活；口渴加花粉、麦冬；烦渴，多惊加羚羊角、犀角；汗多减麻黄、杏仁，加白术；舌燥减桂附，加石膏。

侯氏黑散金匮　菊花四十分，白术、防风各十分，桔梗八分，黄芩五分，细辛、干姜、人参、茯苓、当归、川芎、牡蛎、矾石、桂枝各三分。上十四味，杵为散。酒服方寸匕，日一服，初服二十日。温酒调服。禁一切鱼、肉、大蒜，常宜冷食。服四十日止。即药积腹中不下矣，冷服自能助药力。

本方适应证主治中风，四肢烦重，心中恶寒不足者。

三生饮　生南星去皮，一两，生川乌去皮，五钱，生附子去皮，五钱，木香二钱，人参一两。水煎，温服。

本方适应证主治中风，卒然昏倒，僵卧不省人事，痰涎壅盛，语言謇涩，口眼㖞斜，半身不遂。痰厥等症。

防风通圣散完素　防风、荆芥、连翘、麻黄、薄荷、川芎、当归、酒芍、白术、山栀、大黄、芒硝另包，各五钱，黄芩、石膏、桔梗各一两，甘草二两，滑石三两。共末之。每次以一两，加生姜三片，葱白三枚，水煎，温服。日三服，夜一服。汗多去麻黄，下利去硝黄。

本方适应证主治中风、伤寒、伤暑湿，手足瘛疭，一切疮疡，三焦表里俱实，中风尤效。

愈风散华佗　荆芥微炒二两，研细末。每次以豆淋酒送三五钱，或热童便亦可。

本方适应证主治中风口噤，手足瘛疭，角弓反张，或妇人中风，及产后血晕，不省人事，四肢强直等症如神。

豆淋酒华佗　**黑豆二升，煮至声绝，以酒二升纳锅中急搅，用绢沥渣，取清汁送上药。或专用此清汁顿服，取汗亦可。**

稀涎散孙兆　**猪牙皂角**不蛀去，皮炙，**紫白矾**各一两，**共细末之。轻者半钱，重者一钱。温水调灌下。不令大呕吐，微微吐出冷涎一二升，便得醒。缓缓调治，大服，恐过，伤人。**

本方适应证主治**中风，痰涎口噤，气闭不通，此为急救法。闭证非此，不可为力。**

风引汤仲景　**大黄、干姜、甘草**各三两，**石龙骨**四两，**桂枝**二两，**牡蛎**四两，**寒水石、赤石脂、滑石、石膏**各六两，**白石脂**六两。**右十二味研末，以竹篾筛，收贮。取三指撮，井花水三升，煮三沸，温服一升。古升，大约一升得今之三合。三指撮得今之一钱半也。**

本方适应证主治**大人中风牵引，小儿惊风瘛疭，并治癫狂、痫证。**

编按：此方还能治许多大病，奈何后人弃而不用，以脑麝花蛇，耗散真气，而生恶毒，致成不救。若读喻嘉言、陈修园方论，始知仲景立法为万世师表矣，放胆用之，有益无弊。

白散子陈言　**生附子**去皮切片、**洁滑石**各半两，**半夏**洗二十一次三分。**共挫，每次六钱，生姜七片，白蜜一羹，水二盏，煎七分，空心服。**

本方适应证主治**中风不省人事，痰涎如涌，真起死回生之神方也。脉微脉弦，四肢厥冷，痰多者，此为对症之药。**

编按：中风一症，生死全仗医家认证识脉，脉证确凿，不必胆怯。脉弦脉紧脉微，痰涌面白，手足冷，此中风必夹寒，非三生饮、白散子，安有救急扶危之理，若脉数，手足温，唇焦舌紫黑，苔刺，心烦者，中风必夹火，非风引汤、竹叶石膏汤、黄连鸡子黄汤，亦无回生之望。二证最宜仔细，慎之慎之。

黄连鸡子黄汤仲景　**黄连**四钱，**黄芩**一钱，**白芍**二钱，**阿胶**三钱，**鸡子黄**二枚去清取黄。**以水六杯，先煮三味，取二杯，去滓，纳胶烊化。少冷入鸡子黄搅匀，温服，日三服。**

本方适应证主治**少阴中风，风从火化，邪入少阴，其症最危最险，舌焦黑或有刺，舌干燥无津，脉细数，心烦，急用此法，多有得生。原方治伤寒，今借治中风热证，应手取效，妙不可言传也。**

肘后方抱朴子　**鸡屎**二两，**黑豆**一升，**防风**三两。**先以水二升煮防风一味，煮**

取一升，去滓，留汤听用。复将鸡屎、黑豆熬令黄赤色。用酒二升淋豆及鸡屎，去滓，取汁，然后入防风汤和匀，服五合，相去如人行六七里，再服五合。覆取微汗，避风即愈。

本方适应证主治中风脊强，身痉如弓，切勿以药贱而勿服，此是奇方也。

涤痰汤　南星制，二钱，枳实麸炒，二钱，茯苓二钱，橘络一钱五分，石菖蒲一钱，人参一钱，竹茹七分，生姜五片。水一杯，煎八分，食后服。

本方适应证主治大人小儿中风，夹顽痰胶固为病，不可名状，此方有冲墙倒壁之功，药性平和，取效尤速。

编按：以上诸方，皆治真中风，寒热互助，攻补兼施。

祛风至宝丹　驰名药店有卖，不列方，此方为风门第一方。

生姜生附汤陈言　大附子一枚，去生皮，切八片，老生姜一两，切片。右二味，以水二碗，煎成一大盏，去滓，温冷服。一法加沉香一钱，一法加辰砂七分。

本方适应证主治中风，不问冷热虚实，痰涎壅塞，昏不知人。并主瘀物作冷癖气，胸满呕沫，头痛饮食不消，能扶正气，消痰散风神效。

编按：研究方内药性，生附子气味辛热有毒，通行十二经走而不守，有斩关擒王之力。生姜气味辛温，劈恶气，通神明，利九窍，能杀附子之毒，使附子驱风寒之毒外出，不能停留人身经络脏腑之间，所以邪去正气复，是方不低于三生饮也，青田老人因贫人而设方。

地黄饮子完素　熟地、巴戟去心、山茱萸、肉苁蓉、熟附子、安桂去粗皮、石斛、茯苓、石菖蒲、远志、麦冬、五味子以上各五分，薄荷七片。水二杯，煎八分温服，不能久煎也。

本方适应证主治类中风，舌喑不能言，足废不能行，此少阴气厥不至，名曰风痱，急当温之，此真佳方也。

资寿解语汤嘉言　羌活五分，防风一钱，附子一钱，肉桂八分，羚羊角一钱，酸枣仁一钱，姜汁，竹汁各二杯。水二杯，煎八分，二汁兑服。喻嘉言云，肾气不荣于舌本，必加枸杞、何首乌、天冬、菊花、玄参、石菖蒲各一钱。

本方适应证主治类中风，脾缓，舌强不语，半身不遂。若加后六味滋水柔风息火，则详尽无遗，可谓善矣。

加味六君子汤　人参、白术、茯苓各二钱，炙草、陈皮、僵蚕、双钩藤、羚羊角各一钱，天麻一钱五分，竹沥五钱，姜沥二钱，水三杯，煎七分，兑二沥温服。

本方适应证主治类中风，口眼㖞斜，偏右者，是邪在血脉也。

大秦艽汤机要　秦艽二两，羌活一两，防风一两，川芎一两，细辛五钱，白芷、生地、熟地、当归、白芍、茯苓、炙草、白术各一两，石膏二两。每服三两，日三服，水煎姜三片。

本方适应证主治中风，手足不能运掉，舌强不能言语，风邪散见，不拘一经者。此六经中风，轻者之通剂也。

编按：舌为心苗，肾脉连于舌本，心火盛而肾水衰，故舌本强也。六经形症，谓口开、手撒、眼合、鼻鼾、吐沫、遗尿、直视、头摇诸症也。此则外无六经形症，内无便溺阻隔，为中经络之稍轻者。喻嘉言、刘崇厚诸谓风药太多，不能养血荣筋。汪讱庵谓此方，为初起风中六经，取效甚速。方中四物咸备，何谓风药太多，而不知初起多夹外感牵引，何可与愈风三化同日而语也。费伯雄亦谓初起风中六经重者，小续命汤，轻者大秦艽汤，内养血脉，外散风邪，实是佳方也。编者亲手试验，初起中风，用大秦艽汤，取效神速，不可湮没也。特采录附记，此等良方不可消灭也。

蠲痹汤用和　炙芪一钱，当归酒洗、赤芍酒炒、防风各三钱，片姜黄酒炒一钱五分，生姜三片，大枣二枚。以水二杯，煎至一杯，温服。

本方适应证主治类中风，身体烦痛，项背拘急，手足冷痹，腰膝沉重，举动艰难。汪讱庵曰，营卫不亏，风由何入？不调营卫，多用风药，非升痰即助火，此方营卫兼顾，而又能祛风利湿，诚痹病之佳方也。

采诸明家治经验案精华所同者，录列于下：

脉喜浮大，邪尚在腑。风为阳邪，症现阳脉也。若浮大鼓指，又恐正衰邪盛，元气欲脱。忌沉小，沉者邪入脏也，小者正气衰也。若沉小而气度和缓，来去分明，乃是吉兆。中经有六经之形症，宜小续命汤，为第一方，稍轻者大秦艽汤，二方皆六经之的方，亦有轻重之分也。中脏多滞九窍，故有唇缓、失音、鼻鼾、耳聋、目瞀、便闭之症，宜防风通圣散。中腑多着四肢，故有半身不遂，手足不随，左瘫右痪之形症。腑为经也，出有小续命、大秦艽之方。中血脉者，外无六经之形症，内无便溺之阻隔，惟口眼㖞斜或左右，偏左者尚有加味六君子汤，偏右者，亦有加味四物汤。中风不语，亦有加味资寿解语汤，中风舌强不能言，足废不能行，采有地黄饮子。

中风死症，开列于后。中风死症，多风中带寒，其症口开为心绝，手撒为脾绝，眼合为肝绝，遗溺为肾绝，声如鼾睡为肺绝。汗出如油为元气内绝。发直目上视，面赤如妆，法在无治。用药若迟数刻即死。急用三生饮一两，加人参一两，按三生饮方中之乌头，非四川者无力，不如用熟附一两，干姜五钱，炙草四钱，一服汗略止，再服一剂则眼睛略动，三服加人参三四钱，渐有生意，必须半日服三剂，少则不济事，乡村无力者，或白散子，或用熟附子八钱，老生姜一两，连皮切片，同煮汤频服。若面赤脉数，唇红舌红，手足温，急用风引汤，或竹叶石膏汤，大剂重用，都可挽救。这里熟附干姜炙草，是仲景四逆汤之剂，后加人参三四钱，其他诸方，载录本条上面，用有尽有。

外附针灸法于后：

一、服小续命汤无汗。倍麻黄，针风府穴，针入三分，忌灸。穴在项后发际一寸。针至阴穴出血，穴在足小指外侧甲角，针二分。先针昆仑穴，穴在足外踝后，踝骨针透太溪穴，此太阳经中风，泄太阳经之贼风，中风恶寒无汗也。

二、针陷骨穴。其穴在足大指次指外间，骨节后陷中。针入五分，兼刺厉兑穴，其穴在足大指次指端，去指甲一韭叶许。针二分。此治阳明经中风，有汗不恶寒也，泄阳明之实邪。

三、刺隐白穴。其穴在足大指内侧，去爪甲一韭叶许，针三分。身凉无汗。此太阴经中风也，泄太阴之贼邪。

四、于中风有汗无热。针太溪穴。其穴在足内踝后跟上陷中，针透昆仑。此少阴经中风也。如六经中风，混淆出之于少阳，灸经纪骨，其穴在足外踝上三寸，艾灸五壮，以引其热。取厥阴之井大墩穴，其穴在足大指甲聚毛间。刺以通其经。此少阳厥阴之中风者，以此泄其贼邪也。

卷八

血　证

总歌编者：**血随气布**四字精细**要循经，失**其常**度奔腾若迅霆，外感**吐血宜**香苏**饮**加味用，热多势大**成盆成斗**四生**丸**灵。胸痛紫黑血成块，醋炒大黄四物攻，暴怒**吐血**参归**汤**平气**汤**法。虚脱**者**保元**汤加入**竹皮青**。

加味香苏饮　**香附、苏叶、陈皮、丹皮**各二钱，**甘草**一钱，**黑荆芥**一钱五分，**白芍**三分，**葱白**三枚，**生姜**一片。水二杯，煎一杯温服。

本方适应证主治**吐血。先见头痛，恶寒发热者，脉稍浮数。此有外感风寒阻遏营卫，致使血不归经，必取微汗，解散外感，营卫协和，则血归经，其血自止矣。**

四生丸　**生地黄、生侧柏叶、生艾叶、生荷叶**各三两。**共抖如泥，为丸，鸡子大。每用三丸，水煎服。**

本方适应证主治**脉洪数，呕血，衄血，成盆成斗。此属实热实火，非此大剂不能解危。此方有消炎泻热，生血化瘀之功。**

四物化瘀汤　**大黄**醋炒**、香附、红花、桃仁、川芎**各一钱五分，**当归**四钱，**白芍、大生地、藕节**各三钱。**水煎温服。**

本方适应证主治**吐血。先必胸膈间作痛，咳嗽吐出紫色血，甚则吐出紫黑成块者。急宜此方，推陈致新，欲求止血，不但血不能止，咳无宁日，渐致成痨不起。若紫血尽，鲜血见，必须以加味六君子汤和之。**

加味六君子汤　**人参、白术、茯苓**各二钱**炙草，陈皮**各一钱，**半夏**一钱五分，**当归**五钱，**煨姜**二片，**红枣**二枚，**竹皮**一撮。**以水煎服。**

本方适应证主治**大吐血不止，中气不足，中土虚寒，不能摄血。此方有健脾和胃，止血收功之效。**

犀角地黄汤千金　犀角二钱半，生地一两五钱，芍药一两五分，丹皮二钱半。水煎服。

本方适应证主治伤寒瘟疫，应汗而不发汗，内热蓄血，鼻血吐血不止，内停瘀血，面黄大便黑，并治阳毒发斑，此方有消炎生血，凉血止血化斑之效。

平气汤青主　白芍、当归各二两，黑荆芥、黑栀子各三钱，红花二钱，甘草一钱，柴胡八分。水煎服，一剂平，二剂血止息，三剂血自愈矣。

本方适应证主治大怒吐血，倾盆而出，或冲口而出，一时昏运，死在顷刻，以止血之药治之，则气不安，以补血之药治之，则胸满不受，有变症蜂起而死。盖此症因由怒气伤肝，故重用白芍以平肝舒气，荆芥、柴胡引血归经，当归、红花生新化瘀，安有不愈者。

编按：遇有是证，常用是方，百试百验。理论虽未透彻，此方是有实践试效也。

参归汤青主　人参五钱，当归一钱，黑荆芥、炒丹皮各三钱。水煎服。

本方适应证主治血不归经而吐血。人谓非火盛即为阴亏，用凉药以泻火，火乃退而血愈多，用滋阴之味，止血之品不效，谁知是血不归经乎，当用补气之药，佐以引血归经之味，不止血而血自止矣。

编按：此方救死于呼吸之际，大有神功。采录于此，以供后贤参考。

保元汤慎柔和尚传　人参、黄芪各三钱，炙草一钱五分，煨姜三片，大枣三枚，青竹皮一撮。水煎服。

本方适应证主治气血虚弱之总方也。黄芪和表气，人参固里气，甘草和中气，三气和而元气足矣。保元者，保守其中元之气也，元气充足，血随气布而循经焉，安有妄行之理也。一本有桂，无姜枣，慎柔五书去桂，加煨姜、黑枣，确有意义也。

清咽太平丸　薄荷一两六钱，川芎一两，防风、犀角、柿饼、甘草、桔梗各二两。共研末。炼蜜为丸，梧子大。每噙化一二钱，津液咽下。

本方适应证主治胸膈上有火，早间咯血，两颊常赤，咽喉不清，诸火上逆等症。

还元水北齐褚氏　童子尿以十二岁以下，九岁以上者。去头尾，接中层者，趁热服，日三次，夜一次。冷者，炖热服。

本方适应证主治咯血，吐血，咳嗽及妇人产后血晕，阴虚久咳，身如火燎。

编按：褚氏云，喉不能容物，若有一毫，则咯血。若饮童子尿，百无一死，若服凉药、浑杂药，百无一生。朱丹溪医案载云，余常见一妇，年在三四十左右，毫发肌体丰彩，叩之，妇曰：素有恶疾，诸药无效，一人教我服童尿，已服四十余年，身轻体健，现年八十余岁，尚无疾苦。李时珍曰，小便并不寒，多服有益无损，如有久咳吐血，必坚自信之心，方可有效。

龙脑鸡苏丸局方，鸡苏即薄荷　**薄荷**一两六钱，**生地**六钱，**麦冬**四钱，**炒蒲黄**、**真阿胶珠**、**柴胡**各二钱，**木通**三钱，**黄芪**、**人参**各一钱。**先将柴胡、木通浸二日，熬汁。生地切浸汁熬膏。又先将诸药抖数千杵，极细致。加白蜜，炼熟为丸，梧子大。每服二十丸，嚼咽，白汤下。**

本方适应证主治**肺家郁热，咳嗽，吐血，衄血，下血，消渴，口臭口苦等症。**

编按：此丸清肺家郁热，郁火湿热既清，不但能止吐血鼻血，并且有清心明目之效。立法之妙，可谓善矣，作丸宜加倍也。

二地茜草汤　**生地**、**熟地**各五钱，**当归**、**酒白芍**、**茜草根**、**甘草**、**荆芥**、**川芎**各一钱。**水煎服。**

本方适应证主治**九窍及脐眼，或毛孔各处出血，皆用之。**

编按：血随气布四字，最是精妙细致，此条开篇已叙述过，再把循经二字略为续谈。血随气布要循经，内循行于经络，外循行于皮毛，中循行于脏腑。内循行于经脉及骨，上循行于头目手足，下循行于二便。一齐周身，无非是血路。一不归经，斯各处妄行，行则有孔，钻则有洞，偶有风热袭之。或呕或吐，或见于皮毛，或出于齿缝，或渗于脐眼。皆宜顺其性，引其归经，本方是也。

三黑神奇散　**炒丹皮**七分，**黑栀子**五分，**炒蒲黄**二分，**川芎**、**生地**、**川贝母**各一钱。**水煎服。先备藕汁一杯，童便一杯。以药煎好兑二味，略煮一沸，取出温服。**

本方适应证主治**一切吐血，诸药不效，服此神效无比。**

编按：药味虽少，分量亦轻，不寒不热，立法之精微，可谓尽美尽善矣。若服三四剂，必不再吐血矣。

镇阴煎景岳　**熟地**二三两，**泽泻**一钱五分，**牛膝**二钱，**甘草**一钱，**肉桂**一二钱，**熟附子**二三钱。**水二杯，速煎服。**

本方适应证主治**阴盛于下，阳格于上，真阴失守，血随而溢，以致大吐大衄，六脉细脱，手足厥冷，危在顷刻，而血不能止者，速宜此法，使孤阳有归，**

则血自安也。如治格阳、喉痹上热者，治以此汤冷服之。

独参汤　人参一二两切片，**水二碗半，煎取七分，令患者温服。渣再依前煎浓，徐徐服之。令患者静卧，待熟睡不惊醒，醒及复元也。**

本方适应证主治**脉无神气，虚而不支，脉微欲绝。大吐失血，及妇人血崩，或产后失血将脱、血晕等症。急以此汤煎浓服之，令患者熟睡，切勿惊动。自醒再服。乘此未有咳嗽，急服之。此治大吐大泻，大汗亡津液之人有效。**

编按：参者三也，其功与天地人并立为三。前人有诗曰，功建三才得令名，脉微血脱可回春。人参煎取稠浓汁，专用方知气力宏，不专者则不胜任也。

当归补血汤　黄芪一两，**当归**二钱五分，**甘草**一钱。**水煎温服。**

本方适应证主治**血虚发热。**

编按：失血之人，脉虽洪，按之极细无力。症似白虎，白虎症，脉长洪大，按之有力。此症必须以脉为凭。若投白虎汤，下咽必毙。慎之慎之。凡属一切大吐大泻，大崩失血大多，此时气血两脱，此症甚多，必凭脉为主。

黄土汤仲景　**灶心烧焦黄土**八钱，**白术**三钱，**生地**三钱，**阿胶、熟附、黄芩、甘草**炙各三钱。**水煎浓，温服。**

本方适应证主治**下血，先便后血，此为远血也。亦主吐血、衄血。**

编按：古秤原系为两数，暂已改两为钱。述明贤王晋三曰，按金匮云，先便后血为远血，明指肝经别络之血。因脾虚阳陷生湿，血亦就湿而下行，主之以灶心黄土，温燥而去寒湿，佐以生地、阿胶、甘草，入肝以治血热，白术协甘草、附子，扶阳补脾，以治本虚。此方不但治下血，而吐血衄血，妇人血崩等症，皆该之在内。

赤小豆散仲景　**赤小豆**三升，浸令发芽出，曝干，**当归**十分。**二味杵为散。浆水服方寸匕，日三服。**

本方适应证：仲景曰，治脉数无热，微烦，默默但欲卧，汗出。初得之三四日，目赤如鸠眼，七八日目眦黑，若能食者，脓已成也，此方主之，并治先血后便，名近血也。

编按：仲景立法，包括最广。以先血后便为近血，明指脾络受伤，日渗肠间，瘀积于下，故大便未行而血先下，主之以赤小豆利水散瘀，当归和肝止血，与黄土汤同治下血，亦有天涯之隔也。

金匮泻心汤 大黄二两，黄连、黄芩各一两，水二升，煮取一升，服之。

本方适应证主治心气不足，吐血、衄血者。

编按：吐血、衄血之人，血伤无以养心，致心阴之气不足也，故曰心气不足，非心阳之气不足也。用芩连苦寒之品清心火，大黄祛瘀生新，釜底抽薪之法也。

乌梅丸济生 僵蚕一两微炒，乌梅去核取用，一两半，先炒乌梅干，二味共为细末。醋糊为丸，梧子大。每服五十丸，空心醋汤下。

本方适应证主治大便下血，诸药不效，此方如神。

小蓟饮子 小蓟、木通、生地、当归、藕节、滑石、黑蒲黄、甘草、淡竹叶、栀子炒各五分。水煎，温服。

本方适应证主治下焦结热而成血淋。心主血，小肠为之腑也。热甚搏血，流入胞中，与小便俱出为淋血。小肠渗入膀胱经，所谓胞移热于膀胱，则癃溺血是也。此方能清心热，泻小肠之炎，化膀胱之湿，源流俱清，其淋血自止矣。治斯症累用累效，特采之。

二地汤 生地一两，地榆三钱。水煎服。

本方适应证主治前阴尿血，后阴便血。便血处于后阴，尿血处于前阴。此症最难调治，兹采一方，而两症俱愈，盖分之中有合，祖国医学奥妙无穷矣。阳曲老人试效方。

苎麻根汤 苎麻根十根洗净。水煎浓服。一服血渐止，三服痊愈。

本方适应证主治小便尿血淋血，淋则有痛，尿血不痛，此汤二症俱治，药简而功大。

编者结论：《内经》云，水谷之精也，饮食入胃，受气于中焦，聚汁而赤是谓血。调和五脏，洒陈六腑，乃能入于脉也。生化于脾，总统于心，藏受于肝，宣布于肺，施泄于肾，灌溉一身。目得之而能视，耳得之而能听，手得之而能摄，掌得之而能握，足得之而能步，脏得之而能液，腑得之而能气，出入升降，濡润宣通，靡不由此也。饮食日滋，故阳生阴长，注之于脉，充之实，少则涩。生旺则诸经持此长养。衰竭则百脉由此空虚。血盛则形盛，血弱则形衰。血者难成而易亏，可不谨养乎。阴气一伤，诸变立至。血之取义一为荣，荣者发荣也。非血则难润脏腑，灌经脉，养百骸，此滋长之养也。一为营，营者营垒也，非血则无以充形质，实腠理，百脉固此内守之义也。水谷之精，聚汁中焦，变化而后成血，日生几何，不知调养，而反行耗散，血病多矣。目睛出血，耳中出血，鼻中衄血，口中吐血，牙宣出血，小便尿血，大便下血，妇人崩血，金创跌血，种种不同。治病之法，虚者补之，瘀血蓄积，或行之破之，或凉之温之，或逐之行之。治实火之血，顺气为先，气行则血自归经矣；治虚火之血，养正为急，气壮则能摄血矣。观前人治外感失血，必审头痛鼻塞，恶寒发热，即以紫苏、香附、丹皮、荆芥、芍药之类散之；热势大者，成盆成斗，四生丸之类；暴怒脱血者，平气汤、独参汤之类。随其症状选择，无不可也。兹举大约而已。若求深者，必须研究唐宗海，失血专条，自有取之不尽，用之无穷也。

虚 痨

总歌陈氏：**虚痨统治**小**建中**汤加黄**芪，火炽二加龙骨**牡蛎汤**医，吐血理中**汤**姜草**甘草干姜汤**妙，喘生肾气**丸**桂甘**苓桂术甘汤。**奇，**小青**龙**汤**能导水寒痰治，**小**柴**胡汤**最疏肝热咳**嗽**施。千古滋阴都误解，**金元以后医家，以血为阴，以肾为阴，以海参胶、淡菜、天冬、龟胶、枸杞、麦冬、地黄滋阴，**太阴脾土要扶持。**血虽为阴，取汁于中焦，肾虽为阴，而精生于谷，先圣名为太阴，为诸阴之母。

《内经·决气》篇曰：精脱者，耳聋；气脱者，目不明；津脱者，腠理开，汗大泻；液脱者，骨属屈伸不利，色夭，脑髓消，胫酸，耳数鸣；血脱者，其色白，夭然不泽，其脉空虚，此其候也。大抵外感内伤，七情过用，皆能致之。其病倦怠少食，或常畏寒，或常发热，或寒热往来，气色日见憔悴，肌肉日见消瘦，即将入痨病之门。若咳嗽不已，吐血时止时来，是既成痨病，法在不治，另立一门，宜参看。

凡脉，极大、极虚、极小，皆痨也；若渐缓，则渐渐有生意；若渐数，则渐入死门；若数而兼紧弦，十不救一；若左关右关俱弦，死期不远。昔人谓此症服寒凉之药必死，修园曰，然火盛抽薪，正不可无权宜之计，火平即舍去，亦何害哉。且寒凉之药不可久服，人人皆知也。惟滋阴降火及不凉不温之品，最足误人，姑以寒凉之方，不可弃之者列之于后。肺痿声嘶喉痹，咯血烦躁，滋肾丸可用；血热妄行，脉洪大，身壮热，或吐血，或衄血，四生丸可用；吐血便血，妇人血崩血淋，伤寒发斑未已而吐血者，犀角地黄汤亦可用。四生丸载血证，犀角地黄汤亦载血证，不复重列。

滋肾丸又名通关丸　**知母**酒炒、**黄柏**酒炒各二两，**肉桂**二钱。共研细末，蜜丸梧子大，空心服五十丸，白汤送下。

本方适应证主治肺痿声嘶，喉痹，咯血，烦躁，并治小便癃闭，点滴俱无者。

黄芪建中汤金匮　**黄芪**钱半，**桂枝**三钱，**芍药**六钱，**甘草**炙一钱，**生姜**三钱**饴糖**一合，**大枣**二枚。水煎，去滓，纳饴糖，略沸一二沸，温服。

本方适应证主治虚痨腹冷，卫气弱，身酸痛，此治虚痨发热之良药也。并治血痹，阴阳俱微，寸口关上微，尺中小紧，身体不仁，如风痹状。

二加龙骨牡蛎汤金匮　**龙骨**酒洗三钱，**牡蛎**四钱，**芍药**三钱，**甘草**炙二钱，**白薇**一钱五分，**生姜**三钱，**熟附子**一钱，**大枣**二枚。水煎温服。

本方适应证主治失精家，少腹弦急，阴头寒，目眩，发落，脉虚极、芤迟，为清谷亡血失精。男子失精，女子梦交，此汤主之。

理中汤　人参、白术、干姜、炙甘草各三钱。水煎服。若吐血，则以干姜易黑姜。

本方适应证主治太阴病。自利，不渴，寒多而呕，脉沉无力。或结胸拘急，厥冷，脾虚吐血最妙。

干姜甘草汤　炙甘草四钱，炮透黑姜二钱，水三杯，煎取一杯半。温服。若加五味子二钱抖碎，为止吐血之良药也。

本方适应证主治肺痿吐涎沫，而不咳者。其人不渴，必遗尿小便数，所以然者，以上虚不能制下故也。此为肺中冷，必眩多涎唾，以此方温之。甘温除大热。若加五味子抖扁，治阳虚吐血，是神效无比。

肾气丸　干地黄八两，山药、山茱萸各四两，茯苓、泽泻、丹皮各三两，熟附子、肉桂各一两，共研末。炼蜜为丸，梧桐子大。每服二十丸，日再服。

本方适应证主治肾气不足，小便不利，故生气喘。并治妇人妊娠不得小便，以胞系了戾，故曰转胞。此方皆主之。

苓桂术甘汤　茯苓四钱，桂枝、白术、炙草各二钱。水煎服。

本方适应证主治水饮所作，气喘咳嗽，胸胁支满，目眩，心下有痰饮。此汤主之。

小青龙汤　麻黄、桂枝、干姜、赤芍各二钱，炙草、细辛、五味子、半夏各一钱五分。水煎服。

本方适应证主治心下有水气，干呕，发热而咳。或噎，或喘，或渴，或利，或小便不利。小腹满，短气不得卧。渴者去半夏，加花粉。

编按：仲景之方，变化无穷，此方并能治水肿。凡人外感治之不得其法，以致成痨瘵，坏症多矣。

加减小柴胡汤　柴胡四钱，半夏、黄芩各二钱，炙草、干姜、北五味子各一钱五分。水煎服。

本方适应证主治咳嗽，诸药不效者。原系胸中有支饮，此方最效。并治虚劳咳嗽之圣药也。

补中益气汤东垣　黄芪炙二钱，甘草炙一钱，人参一钱，白术、陈皮、当归各五分，升麻、柴胡各二分，生姜三片，大枣二枚。水煎服。

本方适应证主治虚劳内伤。身热心烦，头痛，恶寒，懒言，恶食，脉洪大而虚。或喘，或渴，或阳虚自汗，或气虚不能摄血，或疟痢脾虚，久不能愈。一切清阳下陷，中气不足之症，悉宜主之。

当归补血汤　黄芪炙一两，当归二钱五分。水煎，空心服。

本方适应证主治伤于劳役，肌热，面赤，烦渴引饮，脉大而虚。汪讱庵曰，此热，因饥饱劳役，伤其阴血，血虚阳独盛，故肌热烦渴，与阳明白虎证无异。但白虎证得之外感，实热内盛，故脉大而长，按之有力。此症得之内伤，血虚发热，脉虽洪大，按之而无力，误服白虎汤则毙。

归脾汤用和　人参、白术土炒、茯神、枣仁、龙眼肉各二钱，黄芪炙一钱五分，当归、远志除心各一钱，木香、炙甘草各五分，生姜一片，红枣一枚。水煎服。

本方适应证主治思虑过度，劳伤心脾。怔忡，健忘，惊悸，盗汗，发热，体倦，食少，不眠。或脾虚不能摄血，致血妄行，及妇人崩带，久虚之病，如体虚夹实火，薛氏加丹皮、栀子最妙。

人参养荣汤　人参、白术、黄芪炙、甘草炙、陈皮、肉桂去外粗皮、当归酒洗各一钱，熟地、五味子抖、茯苓各七分，远志去心五分，白芍一钱半，生姜三片，大枣二枚。水煎服。

本方适应证主治脾肺气虚，荣血不足，惊悸，健忘，寝汗，发热，食少无味，体倦，肌瘦，色枯，气短。毛发脱落。亦治发汗过多，身振脉摇，筋惕肉瞤。薛立斋曰，气血两虚，而变现诸症，莫能名状，勿论其脉症，但服此汤，诸症悉退。

补心丹天王　生地酒炒四两，人参、丹参、当归、天冬、麦冬、柏子仁去油，茯苓、五味子、枣仁各一两，远志、桔梗各五钱。依法制好蜜丸。飞朱砂为衣。一方金箔为衣。丸如弹子大。临卧，用灯心汤下。

本方适应证主治思劳过度，心血不足，怔忡健忘，失眠，口舌生疮，大便或滞或溏，神志不宁，津液干枯。

编按：道藏经云，志公和尚日夜诵经，邓天王悯其劳，赐以此方，诸书分两皆有出入，仿清代名家录之。方虽曰迷，余四十年前，患大便日七八次，夜卧失眠不爱食，拖延月余，亦未服过药，自知劳心过度，形志皆苦，以此药一大料，熬汤服一料，服完其病如失，后病有相同者，即用此方，应手取效者甚多。

大补阴丸丹溪　龟板酥制，六两，熟地黄六两，黄柏盐水炒、知母酒炒各四两，猪脊二具蒸熟。先将上四味为细末，再加白蜜炼熟，和猪脊髓，和匀为丸，梧子大。每服六十丸。或盐汤，或姜汤，空心服下，夜一服。

本方适应证主治肾水枯涸，五心发热，形容枯瘦。此滋肾水降火之良法。劳病非此，百无一生。近日医家皆曰寒凉，而不察其有情血肉在内。知其一而不知其二也。古人立法，决不欺我哉。

龟鹿二仙膏　龟板刮净十斤，鹿角锯片十斤，枸杞子二十两，人参十五两。取名山泉水六百斤。将鹿角、龟板放入坛内，倒入泉水，高出角与板三五寸，以黄蜡封口，放大锅内，用桑柴火熬七昼夜。煮时，坛内一日添热水一次，勿令沸起，锅内一日夜添水五次，候角与板酥，取出，滤净，取滓，其滓即鹿角霜、龟板霜也，将清汁另放。将人参、枸杞子以水三十六碗，熬至药面无水，以新布绞取清汁，将人参、枸杞子滓放石臼水锤捣细，用水二十四碗，又熬如前，又滤又捣又熬，如此三次。以滓无味为度。将前龟、鹿清汁与人参、枸杞子清汁合一起，入锅内，再用桑柴文火熬，至滴水成珠不散，乃成膏也。用瓷罐收贮，安冷水内退去火毒，取出，切片，挂于当风处，阴干。每早用甜酒，空心，服一钱半，夜晚卧时服一钱半。

本方适应证主治虚劳百病，养人身三奇，一养气，二养精，三养神。精气神，为人身生生之本。补方中无能出其右者。李仕才曰，竹破竹补之法也。

十味地黄汤千金　炮附子、肉桂各二钱，熟地八钱，山茱、山药、玄参、白芍各四钱，泽泻、茯苓、丹皮各三钱。水煎浓。空心稍冷服。服药后即饮食。

本方适应证主治口舌生疮，上热下寒，服凉药更苦痛甚，服此即效。并治面红目赤，齿牙浮肿作痛。此为孙思邈，导龙归海之妙策也。此药十倍炼丸。

名十味地黄丸。方出千金翼书。

四君参麦汤　人参、白术、茯苓、黄芪、白芍各二钱，麦冬、莲子肉、山药各三钱，甘草一钱，五味子一钱五分，生姜一片，红枣一枚。以水三杯煎，去头煎不用，再以水二杯煎取一杯，温服。渣再以水二杯，煎取一杯温服。

本方适应证主治损病，六脉俱数，声哑，口舌生疮，昼夜发热无间，足太阴真阴虚也，已入劳门，法在无治，急用此法。煎，去头煎不用，只取二煎三煎，此为养脾阴秘法，盖头煎甘温带燥，脾不能受，只取甘淡，淡能养脾之至阴，一连服十余日，发热渐退，口疮渐好转，再用参苓白术散，亦煎去头煎不用，取出曝干为细末，上午白开水调服一钱，夜晚白开水调服一钱。盖头煎燥气尽去，遂变成甘淡之味，淡能养胃，微甘能养脾，师师相传，切勿轻视。是法陈氏从慎柔和尚所传。陈氏书中有案可查。编者试验数次，确系有效。早五十年前，余用此法，被同业背说，头煎既去，二煎力薄，服三煎反病，切勿乱斥，这是无中生有，不可信也。然服此药收效良多，自己不读书，反诽谤他人，不值有识者一笑。

地骨皮散　当归、生地、白芍、地骨皮各二钱，川芎、丹皮各一钱五分。水煎服。

本方适应证主治三焦及心包络火邪。并治骨蒸发热，日静夜剧，及妇人热入血室，或胎前发热。

甘露饮　熟地、生地、天冬、麦冬、黄芩、枳壳、茵陈、枇杷叶去毛、石斛、甘草各等分。水煎服。

本方适应证主治胃中湿热，身黄溺赤，喉舌口疮，牙床糜烂，吐血，衄血等症，并治胃家白喉极效。

加味泻白散　桑皮、地骨皮、杏仁抖各二钱，甘草一钱，黄芩、阿胶珠各一钱五分。水煎服。

本方适应证主治感秋燥之气，晒淅恶寒，寒已发热，渐至咳嗽，误以参术补之，至肺中热气无处可宣，急奔大肠，食入则不待运化而出，食不入而肠中之垢，亦随气奔出，泻痢不休。宜以润肺之药，兼润其肠，则源流俱清。寒热咳嗽泄痢，一剂俱止。此出喻嘉言寓意草可查。

编者新方：熟地一两，地骨皮、人参、麦冬各五钱，白芥子三钱，山药三钱，五味子三分。水煎服。

本方适应证主治未成痨而将成痨，左手寸脉小，右手寸脉大，关尺之脉不论如何，即以此方投之，服五七剂，两寸脉平，病即愈。百不失一，秘传方。

清骨散心法古方　银柴胡一钱五分，胡黄连、秦艽、鳖甲、地骨皮、青蒿、知母各一钱，炙草五分。水煎服。

本方适应证主治火炎水竭，真阴消灼，肌骨之间蒸蒸发热，昼热夜热，重阳无阴也。东垣曰，当极泻其阳，峻补其阴，此法是也。

人参清肌散东垣　人参、白术、茯苓、炙草、当归、赤芍、柴胡、葛根各等分，生姜三片，大枣二枚。水煎服。

本方适应证主治午前发热，气虚无汗，热发于午前，是阳虚阴火乘之。火燥热郁，故无汗，是邪火有余，真气不足也。此方清之。

白术除湿汤东垣　人参、赤苓、炙草、柴胡各五钱，白术一两，生地黄、地骨皮、泽泻、知母各七钱。每服五钱，腹有刺痛加当归七钱。小便利，减苓泻一半。

本方适应证主治午后发热，背恶寒，四肢沉困，小便色黄，即汗后发热。汪昂曰，午后发热，阳陷于阴中也，背恶风者，阳不足也。四肢沉困，湿胜而脾不运也。小便黄热兼湿也。汗后而热不退，阳虚也。

编者结论：虚与痨，往往混淆一起。外虽相似，内实不同，治法始异终亦同。虚者，气血阴阳两虚也，痨者，阴虚阳亢也。虚损可用温补，若痨初起，最忌温补，法宜清补也。两者辨法，不必凭脉，但看病者着衣，平人着复衣，病者着单衣，此为痨；平人着单衣，病者着复衣，此为虚损。痨者，骨蒸而热；虚损，营卫虚而发热也。治痨，首宜清补，清骨散、地骨皮散、滋肾丸、大补阴丸、甘露饮，调以四君参麦汤，初宜选择。火热已退，建中、理中、养营、归脾亦不可少也。所谓痨病与虚损，始异终亦同。虚损易治，痨病难治，不可不知也。我们祖国先贤，选药方，设针灸，某药能杀某些虫，针取某经某穴，灸某经某络，能治那些病，所以针灸为先，汤药次之，就是去除人身中之风寒虫，三大病根。古书尚有明训。病入膏肓，药不能疗，针不能刺，故用艾火灸之。对于痨虫为害，何等慎重，奈何后人将痨症恶疾，置之高阁矣。编者补出灭痨虫，数调于后。

驱痨虫方法

明乳香七八钱研，用薄纸裹，燃火安小竹筒内，熏病人手背，男左女右。用绸绢帕盖手掌心良久。俟有毛从掌中出，毛色白易治，毛色红难治，毛色黑无治，必死。因人真精真血，被虫吃尽了。无痨虫者即无毛也。治法见后。

治痨虫方法：用长纸折二层，寸半宽，打湿透，贴病人脊背骨上，先干者即痨虫所居。用大蒜头切片听用，先用墨点先干处，将蒜片盖墨点上，以艾火一团放蒜上烧之。多烧，久烧为好。若无蒜片，用老生姜切片亦可。先预火盆铁铗开汤，如虫出现，即用纸盖住，铗入开水汤内煮死。谨防飞入人口鼻内，谨之慎之。

又方，雄黄精、石硫黄去泥沙朱砂各一钱，真麝香一分，各研细末。合匀，收入瓷瓶内，以好烧酒和匀，用独蒜头去蒂，药从尾闾脊背，徐徐逐节擦上，如有肿处，或极痛之处，即是痨虫所居，须于肿痛处多擦，久擦，其虫自灭，不拘新久，一切痨病，皆能除根。用此方法，必择天晴无风处，正午时暖和，乘此时擦之更好。此药能开背后三重关窍。经络流通，大有裨益。此方师师相传，屡试屡验，勿可勿信。

又方，猫屎一握，取屋上晒白者。用黄泥包好，入火内煨焦，取出用碗盖住。俟冷，研细末。加黄片糖，蒸化为丸，如梧桐子大。每次服三四钱，神效秘方，并治传尸痨，亦治童子痨。

编者再介绍一下。咳嗽条，吐血条，虚痨条，三症之方都可以互相借用，症虽不同，何以互相借用，岂不有矛盾乎？答，否。吐血、虚痨，初因外感未清，而误补之，遂变咯血虚痨，缘由咳嗽起因，所以治咳嗽之方很有意义，与此一症，都有密切关系。

历节风

总歌陈氏：关节剧疼名历节风，俱方书五积散有神功，若投温燥之剂还增病，不受温燥之药，干葛根忍冬藤金银花藤，又名忍冬藤。淫羊藿充。叶天士本草经注解，淫羊藿浸酒治偏枯。

陈修园曰，历节风症，一身关节疼痛，新病宜五积散，以散风寒湿之邪，久病宜补养气血以胜邪，与风中血脉之治相同。然脉症确凿，必宜多服。接连服二十余日自愈。

五积散局方　麻黄、当归、苍术、陈皮各一钱，干姜、白芍、枳壳各八分，半夏、白芷各七分，桔梗、炙草、茯苓、肉桂、人参各五分，川芎四分，生姜三片，葱白三枚。

水煎服，坊本有厚朴，无人参。

本方适应证主治感冒寒邪，外而皮毛经络，内而脏腑，上而头项，下而腰脚，无有不治。并治痢后鹤膝风。统治五积，寒、湿、气、血、痰、食也。

桂枝芍药知母汤金匮　桂枝、白术、知母、防风各四钱，芍药三钱，甘草、麻黄、附子各二钱，生姜五钱。水煎服。

本方适应证主治诸肢节疼痛，身痛尪羸，脚肿如脱，头眩短气，温温欲吐者。

忍冬藤酒天士　忍冬花半斤，无花，藤叶都可，清酒、长流水各半，煎汤服。一日三服。服十日半月自效。

本方适应证主治历节风，不受温燥者。此方累试累效。

淫羊藿酒天士　淫羊藿去叉，羊脂炒六两，白酒五斤浸之，封闭坛口。浸二七日，可饮。每空腹饮一杯，日三次，夜一次，服至酒完，又以酒二三斤，浸之半月，搅匀，照前法服之。

本方适应证主治历节风，不受温燥者。此方滋肾水，以平肝风止痛甚验。

虎骨木通汤种福堂　虎骨炙枯碎破，一两半，木通三两。水三四碗，酒一碗。不饮者去酒，煎汤，日三四次。每日一剂，服十剂，痛减病愈。

本方适应证主治一切麻痹，历节痛风等症如神。

痹　症

总歌陈氏：闭而为痛痹斯名，五积散温通古法章程，二术二陈汤祛湿外，黄芪五物汤妙而精。

五积散载历节条。

二术二陈汤　白术三钱，苍术二钱，半夏洗、茯苓各二钱，陈皮、炙甘草各一钱，生姜三片，大枣二枚。水煎服。

本方适应证主治湿痹，为首方。湿去则头与四肢皆轻，并治历节等症。

黄芪五物汤金匮　黄芪、桂枝、芍药各三钱，生姜六钱，大枣三枚。水煎服。

本方适应证主治血痹，修园谓为虚痹总方。脉阴阳俱微，寸口、关上微，尺中小紧。外症身体不仁，如风痹状。并治痛风历节甚效。

独活寄生汤千金　独活、桑寄生、秦艽、细辛、川芎、干地、当归、芍药、桂枝、茯苓、杜仲、牛膝、人参、甘草各等分。每服四钱，水煎服。桑寄生无真者，以续断二钱代之。

本方适应证主治肝肾虚热，风湿内攻，腰膝作痛，冷痹无力，屈伸不便。考灵枢经曰，能屈而不能伸者，病在筋，能伸而不能屈者病在骨。千金仿《内经》，而立此方也。

三痹汤古方　人参、黄芪、茯苓、甘草、当归、川芎、芍药、干地、杜仲、牛膝、桂枝、细辛、秦艽、独活、防风各等分，生姜三片，大枣一枚。水三盅，煎五分，日二服，夜一服。

本方适应证主治气血凝滞，风寒湿三气合而为痹。并治手足拘挛。一方有续断。喻汪二氏皆云，此方悉总《内经·痹论》，得其要旨，凡属诸痹痛风等症，为第一方。

编按：久病致虚者为佳。若初病，新邪，以仲师桂枝芍药知母汤为宜。

黑豆酒千金　黑大豆一升，水浸发芽，晒干炒香熟为末。酒调一钱，日三服。

本方适应证主治痹在血脉之中，随脉而上，随脉而下，不能左右，各当其所，此亦巧法也。

鹤膝风

总歌陈氏：膝头独大鹤同形形同鹤膝，风寒湿三气相因脚步停足不能行走，五积散服完白芥子敷研末，葱姜汁调，涂患处一时许，俟其起泡脱皮。十全大补汤加味妙在温经加牛膝、杜仲、附子、防风、独活名大防风汤。

五积散详历节条。

白芥子方种福堂　白芥子二两略炒研末，用葱白汁、生姜汁调涂膝盖骨周围。一伏时久，俟其起泡脱皮便效。

大防风汤　人参、黄芪、当归、熟地、白术、芍药、茯苓、桂枝各二钱，防风三钱，川芎、附子、牛膝、独活、杜仲各一钱五分，炙草一钱，生姜三片，大枣二枚。水煎，空心服。

本方适应证主治气血两虚，被风寒湿三气之毒，藏于血脉筋骨之间，腿膝疼痛，鹤膝风。古人又设一法，攻补兼施，邪去而不致伤正也。非补气血，则正不能复，非攻邪则邪不去。喻嘉言、陈修园皆曰，鹤膝风，即风寒湿之痹聚于膝也，骨日大，上下肌肉日枯，未可先治其膝，必养其气血，使肌肉内滋荣养，其膝可治矣。

编按：此症但赤热焮肿者勿用，二妙散、桂枝芍药知母汤，亦或所需。若无焮肿赤热者，则从喻陈二氏可也。

桂枝芍药知母汤详历节风。

二妙散　黄柏、苍术各三钱，**稍加食盐少许。水煎，空心服。**

本方适应证主治**两脚赤热，焮肿疼痛。并治湿热痿痹。余加白芍三钱，以平肝亦妙。**

脚　气　症

总歌陈氏：**脚气原因湿气来，鸡鸣散剂莫徘徊，干**干脚气症，不肿而顽麻拘急。**方宜四物**汤**加苍**术**泽**泻，加苍术、泽泻、牛膝、独活；脚红赤热，则加黄柏、知母，**肾气丸平逆上灾。**脚气有腹痛带呕，防其攻心，肾气丸主之。

鸡鸣散　槟榔七枚切片，**吴茱萸、紫苏叶**各三钱**桔梗**五钱**木瓜、陈皮**各一两**生姜**五钱。**水三大碗，煎至一碗半听用，渣再以水二碗，煎取一小碗，两汁合为一处。待夜半鸡鸣时分，分三五次冷服之，天明时，当下黑粪，即是肾家所感寒湿之毒气也。午前痛必止，肿必消，饭宜缓食，使药作效，亦无所忌。**

本方适应证主治**脚气第一品。有肿为湿脚气，如感风湿脚气流注，不论老幼男女，皆并宜服之。此治湿脚气，有肿痛也。屡治屡效，精心留意，佳方切勿湮没也。**

加味四物汤　当归、白芍、苍术、木瓜、泽泻、牛膝各二钱，**川芎、独活**各一钱五分，**干地黄**三钱，**肉桂**一钱。**水煎服。脚肿，带红赤，形瘦者，加黄柏、知母各二钱五分。水煎服。**

本方适应证主治**干脚气。干脚气不红不肿，惟疼痛是也，或顽麻挛急，或缓纵。有红不肿，可用二妙散，先服二三剂，继服此方。**

编按：干脚气、湿脚气，一肿一不肿，两胫肿大为湿脚气，两胫不肿，或顽麻，或挛急，或缓纵，为干脚气，显而易辨。但二症都有攻心害命之险，宜防为早。二症虽不宜骤补，然三阴受病，上气喘急，及上入少腹不仁，急宜肾气丸，补火以利水；外以金匮矾石汤，浆水煎汤浸洗。脚气症，小腹顽痹不仁，不过三五日，即令呕吐，名脚气攻心，必死。故仲景用肾气丸，通膀胱之气，安其肾水，不使攻心；巢元方用风引汤，取石性易于下达，胜其湿热，不使脚气攻心。三方为救危之神剂。一治肾气之虚，一治湿热之盛。宜凭症择用。

肾气丸载虚痨条。

风引汤载中风条。

矾石汤金匮　**矾石**二两，**以浆水一斗五升，煎三五沸取出，俟能下手，以双脚入矾石汤内浸之。以此汤浸二三次，内仍宜服药，以风引汤、肾气丸选择施治。**

歌括编者：**脚气攻心矾石汤，煮须浆水浸之良，湿收毒解兼除热，**仲景**补出灵枢法外方。**

千金温肾汤　**茯苓、泽泻、干姜**各二两，**桂枝**三两。**以水六升，煮取二升，分为三服。**

本方适应证主治**腰脊、膝脚浮肿不遂。**

陈修园医案一例：一人患脚气不自知，别因他病发动，疗之得瘥。后患呕吐，而复脚弱，余为诊之，乃告为脚气。病者曰“我平生不患脚肿，何因名为脚气”，不肯服疗脚气汤药。他医以为初发，狐疑之间，不过一旬之间而死。故脚气不得拘定以肿为候，有肿者，亦有不肿者，其以小腹顽痹不仁者，脚多不肿，其小腹顽痹后，不过三五日，即令人呕吐者，名脚气攻心，如此者，死在旦夕。凡患脚气攻心难治，以其肾水克心火故也。内服肾气丸，外用矾石散浸之，宗仲师法，活人多矣。

汗　症

总歌：古云盗汗属阴虚，自汗阳羸卫外疏卫虚，毛窍空虚，自汗。**阴**虚**则六黄**汤**阳**虚**术附**汤**，互根**阴阳互根之道，此旨微妙当究五车书。

编者略言其概：阴虚者，夜间发热，汗出醒则收曰盗汗，宜当归六黄汤。若时常畏寒，一动则汗出，或不动汗亦自出，名阳虚自汗，宜术附汤、芪附汤、参附汤，宜细审择。《景岳全书》载有汗出六不治者，一汗出而喘甚，二汗出如脉脱，三汗出而身痛甚，四汗出发润至巅，五汗出如油，六汗出如珠者。医者不得妄

为用药。《热病论》曰，阴虚者阳必凑之，故少气时热而汗出也，《决气》篇曰，津脱者，腠理开，汗大泻，故陈氏曰，阴阳互根之道，当究五车之书即此也。

当归六黄汤　当归、生地黄、熟地黄、黄连、黄芩、黄柏各二钱，黄芪四钱。水煎浓，温服。

本方适应证主治睡则汗出，醒则汗收，故曰盗汗，为阴虚被火热扰之。用二地当归滋阴水，以三黄苦以坚之而泻火邪，倍用黄芪领苦寒之药而达表，以坚密汗孔也。

芪附汤　黄芪一两，熟附子五钱。水煎服。

本方适应证主治卫外之阳不固而汗多，汗多恐亡阳，又虑丹田真火散乱，故用附子暖丹田，助元阳。附子得黄芪能固脱，所以止汗则元阳无伤也。

术附汤　白术一两，熟附子五钱。水煎服。

本方适应证主治脾中之阳遏郁而自汗。

编按：中者脾也，脾为中土。中土虚寒则自汗。熟附走而不守，领白术转运中州，而遏郁解矣。

参附汤　人参一两，熟附子五钱。水煎服。

本方适应证主治肾中之阳浮游而自汗。

喻嘉言曰：卫阳不固则用芪附汤，中之阳遏郁而自汗，则用术附汤，肾中之阳浮游而自汗，则用参附汤。凡属阳虚自汗，不能舍此三方。

玉屏风散　黄芪、防风、白术各五钱，共细末之。每次三钱，酒调服。

本方适应证主治诸风伤卫，湿热牵引。风为阳邪故热。太阴为湿土。湿热交蒸则为自汗。防风、黄芪领风邪出表，白术补中宫土气，故能止汗而退热也。

五倍子散　五倍子五枚大者佳，炕焦为细末。男患用女人口水调，女患用男人口水调，作饼式。贴脐眼。封闭脐眼一夜。次早取下，投入长流水内。

本方适应证主治大汗似浴不止，此能止之。其人身热，汗似浴。内服当归六黄汤，一昼夜可服二三剂；如素虚，或久病之人，或因恼怒，而大汗如浴者，脉必空虚无力，急以归脾汤大剂，每剂必重至十二两许，方可济事。若疑剂大，或被旁人阻止，终莫能救。此症编者常见旁人阻止，以致不救。归脾汤载虚痨条，二加龙骨牡蛎汤亦载虚痨条。此二方并治。脱影在上者归脾汤，脱影在下者二加龙骨牡蛎汤，二汤均有收汗固脱之能。

秘结症

总歌陈氏：**秘结三承**气汤**慎用之，麻仁**丸，又名脾约丸**润泽不支离，须知肾脏为阴主，补泻寒温总是滋。**

编按：《内经·金匮真言论》曰，北方黑色，入通于肾，开窍于二阴。厥气论曰，膀胱移热于小肠，膈肠不便。藏气法时论曰，肾苦燥，急食辛以润之。读此数语，则知秘结之症，除阳明结热，轻者用脾约丸，重者择三承气汤，其他秘结者必注意于肾，肾燥者润之，肾虚者补之，肾寒者温之。

大承气汤、小承气汤、调胃承气汤俱见三阳里证阳明条，兹不复详。

麻仁丸又名脾约丸，仲景　**麻仁**另研、**芍药**、**枳实**炒、**厚朴**、**杏仁**各五两，**大黄**酒焙蒸一斤，**为末，蜜丸，梧子大。米饮送下十丸。渐加，以知为度。**

本方适应证主治**脏腑不和，津液偏渗于膀胱，以致小便多，大便秘结，此方主之。**

蜜煎导法仲景　**白蜜**三两，**于铜器内煎数沸，取出俟稍冷，纳皂角末少许，捻作尖锐形条子，插入肛门内二寸深，如大便时取出。素患大便结者，多用数次，有益无害。**

猪胆汁导法仲景　**猪胆**一枚，**用小竹筒管长三四寸，以一头插肛门内二三寸深。将猪胆汁加醋少许和匀，慢慢灌入竹筒管内，顷刻即当大便，欲大便即取出。**

编按：肾寒，肾虚者，不大便，用肾气丸，加肉苁蓉五钱，改作汤剂，服数日大便如常；肾热，肾燥者，不大便，用肾气丸，减桂附，加黄柏、知母各三钱，生地五钱，改作汤剂，服数日大便不燥矣。肾气丸载虚痨条。滋肾丸又名通关丸，治下焦二阴闭结，方皆载虚痨条，一治小便癃闭，一治大便闭结。

腰痛

总歌陈氏：**腰痛外邪五积**散**宜，内虚六八**六味地黄丸、八味地黄丸**化裁之，若还**有**瘀血**作痛**寻鹿角**为末，**肾着**汤治**沉沉不**能**转移。**

编按：《内经·刺腰痛》篇曰，足太阳脉浮，令人腰痛，言外感也。陈氏经验，以五积散治之有效。《脉要精微论》曰，腰者，肾之府，转摇不动，肾将惫矣，言内虚也。后贤以六味、八味地黄丸，加牛膝、杜仲、淫羊藿、故纸、鹿茸主之。痛之如刺者，为有瘀血，以鹿角为末，肉桂、乳香、没药、牛膝、元胡、桃仁、红花煎汤，送六味地黄丸四钱。痛而重如带五千钱者，为湿气，宜肾着汤。若时作时止，痛而游走，为痰积腰痛，以二陈加南星、枳实、枳壳。

编试效验方：腰痛，诸药不效，用白术一二两，苏兜一个，煎汤服，连服四五日必愈。初起者，不宜服。

五积散详历节条。

六味地黄丸作煎剂，名六味地黄汤　**熟地**八两，**山茱、怀药**各四两，**丹皮、茯苓、泽泻**各三两，**共炼蜜为丸，如豆大。每服三四钱。本方加肉桂一两，熟附子一两，名八味地黄丸，又名肾气丸。**

肾着汤金匮，又名干姜苓术汤　**干姜、茯苓**各四两，**甘草**炙、**白术**各二两。**水煎服。古秤，改两为钱，亦可。**

本方适应证主治**伤湿身重，腰冷痛，腹亦痛，口不渴，小便自利，饮食如故，腰如系五千钱者。**

星枳二陈汤　制南星、枳实、枳壳、茯苓、苍术、白术各二钱，**半夏**三钱，**陈皮**一钱五分，**炙草**一钱，**生姜**三片。**水煎服。**

本方适应证主治**头腰重痛，四肢无力，胸膈不舒，呕吐恶心等症。**

疝　气

总歌：疝为任脉**病与肝经，**小茴香**茴木**木香、木通**金铃**子**是典型，合入五苓汤散妙，石灰**捣如米大，棉布包缝，干敷睾丸，最易消肿**外**敷**法亦神灵。**

加味五苓散　白术一钱五分，**泽泻、金铃子**各二钱，**茯苓、猪苓、小茴香**各二钱，**官桂**五分，**广木香**八分，**荔枝核**五枚。**水煎服。**

本方适应证主治**睾丸焮肿作痛，恶寒发热。一日二剂，连服二三日，其肿自消，痛亦止矣。**

橘核丸用和　**川楝子、橘核、海藻、昆布、桃仁**各二两，**官桂、厚朴、枳实、延胡索、木通、木香**各五钱。**共末，蜜丸。每服三钱，淡盐汤送下，或酒送下亦效。编者常作汤剂亦效。**

本方适应证主治**四种疝气，肠㿗、水㿗、卵㿗、气㿗。然四种疝气，有极痛牵引脐腹者，有不痒不痛者，有睾丸茎肿硬，不痛不痒，为㿗疝，此种最顽固难消。**

编按：此症治法最多，内服方剂有效，莫如加味五苓散、橘核丸，如无丸，作汤亦可，只取验方数首，百试百应者。外治方特效者列下。

地肤子散　地肤子四两，**葱白**七枚，**以水七碗，煎地肤子，得五碗，以葱白先放小盆内，以地肤子汤泡之。令患者用木板一块，盖三分之二，将肾囊对热气熏之。俟能下手，将肾囊睾丸浸入汤内，用小手帕浇汤，自小腹淋下，至汤冷，再用砂锅烧热再浸。次日又用一剂。依前法，先熏后浸，如此，二剂必消，如未消，再用后方。**

千金翼方　甘草七寸，切作七节，**明雄黄**一两研，**白矾**二两。**先以水七碗，煮甘草三五沸，入黄、矾沸三沸取出。先用小盆一个，木板一块，将药汤倾盆内，以木板盖三分之二，令患者坐板上，以肾囊睾丸对热气熏之。俟能下手，将肾囊浸入汤内，用小手帕浇汤，自小腹淋浇向下，浸至汤冰冷为度。次日再用一剂，依前法。三剂全消，屡用屡效，百不失一。**

本方适应证主治**睾丸肿大，痛不可忍，一剂痛止，再剂肿消，三剂全消痊愈。此方浸洗，神效无比。**

疝气简略：《内经·骨空论》曰，任脉为病，男子内结七疝，女子带下瘕聚。督脉主病，从少腹上冲心而痛，不得前后为冲疝。大奇论曰，督脉大急沉，肝脉大急沉，皆为疝病。先贤立法，以针取之，后贤推而广之。七疝之外，又有气疝，后贤以一气包之，以五苓散随症加减，改作汤剂甚效。

编按：疝气肿极者，以五苓散加银花七钱，乳香、没药、广香各一钱五分，川楝子四钱，小茴香、荔枝核各三钱，盐三分，烧酒一杯，长流水煎，空心服。肿硬不痛者，如橘核丸作汤剂，忌猪肉、冷汤、房事为妙。

千金翼方　新石灰，风化者勿沾水，用密薄布，将细石灰包裹缝好，敷贴睾丸肿处，昼夜不间断。贴两星期，消散必不再发。以上服药及外治法，治经数百人，确系应手取效，不烦他药也。

口糜龈烂

总歌：口糜龈烂火之炎，口盼慈云甘露饮**霑，喉痹生蛾导赤散，四逆从治**

继针砭。

总解：口糜龈烂出血，心肺胃之火盛也，宜甘露饮主之。单双蛾子，即方书所谓喉痹是也，双蛾较轻易治，单蛾较重难治，由心肾之火乘肺也，急刺手大拇指少商穴出血，男先左，女先右，两手宜刺出血，又以导赤散加桔梗、贝母、射干。二症若服凉药不愈。可用熟附一钱五分，白蜜三羹，蒸熟含汁咽吞下。或用仲景通脉四逆汤加猪胆汁、人尿与服。或八味桂附地黄汤加黄连七八分，同煎汤服，必须冷水内退去火毒后服。上症不可纯用寒凉，恐上热未除，中寒复起，毒气乘虚入腹，上喘下泄，手足厥冷，爪甲色青，口如鱼口者必死。

编按：喉者候也，咽者嚥也。喉主纳气，清气通于天。咽主纳食，浊气通于地，故《内经》云，清阳发腠理，浊阴归五脏，此也。

加味导赤散　生地、木通、竹叶、射干、贝母、桔梗各三钱，甘草梢二钱。水煎服。

本方适应证主治喉痹。不论单双蛾子肿痛，男女老少皆治。

甘露饮　生地、熟地、天冬、麦冬、石斛、茵陈、黄芩、枳壳、枇杷叶、甘草各等分。水煎服。

本方适应证主治胃中湿热，喉疮口烂，舌烂龈烂，口臭，吐血，鼻血等症。

通脉四逆加猪胆汁汤仲景　熟附一钱五分，干姜、炙草各三钱，猪胆汁一羹。俟药熟汤成，纳胆汁，或可加人尿五羹，温服。

本方适应证主治少阴病，下利清谷，里寒外热，手足厥冷，脉微欲绝，身反不恶寒，其人面色赤，或腹痛，或干呕，或咽痛，或利止脉不出者。

编按：此法微妙。陈氏借治咽痛，是从治法。若白通汤加猪胆汁、人尿，方内无炙甘草，有葱白九茎，此方是通脉四逆加胆汁、人尿，以其咽痛，故用通脉四逆，藉炙甘草调和姜附，而无偏热也。

喘　促

总歌陈氏：喘分内外实虚医，内夏内饮小半夏汤外龙小青龙汤两路驰，内阻实痰葶苈大枣泻肺汤下，肺窒为实胀越婢汤施，虚而不运六君子汤助，虚若离根肾气上奔真武汤追，导引利便呼吸辨呼气短，宜从太阳以化气，吸气短，宜从少阴以收纳之，桂甘苓桂术甘汤，化太阳之气肾气丸古遗规收纳肾气不使上腾。

总解：气促者，气上冲，不得倚息也，与痰饮、咳嗽参看。有内外虚实四证。外证，为风寒，以小青龙汤加杏仁三钱主之；内证，为水饮，以小半夏汤加茯苓八钱主之；实证，非气闭不开，即肺胀不纳，因支饮壅满，呼吸不能自如，以葶苈大枣泻肺汤主之；若其人喘，目如脱状，脉浮大者，以越婢加半夏汤主之；虚证，是脾虚不能转运，肾虚不能纳气，脾虚者以六君子汤加细辛、五味子、干姜主之，肾虚以真武汤、黑锡丹主之。气短为痰饮，出气短宜化太阳之气，以苓桂术甘汤主之，入气短者，宜肾气丸加五味子主之。

小半夏加茯苓汤仲景　半夏洗半升，生姜半斤，茯苓四两，依陈氏加减改两改升作钱，新定：半夏、生姜各五钱，茯苓八钱。水两杯，煎一杯服。

本方适应证主治水饮，咳逆欲呕，并治眩晕。

葶苈大枣泻肺汤千金　葶苈熬黄，捣丸如鸡子大，大枣十二枚，以水三升煮大枣。取二升去枣，纳葶苈，煮取一升，顿服。

本方适应证主治气喘不得卧者，并治肺痈。

越婢加半夏汤仲景　麻黄六钱，石膏八钱，甘草二钱，生姜三钱，大枣二枚，半夏洗四钱，以水六杯，先煮麻黄去上沫，纳诸药，煮取三升，分三次服。

本方适应证主治咳逆上气。此为肺胀，其人喘，目如脱状，脉浮大者，此汤主之。

肾气丸详腰痛条。

桂苓甘术汤又名苓桂术甘汤，详虚痨条。

小青龙汤详虚痨条。

六君子汤　人参、白术、茯苓各二钱，半夏一钱五分，陈皮、炙甘草各一钱，生姜三片，大枣二枚。水煎服。这里治水饮气喘属虚者，加细辛、干姜、五味子八分。

本方适应证主治脾胃虚弱，痞满痰多。

编按：患者有汗，或久病脉沉数，再加大黄二钱，甚效，以作参考。

真武汤　茯苓、白芍、生姜各三钱，白术二钱，熟附片一钱五分。水煎服。

本方适应证主治小便短，咳嗽气喘，腹痛，肾寒，水气上泊，镇纳水气。原方本治伤寒，后人借治一切险症，莫不应手取效。此系肾阳浮越将脱，真阳离根，非此莫何。原系脉数，病重者亦可酌量增加，临时消息可也。

黑锡丹　黑铅锡、硫黄各三两，胡芦巴、附子炮、肉桂、沉香各五钱，茴香、破故纸、肉豆蔻、金铃子去核、木香各一两。先将黑铅锡溶化，渐入硫黄，俟其将结，取放地下退冷，同研，至无声无星，取出。再将诸药研细末，合匀，再研。用酒煮，加面粉，煮熟为丸，梧子大。阴干，用布袋擦光莹。每遇急症，服四十丸，姜汤送下。

本方适应证主治脾元久冷，上实下虚，胸中痰饮。或上攻头目，及奔豚气，两胁膨胀，并阴阳气不升降，五种水气，脚气上攻，或卒暴中风，痰涎上膈等症。

喻嘉言曰，阴火上冲，真阳暴脱，气喘痰鸣之急症，舍此丹别无他方法，即各种坏症，服之无不回生。余每用小囊佩戴随身，恐遇急症，不及取药，且吾身元气温养其药，藉手取效，活人无数。

徐灵胎曰，镇纳元气，为治喘必备之药，当蓄再平时，非一时所能骤合也，即备此丹，如灵沙丹、养正丹之类，可不再备。

陈修园曰，此方一派辛温之药，杂入金铃子苦寒导引，妙不可言。

歌括：镇纳浮阳黑锡丹，硫黄入锡结成团，胡芦巴故纸茴香沉香木香，肉桂熟附子金铃子去核肉豆蔻为丸。

哮症

总歌陈氏：寒伏腧中哮症根，射干丸料是专门，再将天突穴膏肓穴灸艾火灸此二穴，陈饮新邪绝党援。

总解：哮症乃寒邪伏于肺俞，痰窠结于肺膜，一遇风寒暑湿燥火六气之伤，内外相应即发。一发，则肺俞之寒气与肺膜之浊痰狼狈相依，窒塞关隘，不容呼吸。而呼吸正气，转触其浊痰，鼾齁有声。非泛常之药所能治，然必须灸肺俞、膏肓、天突等穴，以绝其根株。

圣济射干丸　射干、半夏洗各一两，陈皮、百部、款冬花、川贝、细辛、干姜、茯苓、五味子、郁李仁、皂荚去皮弦，炙，以上各五钱。共末，为丸，梧子大。空心米饮下四十丸，一日二服。

本方适应证主治咳嗽，胸膈多痰，结于喉间，呀呷有声，即名哮症，气喘促有声的样子。

灸法取穴　肺俞穴，在大椎之下第三节，各开一寸五分。天突穴，在喉头下二寸陷中，灸五壮。膏肓穴，在大椎下第四节，旁开三寸，灸七壮或九壮、十一壮，最妙。

五 淋 症

总歌陈氏：五淋症用五淋汤，随症增加记要详，欲病似淋茎割痛，苁蓉淫羊藿蜜脂良。

总解：五淋者，小便短数，淋沥不断，茎中痛是也。癃闭者，小便点滴不通，胀闷欲死是也。二症皆膀胱之气不化，三焦之决渎不行所致，宜五淋汤主之。尿出如膏曰膏淋，加萆薢；尿血茎中割痛曰血淋，加桃仁、郁金、牛膝，调麝香一二厘；因劳力劳心过度而发曰劳淋，加人参、黄芪；因动气而得，脐下胀痛曰气淋，加苏叶、麦芽、沉香；如小便时恶痛而涩，下如沙石曰沙淋，加石首鱼脑内石子、发炭灰、滑石粉为细末，调三四钱服。如癃闭服利水药不效者，加麻黄二钱、杏仁三钱于五淋汤中，此通阳气以达阴气之法也。

五淋汤　栀子二钱，当归、甘草梢各一钱半，芍药二钱，赤茯苓三钱，灯心二十一根。水煎服。

本方适应证主治五种淋病。加法，如房事致淋，加淫羊藿剪去刺，用羊脂蜜炒二钱，肉苁蓉二三钱，其他加法，已详本论，查阅便知，不再重复矣。

龙胆泻肝汤　龙胆草二钱，北柴胡、木通、栀子、生地、车前仁、当归、黄芩、泽泻各一钱五分，甘草梢一钱，灯心引。水煎服。

本方适应证主治肝胆经实火，胁痛，耳聋，胆溢口苦，筋痿阴汗，阴肿白浊，溲血淋痛。并治遗精有效。

车前煎新方　车前仁七钱，竹叶、赤苓、荆芥各一钱五分，灯心一钱。水煎服。

本方适应证主治小便淋痛频数，不论新久，一剂痛稍减，二剂更减，三剂痛止，四剂愈。七剂除根。历历可纪。

八正散　车前、木通、滑石各三钱，萹蓄、大黄、生栀子、瞿麦各二钱，甘草梢、灯心草各一钱。水煎服。

本方适应证主治湿热注下，咽干口渴，少腹急满，小便不通，淋痛尿血，癃闭等症。

六一发炭散时珍　滑石粉六钱另包，甘草粉一钱另包，藕节五钱，发炭五分，布包煎。以水四碗，煎取三碗，调滑石、甘草二味搅匀，少冷，每服一碗，日三服。

本方适应证主治**淋痛欲死，及尿血、癃闭，极验。或通作煎剂亦可，总不宜久煎，长流水煎更妙。**

癃　　闭

总歌陈氏：**癃闭似淋点滴无，只求利水法全逾，柴升探吐针机转，麻杏行阳阴气濡。**如服利水药不效，即以补中益气汤服二服后，以手指头伸舌咽部，必得吐，上窍一通，下窍必利。再一法，用麻黄二三钱，杏仁三钱加入前五淋汤内煎服。

编按：陈氏云，服利水药不效者，宜金匮肾气丸，或通关丸。

肾气丸详腰痛条。

通关丸又名滋肾丸，详虚痨条。

补中益气汤详痃疾条。

浊　　症

总歌陈氏：**浊由湿热二陈**汤**加**苍术、白术、黄柏、萆薢，赤浊加丹参，**苍白丹参柏薢夸，坊本**有萆薢分清饮**分清通水道，**景岳**全书远志**加四君子汤内**入心家，火衰肾气丸为主，水阙**六味**地黄汤可嘉，借用遗精封髓**丹**法，时方却不悖长沙。**

编按：淋病有痛，浊病无痛，小便浑浊，且看小儿屙尿，初黄，溲之良久即变成白如猪油，甚至初解即见浑浊。此病余见之最多，治经亦多，即以萆薢分清饮服三四剂，加茯苓三钱，小便即不浊矣。试观小儿有多湿气，此症属于肝经风热，惟萆薢最能清肝经之风热，继以莲子清心饮多服，决不再发矣。

萆薢分清饮　**萆薢**五钱，**甘草**梢一钱，**乌药、益智仁**去皮，**石菖蒲**各一钱五分，**食盐**三粒，**茯苓**三钱。**水煎服。**

本方适应证主治**小便频数，凝白如油，名曰膏淋。并治白浊、白淫，大小均治。**

加味二陈汤　**半夏**三钱，**茯苓、苍术、白术、黄柏、萆薢**各二钱，**陈皮**一钱半，**甘草**一钱。**水煎服。**

本方适应证主治**小便浑浊，白如油脂。并治四肢沉重。**

莲子清心饮局方　**莲子**留心三钱，**人参**二钱半，**炙草、赤茯苓**各二钱，**麦冬、黄**

芪、地骨皮、车前子各一钱半，柴胡一钱半。水煎服。

本方适应证主治白浊第一良方。久病心肾不交，心烦口渴。亦治劳淋。

封髓丹杨氏　砂仁一两，黄柏三两，炙甘草五钱，共细末。蜜丸绿豆大。每服三钱，淡盐汤下。

本方适应证主治梦遗泄精，亦治白浊。交通心肾，水火安其位，而梦遗白浊止矣。

四君子汤加远志方　人参二钱，白术、茯苓各二钱，甘草一钱，远志一钱半，生姜一片，大枣一枚。水煎服。

本方适应证主治心脾两虚，而有遗精白浊，此为补脾强心之剂。

六味地黄汤、肾气丸皆详腰痛。

编按：淋症、癃闭、白浊，皆宜互相参看，其方亦可互相借治。修园谓浊出精窍，与淋出溺窍有所不同，宜固肾，不宜利水，此要旨也。

不　寐

总歌陈氏：不寐《内经》论最详，肝魂招纳枣仁汤。紫苏百合归阴分去声，百合花朝开暮合，紫苏叶朝挺暮垂，俱能引阳气归于阴分。龙骨牡蛎茯神佐使良。

酸枣仁汤仲景　酸枣仁二升，茯苓二两，知母二两，川芎、甘草各一两，水五升。先煮枣仁取四升，纳诸药，煮取二升半。分温三服，日二服，夜一服。

编按：侣山堂书云，余家种紫苏于庭院，日张夜垂，面青背赤，芳香扑鼻。百合日开夜合，此二物，阴中有阳，阳中有阴，凡人夜不能寐，将此二物加入龙骨、牡蛎，佐入枣仁汤内，取效更速。故陈修园宗张氏说，试验确系有效。编者采此方，治失眠安魂，能令人熟睡。

歌括：酸枣二升先煮汤，苓知二两佐之良，芎甘各一两相调剂，服后安然足睡乡。

陈氏从张氏说，再加茯神、紫苏、百合、龙骨、牡蛎。编读《内经·邪客》篇曰，黄帝曰，人不得眠，何气使然，伯高曰，阳跻陷不得入于阴，阴虚故目不眠。帝曰善，治之奈何？伯高曰，补其不足，泻其有余，调其虚实，以通其道，而去其邪。饮以半夏汤一剂，阴阳通，其卧立至。半夏汤在《内经·邪客》篇。编采方载卷三《内经》十二方中，以便查对勿误。

不 能 食

总歌陈氏：不能食胃寒冷热分，二神丸思食效超群，凝神散并资生丸妙，议到下焦勇冠军。

总解：不能食者，胃中元气虚也。然有虚冷虚热之辨。虚冷者，常畏寒，所食不能克化，大便溏秘不常，病在上中二焦，宜用消食丸，若病在下焦，命门乏火，宜用二神丸。虚热者，面色黄中带赤，身常恶热，胸膈饱闷，间或吐酸，小便短，大便不通。病在上中二焦，轻者用资生丸，重者用凝神散。若病在下焦，高鼓峰曰，肾者胃之关，关门不利，生降息矣。肾旺则胃阴足，胃阴足则思食矣，急以六味地黄汤加当归五钱、芍药三钱。若血燥大肠干枯，有黑粪合积在胃底，当以熟地五钱，当归、麻仁各三钱，白芍、桃仁各二钱，微微润之。视其形体如常，气血尚足，可加大黄三钱以助血药，大肠顺利，胃自开矣。

六味地黄丸详腰痛条，加味详本篇。

二神丸本事方　肉豆蔻四两，破故纸半斤，各为末，用肥枣去核蒸膏，和为丸，梧子大。每服五七十丸，空心淡盐汤下。

本方适应证主治饮食后随即大便。

消食丸　神曲、麦芽各一斤，干姜、乌梅去核，各四两，炼蜜为丸。每服五十丸。

本方适应证主治多年不能食，并治反胃。

凝神散　豆豉一升，麦芽、神曲各一两，川椒炒，去汗，干姜各一升，共五味细末，治筛蜜丸。酒服二钱半，日二服。枣肉煎汤送，亦得。

本方适应证主治胃虚冷不能食。

资生丸　白术米泔水漂，土炒，橘皮、山楂蒸、神曲炒、白茯苓人乳拌、人参饭上蒸，各三两，白豆蔻、桔梗炒，各五钱，扁豆炒、莲肉各一两，麦芽炒、山药炒、芡实炒，各一两半，薏苡仁蒸晒，炒，三两，共为细末。炼蜜为丸，梧子大。每服二钱，淡盐汤下。

本方适应证健脾开胃，消食止泻，调和脏腑，滋养营卫。

谷 劳

总歌：谷劳食已即贪眠，责在胃虚气不前，肘后方椒姜大麦研，沉香汤取善盘旋。

总解：谷劳一症，其人怠惰，好卧，肢体烦重，腹满善饥而不能食，食已即发，谷气不行使然。《金匮翼》用沉香汤。《肘后方》葛洪云，饥食便卧，得谷劳病，令人四肢烦重，默默欲卧，食毕辄甚，法用大麦一升，川椒一两炒，干姜三两，共为末，每服方寸匕，日三服，淡姜汤下。此症又有一病，食亦者，饮食不为肌肤，言虽食，亦若饥也。《内经》云，大肠移热于胃，善食而瘦，谓之食亦病。夫胃为水谷之海，所以化气味而为荣卫者也。若胃受热邪消灼，谷气不能化精血，故善食而瘦也。又有胃移热于胆，亦多食亦，以胆为阳木，热气乘之，则铄土而消谷，治宜甘露饮，食亦载下。

沉香汤尤氏　沉香、白术土炒、紫厚朴姜汁炒、人参、茯苓、半夏姜水洗、木香、草豆蔻、甘草、陈皮、干姜炒黑，各七钱，共细末。生姜三片，大枣二枚。每用三钱，水煎服。一日二服。

本方适应证主治谷劳病。与下方同，而有消补兼施。

大麦散肘后　大麦一升炒，川椒炒出汗，二两，干姜三两，共研细末。治筛。每服方寸匕，日三服，米饮汤水下。

本方适应证主治谷劳病，其人怠惰好卧，四肢烦重，默默欲卧，食毕辄甚，饥而不能食。

食　亦

总歌陈氏：食亦皆因胃热乘，虽能纳谷瘦难胜，慈云若肯垂甘露，营卫氤氲气上腾。

甘露饮　生地、熟地、天冬、麦冬、黄芩、石斛、甘草、枇杷叶、枳壳各等分。水煎，温服，日二服。

本方适应证主治胃热，善饮食，不能生肌肉。

编按：此方不止治一病。因食亦病，只载食亦一病，以避淆乱也。其治他病，详歌括内。

歌括：甘露二冬二地均，枇杷芩枳斛茵伦，合和甘草平虚热，咽烂舌糜吐血衄血珍。

卷九

黄　疸

总歌编者：**黄疸皆由湿热成，色分黯滞与鲜明。理中**汤小**建中**汤**阴黄**疸**主，阳症**黄疸，黄**柏皮栀子**汤**行。外感内伤分**清**界限，女劳**瘅**额黑烧裈**散**平，硝**石**矾**石**二物煅枯**为散**研，金匮猪膏煎最灵。**

编按：《金匮》第十五篇，为治黄疸之法门，其黄疸，湿热二字概包之。趺阳脉紧而数，数则为热，胃热则消谷，紧则为寒，脾寒遇食即为满，胃热脾寒为黄疸之源。尺脉浮为伤肾，趺阳脉紧为伤脾。脉迟胃弱，食难用饱，腹满，小便难，此为谷疸。额上黑微汗出，手足中热，薄暮即发，膀胱急，小便自利，名女劳瘅。仲师已明白指点，分清界限，给后来学者之指标。最重要者，首先言明脉症，斟酌病情，学者自有把握。又云脉浮当先吐之，脉沉弦，当先下之。目青面黑，心中热气如啖蒜韭状，大便正黑，然黑中仍带微黄，其脉浮弱，此为酒瘅，非女瘅也，此或因阴火熬血所成。瘅而渴者，其瘅难治，瘅而不渴者，其瘅可治。女劳瘅，腹满如水状，脾肾两败，不治。按，黄疸病虽有数种，细寻阴阳二字。仲师之方，内包含阴阳，意义深奥，云，黄病十八日要愈，十八日不愈难治。

猪膏发散金匮　**猪脂膏**半斤，**乱发**洗净，三枚鸡子大，**二味和合，煎至发消药成。分温再服。病从小便去。**

本方适应证主治**饮食不消，五种黄疸总方。**

茵陈五苓散金匮　**茵陈**十分，末细，**猪苓、茯苓、白术**各三分，**泽泻**五分末之，**桂枝**二分，末之，**共和匀。每服方寸匕，温开水调下，日三服。**

本方适应证主治**清热利湿，表里两治之法也。服后饮温开水，汗出，小便利则愈。**

硝石矾石散金匮　**硝石**熬黄，即芒硝，**矾石**烧枯，**二味为散。以大麦粥汁和，服方寸匕，日三服。**

本方适应证主治**女劳瘅。非水也，额上黑，足下热，以此散治之。**

栀子大黄汤金匮　**栀子**十四枚，**大黄**二两，**枳实**五枚，**豆豉**一升，**水六升，煮取二升，分温三服。**

本方适应证主治**酒瘅，心中懊侬，或热痛。**

茵陈蒿汤仲景　**茵陈蒿**六两，**栀子**十四枚，**大黄**二两。**以水一斗，煮取三升，去滓，分温三服。**

本方适应证主治**一身面目俱黄，口渴，腹满，小便难。**

大黄硝石汤　大黄、硝石、黄柏各四两，**栀子**十五枚。**以水六升，煮取二升，去滓，纳硝，煮取一升，顿服之。**

本方适应证主治**黄疸腹满，小便不利而赤，自汗出。此为表和里实，当下之。**

编按：腹满，小便不利而赤，自汗出，当下之。又叮咛顿服，是里热盛，阴虚以极。硝石即芒硝。此是救阴之法也。否则必坏。

小建中汤仲景　**芍药**六钱，**桂枝**三钱，**炙甘草**二钱，**饴糖**一合，**生姜**三钱，**大枣**二枚。**水煎服。**

本方适应证主治**男子黄，小便自利。此黄非湿热之黄，为土虚而色外观，当是淡黄，属虚痨症。**

徐忠可治黄疸试验秘方　瘅家不独谷瘅、酒瘅、女劳瘅，即黄疸病，乘虚所着不同。余治一黄疸，百药不效而待毙者，见其偏于上，令服鲜射干一味，斤许而愈。又见一偏于阴者，令其服鲜益母草一味，数斤而愈。又凡有黄疸初起，非系谷瘅、酒瘅、女劳瘅者，辄令将车前草，根、叶或子，合捣，取自然汁，服数碗而愈。甚有卧床不起者，令将车前一味，取自然汁数盂，置床头随意饮之而愈。然则汗之说，亦设言以启悟，其可无变通也。

编按：此症属外感者易治，内伤难疗。外感者，利水发汗则愈。若内伤之湿，利水则气消，发汗则精泄，必健脾行气而后可也。特找一新方，此治内伤之湿，不能治外感之湿，方药记之于下。

白术茯苓薏苡仁汤　白术、茯苓、薏苡仁各一两，**茵陈、黑栀**各三钱，**陈皮**五分。**水煎服。此治内伤之湿，不治外感之湿。若欲多服，三剂后去栀子，慎之**

记之。

本方适应证主治**遍身黄，四肢无力，沉困，汗多，脉不浮。**

烧裈散　**妇人月经布和血烧灰，空心酒调方寸匕，日再服。服至三日，共六服，其病必痊愈。切勿以污秽勿服。起死回生，全仗此法。**

编按：以上所采药方理论，俱是黄疸病。清初康熙年代，有洪廉洛父子，对黄疸黄肿，面目黄如金色，有肿者，面部带淡白色，或舌本有白薄衣，似脱皮状，这是脏腑有虫，载苦楝树根白皮，并且严密详细说，若用苦楝树根，须认雌雄，有子者曰雌，此树根皮可用，若无结子的是雄树，不可用，服之杀人。廉洛云，余先君治举子业，康熙壬午，补弟子博士员，全家五十余人，寒暑屡费调护。稽古之暇，闲读方书，亦治医理。命余研习斯道，遂至弃儒而习医理。先君创定杀虫丸、红燕丹及拔虫外敷方，屡试屡效。立方虽为小儿计，然余推广，借治大人，无不获效。遂以付梓，以供穷乡僻野。先君曾著一盘珠，梓行于世。余集诸家验方，颜曰家用简便方，暂出四百册，供于社会。

洪氏杀虫丸　**花椒**炒三钱，**使君子**去壳一两，**尖槟榔、乌梅**去核各五钱，**枳壳**三钱，**葱白**五茎。**先将五品为细末，以葱白汁糊丸，如绿豆大。每服一钱，白开水化服。日一服，夜一服。三服则虫下尽。每月初三、四服，不早不迟，则灵也。**

洪氏红燕丹　**石燕**火煅，醋淬七八次，放地下退火毒一宿，研细末，二两，**红曲米**炒，研细末，四两，**朱砂**水飞，研末二两。**三品共为细末。清米饮调，每服一钱，数日，虫积全消。不论何虫都能杀。**

辨诸虫法　**不论小儿大人，面部有肿，唇内细察，有黄白红泡点，细如粟米大。或脐旁脐下，有曲弓形状。面黄带白色斑块。或有时腹痛。皆虫积也。以此丹治之，虫积消后，宜服五味异功散。**

又验蚘虫一忽然吐蚘虫，虫活能动者，因火逼也，服化虫丸。一大人小儿，忽然吐蚘虫，虫死不动者，脾胃败不能养也。此症多有不治，急服安蚘理中汤。

安蚘理中汤　**人参、花椒、干姜、白术、熟附子**各一钱，**乌梅**三钱**水煎服。二三剂有效。**

洪氏苦楝皮煎　**雌苦楝树根**去粗皮五钱，**水三碗，煎取一小碗。调好麝香二三厘，温服之。**

本方适应证主治**诸虫在人脏腑，吃人津液，令人心腹痛。或口渴不已。此虫在膈间。或欲呕吐而无物，此虫在胃吃人津液。即用此方服之。一二剂痛**

即止，口渴如失，真神方也。

洪氏芦荟丸 芦荟去净尘，三钱，虾蟆（蛤蟆）肝酥炙干，三钱，芜荑三钱，雷丸三钱。上药四品，共为细末，用猪肝酿食，每服一钱五分，小儿每服七分。

本方适应证主治大人及小儿，诸般虫积，害眼生翳，肚大青筋。肚消，青筋退，宜服五味异功散。

五味异功散钱氏 人参、白术、茯苓各二钱，陈皮、甘草各一钱，生姜三片，大枣二枚。水煎服。

洪氏外敷拔虫方 花椒、苦楝根皮捣烂、生姜各一两，灰面二两，同煮糊。敷肚腹有痛处，或有一坨突起处，即是虫所。乘热敷一炷香久，虫即动，随即服化虫丸，将虫一齐退下平安。

黄甫仙丹 紫金皮、香附各一两，莪术、三棱、肉豆蔻、丁香、橘红、砂仁去皮，各五钱，牵牛、青木香、故纸、西庄酒炒，姜黄、青皮、槟榔各五钱，巴豆去皮膜炒焦，十五粒。以上制好，共研末。醋煮为丸，梧子大。每服五十丸，空心吞下。初服作泻，三四次后，则不泻矣。

本方适应证主治诸般怪气臌胀，山岚瘴毒，水蛊、气蛊、酒痺、气膈抢心，及小儿诸痞块、顽麻、腹内肠鸣，如神。

编按：此丸颇有意义，药虽似峻，实在平稳可信。洪氏秘传紫金丸，于上方内，有针砂一两醋炒黑，无西庄、姜黄、槟榔、青皮四味。

洪氏秘传臌胀槟榔丸 贯众、鹤虱、芜荑、熟西庄热甚者加倍，澄茄、香附、川楝子肉、半夏洗各一两，雷丸、胡连、乌梅肉各五钱，槟榔二两，三棱醋炒、莪术醋炒各七钱，芒硝、白芷稍各八钱，共为末，炼蜜为丸，梧子大。先用油炒鸡子一小块，食下，随用花椒一钱为末，用开水调下，随服此药五十丸。服数次，病减，宜服五味异功散，调养脾胃。

本方适应证主治虫蛊极验。

洪氏乌金散 鸡内金七八两不拘，紫金皮、灵芝各三钱，共为细末。水调服。血蛊，加玄胡索三钱。

本方适应证主治气鼓、虫蛊有效。

编按：前段言黄疸病，头面及腹部四肢皆无肿状，此节言黄胖有肿，目无黄色，虽黄亦带淡色，小便亦不甚黄，惟头面、腹部与四肢皆肿，并如鼓状，甚则腹大如箕，俗名黄肿，是有虫也，自杀虫丸起，至此皆治黄肿病。近人俗称钩虫病，可仿此症也。

追虫取积丸外台　苦楝根皮去粗皮取白，二两，捣极细。面糊丸，弹子大，如服丸，宜戒午食，日晡时，用油煎鸡蛋饼二个，黄昏服下，临卧时，用白滚汤化下一丸，五更时，取下异虫。隔二日，依前法再一服止。

本方适应证主治追虫，取积。禁一月，勿食生冷、瓜果、甘美之物，永瘥。

呕吐、哕、呃逆

总歌：四症丹溪主二陈汤，寒温虚实审其病因，若由虚呃人参熟附子，蚘症黄连、乌梅川椒黄柏遵。

陈氏曰，声与物俱出者为呕，有物无声为吐，声物并出为呕吐，有声无物为哕，又谓干呕也。呃逆者，声冲有声，声短而频也。时法统以二陈汤，倍加半夏、生姜为主，以统治之，热加黄连、竹茹、鲜芦根；寒加吴茱萸、人参、大枣；食积加神曲、山楂、麦芽、干姜；哕加人参、代赭石、旋覆花；呃加竹茹，倍橘皮；久病发呃，脾肾之气将绝，用人参一两，附子、干姜各三钱，丁香、沉香各一钱，可救十中之一二。以上诸症，皆阴阳气逆，故一方可统治也。惟吐虫方内，去甘草，加川椒、乌梅、黄连、黄柏各一钱，缘此症不尽属热，因《内经》有诸逆上冲，皆属于火之训。

二陈汤　半夏五钱，茯苓、橘皮各二钱，炙草一钱，生姜七片。水煎服。加减法，请查本条论内。

吞　酸

总歌：吞酸连理汤左金丸，平胃散小柴胡汤亦可安，寒热补消灵变用，病机指示属于肝。

《内经》曰：诸呕吐酸，暴注下迫，皆属于热，又曰少阳之盛，呕酸善饥。

连理汤　人参、炙甘草、白术、干姜各三钱，黄连二钱，水煎服。喻嘉言曰，吞酸即膨胀之由，此方可防胃坏变。

左金丸医贯　黄连六两，吴茱萸一两，共研细末。稀粥为丸，如椒目大，每服三十丸，白汤送下。

本方适应证主治怒动肝火，逆于中焦，其症口苦脉弦，胁及小腹胀满，或痛发则身热气逆是也。

小柴胡汤　柴胡八钱，黄芩、半夏、人参各三钱，炙草一钱五分，生姜三片，大枣二枚。水煎服。

本方适应证主治胆热犯胃，肝木乘脾，口苦吞酸。

平胃散　厚朴、陈皮各二钱，苍术三钱，炙草一钱，生姜三片，枣子二枚。水煎服。

本方适应证主治嗳腐吞酸，心腹痞满，怠惰，嗜睡。

消　渴

总歌：上消人参白虎汤中消调胃承气汤，下消肾气丸可贵，赵氏治肾统三消，地黄丸料一斤加肉桂五味子各一两。

总解：上消者，饮水不已，治以人参白虎汤，中消者，食入即消而饥，治以调胃承气汤，下消者，饮一斗溲二斗也，治以肾气丸。赵养葵曰，无分上中下，先治肾为急，以六味地黄丸料一斤，加五味子一两，肉桂一两，以水煎六七碗，恣意冷饮，令患人熟睡，而疾如失。喻嘉言及医宗金鉴试验有效，此法善矣。

人参白虎汤　石膏一两六钱，人参三钱，知母、粳米各六钱，炙草二钱。水煎服。一昼可服三剂。编每加胡黄连二三钱有效。

调胃承气汤　大黄酒洗、芒硝各四钱，炙甘草二钱。水三杯，先煮二味，取一杯去滓，纳芒硝，再上微火沸一沸，少少温服之。

肾气丸　熟地八两，山茱、怀药各四两，丹皮、茯苓、泽泻各三两，熟附、肉桂各一两。炼蜜为丸，梧子大。空心，每服三钱。

赵氏加味六味地黄汤　熟地六两，山茱、怀药各四两，泽泻、丹皮、茯苓、肉桂去内外皮、五味子各一两。水煎六七碗，恣意冷服，熟睡，疾如失矣。《医宗金鉴》经验方也。

消渴续论编者

编读《内经》云，二阳结为之消，是足阳明胃，手阳明大肠，同一结也。而气分血分判焉？查诸先贤云，病邪在气分则渴，邪在血分则不渴，此辨症之明白也。推之气分结者，病发于阳，血分结者，病发于阴，二症相反，形同水火。其发于阳者，阳明被火煎熬，时引冷水自救，脉洪而数。其发于阴者，阳明无水涵濡，必引热水自救，脉沉弱而迟。发于阳者，石膏、黄连，可以折狂妄之火，用仲师人参白虎汤，加黄连，每用如神。发于阴者，其理最为微妙，殊难领会。人之灌溉一身，全赖两肾中之水火，津液发源于华池，涌于廉泉，为甘露，为琼浆，以养百骸，华池乃两肾中先天之祖窍，廉泉舌下二穴名也。譬如甑盛于，中水足，底火盛，水气自能交流，倘若水涸火熄，则甑亦干枯缝裂，血分消渴，以此作个比例。当此病人，舌黑肠枯之时，非重用熟地，不足以滋其水，非重用桂附，不足以益其火。血分消渴，借仲师肾气丸，改作汤剂，或用赵养葵法，将本方减附子，加五味子一两，犀角四五钱，甚则加羚羊角二三钱，全料必须用至斤半之许，水煎浓汁六七碗，冷冷，恣意频服，睡醒渴即如失。总之，火炽水腾，而渴自止矣。周学霆云，消渴发于血分，十居八九，余常用桂附数两，熟地半斤，否则，杯水难救车薪之急。方虽出于仲师，而倡明于嘉言。上消如是，中下消可类推矣。昔汉灵帝患是病，仲师进肾气方，服之而愈。因赐相如服之不效，或曰相如之渴，发于气分，或曰相如之渴为房劳所伤，非草木之精所能疗。武帝不赐方，而赐金茎露一杯，故后人李商隐曰，侍臣最有相如渴，不赐金茎露一杯，庶几愈焉，而不得知也。唐以下治消渴者，分上中下三消，上消则用白虎，中消则用调胃承气，下消则用肾气丸。按赵养葵云，治消渴不论上中下，以治肾一法统主之，此中奥妙，在于心得，活泼之方法，宜细玩味。

厥　症

总歌修园：医书论厥互相讥，寒热攸分辨细微，里热三承气汤表四逆散，内寒通脉四逆汤外当归四逆汤，同中互用明标本，症上筹方别范围。最是还魂汤先圣法，白薇汤又重闺闱。

总解：厥症者，四肢逆冷也。仲景治寒厥，表宜当归四逆汤，里宜通脉四逆汤。热厥，表热有四逆散，脉长以白虎汤，脉沉实大便闭者宜承气汤。千金治妇人厥者，有白薇汤，陈修园曰，内热者，当择三承气汤，里寒者，宜通脉四逆汤，血虚而厥者，有当归四逆汤。先贤所有救法，后人宜熟读之。岐伯曰，气之所并为血虚，血之所并为气虚。帝曰，人之所有血与气也，今夫子所言，血并为虚，气并为虚，是无实乎？岐伯曰，有者为实，无者为虚，今血与气相失，故为虚焉，血与气并，则为实焉。血之与气并走于上，则为大厥，厥则暴死，气复返则生，不返则死。内者肾也，夺者精夺也。厥者气逆也，喑者口哑也，痱者足废也。今肾虚而厥，口不能言也，肾脉夹舌本。足不能行，肾脉循阴股。血气并走于上，下之则空虚可知矣。神气俱失根，所以暴脱欲死。刘完素《内经》火虚，设地黄饮子。水虚者，骆龙吉设接命丹。

大承气汤、小承气汤、调胃承气汤俱详三阳阳明条。

地黄饮子详中风条。

接命丹龙吉　人乳二酒盅，好梨汁一大盏，倾入银罐内。隔汤内炖热服。俟黄沫起，开清路为度。每日清晨空心一服。接服数日为佳。

编按：世人以为平浅，而不知真水将涸，舍此更无生机，方名接命，其义可思也。

四逆散仲景　柴胡、芍药、枳实、甘草各十分，共为细末。治筛。白饮和服方寸匕。日三服。

本方适应证主治少阴四肢厥逆，心腹内如火焚，其人或咳或悸，或小便不利，或腹中痛，或泻利下重者。

歌括：枳甘柴芍数相均，热厥能回察所因，白饮和匀方寸匕，阴阳相接效斯神。

仲景法如大海汪洋，若望无涯，能够细心揣摩，足有起死回生之力耶。

还魂汤　麻黄三钱，杏仁、炙甘草各一钱。水三杯。先煮麻黄减半，纳甘草、杏仁，煮取一杯，温服。

编按原方麻黄三两，杏仁七十粒，炙甘草一两，这里十分之一，急症恐不能凑效。此照张氏分两，余意症急者，随症增加可也。

本方适应证主治大小男女，诸感忤死，非此莫何。实为起死回生第一方。请读者查《医宗金鉴》便知。

歌括编者：七十杏仁三两麻，炙甘一两共煎佳，忽然暴死垂危候，汤号还魂实可夸。

白薇汤千金　白薇、人参、当归各三两，炙甘草一两。水煎服。不能吞咽者，从鼻孔灌之，自生。稀世之奇方也。历经试效，实非虚谈也。

本方适应证主治妇人，气厥、血厥如死人者。

编按：此二方真是救急扶危之良方，遍寻各书只言妙不可言，咸无括语，故补之以便记忆。

歌括编者：参归炙草白薇汤，救急扶危仗此方，手足如冰气血厥，速煎咽灌可还阳。

当归四逆汤　当归、桂枝、芍药、细辛各三两，木通、炙草各二两，大枣二十五枚。七味，以水八升，煮取三升去滓，温服一升，日三服。

本方适应证主治手足厥寒，脉细欲绝者，以此方主之，又曰若有久寒，加吴萸、生姜，酒水各半煎。

通脉四逆汤详口糜条。

阻塞清道

总歌无彩：马元仪救肺汤论颇超，川贝紫菀半夏瓜蒌力不饶。借用还魂汤通气法，立看死症起崇朝。

总解：实病失治者多由阻塞，有清浊两道之分，阻塞清道者，法当救肺汤。若因循不治，天气不入，谷气不出，清道不通而终矣。

救肺汤元仪　瓜蒌、川贝、半夏、桔梗、苏子、杏仁各二钱，紫菀一钱五分，橘红二钱，生姜三片。水煎服。陈修园曰，以还魂汤为妙。

还魂汤详厥症条。

阻塞浊道

总歌：救胃传来理本幽，三承气汤四顺清凉饮大柴胡汤求，阳明气顺针机转，有脚阳春自我留。

总解：阻塞浊道不通，法当救胃。张心在以三承气汤择用，或用四顺清凉饮、大柴胡汤之属，以下之。倘因循不治，则腹满坚实，二便不出而终矣。

三承气汤俱详三阳阳明条。

四顺清凉饮　当归、大黄、黄芩各四钱，甘草一钱五分。水煎服。

本方适应证主治**阻塞浊道，通大便而不伤元气。**

大柴胡汤　柴胡八钱，**半夏**三钱，**枳实、芍药、黄芩**各三钱，**生姜**五钱，**大黄**二钱，**大枣**二枚。**水煎服。原方是两数，此照张氏定法。**

本方适应证：张氏借治阻塞浊道，效如桴鼓。

积　　聚

总歌：积聚病形各不同，大**黄加**入**平胃**散**按经攻**五脏为积，六腑为聚，按各经加药攻之，**理中**汤**妙得中央运**执中央以运四旁，**桂**枝**附**子**麻**黄**辛大气充**理中汤加麻黄、附子、细辛、桂枝等药，令大气流行，则积不攻自散。

总按：积者，五脏所生，推之不移，属阴。聚者，六腑所成，推之则移，属阳。统以平胃散加萹蓄、大麦芽、川芎各等分，木香、沉香各三分之一。大黄酒浸焙用，为末，每服三钱，姜汤送服。

禁忌：油腻动气之物，及房事一二个月。黄昏时服药，勿吃晚饭。总以大小便见恶物为度。

平胃散　苍术、厚朴各五钱，**陈皮**三钱，**炙草**一钱五分，**加法照例，萹蓄、大麦芽、川芎**各五钱，**木香、沉香**各一钱六分，各用三分之一。**大黄**酒浸三两，**瞿麦**五钱，各研，另包。**用时配合，勿食晚饭。黄昏时服药，姜汤下。左肋硬大名肥气，去苍术加青皮、柴胡、鳖甲、莪术；右肋下硬大名息賁，加白豆蔻、桑白皮；心积起脐上至心下，大如臂，名伏梁，去苍术，加肉桂、黄连、石菖蒲、莪术；腹大如盘名脾积，正在胃脘，又名痞气，照原方不加减；惟肾积发于小腹，上奔冲心而痛，名奔豚，去苍术、大黄、陈皮、麦芽、萹蓄、瞿麦，加茯苓为君，肉桂、附子、当归、吴萸、川楝子、李树根白皮为佐，炼蜜为丸，淡盐汤送下。若虚弱之人，衰其半则止服，或以补药佐之。其余热积加芩、连，寒积加姜、桂、附子，酒积加葛根，痰积加南星、半夏，血积加桃仁、红花，水积加海藻、泽泻、猪苓，肉积加阿魏、山楂，果积加麝香、草果。**

怔　　忡

总歌：心肾不交病怔忡，归脾汤**都气**丸**两方通。有余痰火加连贝，水气奔**

豚另法攻。

编按：怔忡者，心下跳动不安，即惊触动曰惊，不因触动曰悸，皆有健忘，治法相同。而肾水虚不能上升，以致心火不能下降，宜大剂归脾汤去木香，加麦冬、五味子、枸杞子，吞都气丸。如夹心包有余之火兼痰者，加黄连、川贝、生地，以清之。水气凌心，轻则用小半夏加茯苓汤，重则以真武汤镇之。

归脾汤详虚痨条。

小半夏加茯苓汤仲景　**半夏**五钱，**生姜**、**茯苓**各八钱。**水煎服。**

本方适应证主治**水饮内停于心下，并治心下痞膈，卒呕，间有水眩者。**

都气丸　**熟地**四两，**山茱**、**怀药**各二两，**茯苓**、**丹皮**各一两半，**泽泻**一两半，**五味子**一两，**共蜜为丸，梧子大，以归脾汤每送三钱。**

本方适应证主治**肾虚，心火不能下降，怔忡者。**

真武汤　**生姜**、**芍药**、**茯苓**各三两，**白术**二两，**熟附子**八片。**按古秤折今市秤，每两折三钱或二钱半。水煎服。**

本方适应证原治太阳病，后贤借治诸咳，惊悸怔忡，水气头眩腹痛等症。

癫　狂　痫

总歌：癫狂与痫本难医，痰火迷其**神**明**四字规，风引汤为金匮法，磁朱**丸**缓步滚痰**丸**追**为急追法。

风引汤详中风条。

滚痰丸隐君　**礞石**三两，**焰硝**一两，同入罐内，盐泥封固，安火炉，煅至成金色，取出研细，水飞过，**大黄**酒蒸、**黄芩**酒炒各八两，**沉香**一两，**共为末。水泛为丸，量人虚实服之，以姜汤送下。服药，则仰卧三五时，不要动作，半日勿饮食。俟药下肠胃，方可动作、饮食。**

编按：此药在黄昏时，吃过晚饭，临卧时用姜汤送服，服后即仰卧，功效甚巨。

本方适应证主治**顽痰怪症，不可名状。王隐君曰，痰症古今未详，方书虽有五饮，而究其病之原，或头风作眩，目运耳鸣，或口眼蠕动，或眉棱耳轮痒痛。皆由实热结成胶痰为病，即以此丸服之，应手取效。**

磁朱丸千金　**磁石**三两，**朱砂**一两，各研，水飞阴干，**神曲**四两，以三两研细末，以一两水煮浠汁。以前三味末和汁，搅匀为丸。临卧时服二钱。

本方适应证主治**神水散大。目中常见黑花飞舞，视物成二体。或瞳仁绿色，或淡白色。耳鸣耳聋。并治癫、狂、痫疾，神验，治眼疾内障尤效。**

歌括：磁朱丸最媾阴阳，神曲能俾谷气昌，内障黑花聋并治，若医癫痫有奇长。

伤　食

总歌：嗳腐吞酸腹不舒，食伤平胃散**可消除，若还拒**手**按宜**大**承气**汤**，慎勿因循反致虚。**

编按：徒用神曲、山楂、麦芽之类，不但所伤之物未能自消，聚于胃中酿酒一般，则胃气日见败伤。经云，上部有脉，下部无脉，其人当吐，不吐者死，谓食塞于上而脉绝于下，何也？阳火之根本于地下，阴水之源出于天上。今食塞于上，是绝五脏之源，源绝则水不下流，两迟脉绝，必吐出上焦之物，而脉自通。如服吐药不能吐，虽吐亦无物，则非食病，乃根蒂之先拔故死。

平胃散　苍术三钱，**厚朴**二钱，**陈皮**一钱半，**炙草**一钱。**轻则加神曲，重则加大黄、芒硝。生姜三片，大枣二枚。水煎服。或再加莱菔子四钱炒。千金方以所伤之物，仍以该物烧灰为末，水调方寸匕服，最妙。**

大承气汤　大黄、芒硝各四钱，**厚朴**八钱，**枳实**一枚。**水三杯。先煮朴、实二杯，纳黄煮取一杯半，去滓，纳芒硝煮稍沸，取出温服，以利为度，不利再服。**

本方适应证主治**食伤，腹中满拒按，以此下之。若初起宜上方平胃散加味治之，服药后以手搅舌探吐，或以瓜蒂散吐之。**

瓜蒂散　瓜蒂一分，熬黄，**赤小豆**一分。**二味，各别抖筛，以合治之。取一钱匕，用香豉一合，以水七合，煮作稀粥，去滓，和散，温顿服之。不吐者少少加，得快吐乃止。诸亡血家、虚家不可服瓜蒂散。**

编按：食伤者必有胸闷，嗳腐，腹胀等症，即用平胃散依前加法，服药后以手探吐，得其吐出宿食后，以稀粥调养，俟胃气充足，方可食饭，即一切大病后，皆宜糜粥调养为上策。

祟 病

总歌：脉无定准乍数乍迟**面无常**面色时赤时黄，**夜睡**口中**流涎鬼祟伤。喻**嘉言**氏却邪汤最妙，凿开荒径指津梁。**

编按：此病群书中皆无，病者颇多，寻找喻嘉言书载有此病。凡男女祟病，食减肌削，精神恍惚，睡时口流白沫，或战栗，绝无复生。嘉言曰，余仿上古，移精变气，祝由遗事，而充其义也。觅出一方名曰却邪汤，应手绝妙。因祟附于人身，与人身之精神交持，亦偪处不安，无隙可出，故用诸灵物之遁形，引以羊肉之膻，俾邪气转，仗骨肉从大便而出。

却邪汤嘉言　**犀角、羚羊角、龙齿、虎威骨**[1]**、牡蛎、鹿角霜、人参、黄芪。以上八味各等分，共为极细末。另以精瘦羊肉半斤，切片煮汤，煮取三杯，去滓，调前药末，空心，一次服下，即愈。**

歌括编者：**嘉言制出却邪方，龙**齿**牡**蛎**羚**羊角**犀**角**羊**肉汤**虎**威骨、鹿角**霜，合入**人参黄**芪成妙法，流**白**涎祟病此汤良。**

痧 症

总歌：风寒湿与瘴邪干，斑点如砂仔细看，浅则刮摩深刺血，救危甚勿等旁观。

编按：痧症者，起病于骤然，其状气逆面青，肢冷，目暗，俗称迷痧是也。或腹中绞痛，名绞肠痧。前人云，身上有斑点，急用苎麻刮之，则累累如朱砂，故名曰痧。此乃风、寒、湿邪，或山岚瘴气，袭人肌表之间。皮者肺之合，肌者，脾之合，而肺主气，脾主腹。邪内干于肺，则气逆而面青肢冷，干于脾，则腹中绞痛，故浅者刮之，深者刺之，使邪气外出，其痛可止。若失于救刺，则邪入脏，气机不转，即不能救矣。近时名曰斑痧，痧者砂也。重者宜刺百会出血，名开喑门，喑门即斑痧。若因热甚发斑，不必刺百会也。

痧症后人以痧作砂，常用缝针刺十指甲角一韭叶许，出其血。重者其血

---

1 现已禁用。

带黑。并用热水拍两手弯，两膝后弯，俟红紫青筋现，即以磁锋刺之出血。

生烟屎方　即旱烟筒烟油，多年者更佳，开水泡吃，吃之知辣味止。给患者吃，若不知辣味，或有甜味，即是痧之的症，继续服之。此方治七十二种痧症。只要患者食之不辣，不论上呕下泻，或霍乱转筋并治(本方原文)。

本方适应证主治七十二种痧症，即霍乱吐泻症。火疔发斑，发狂发渴，唇肿口焦，喉症寒热相兼。多食为妙，胜如仙丹(多年热烟油为最好)。

鸡蛋清方外擦方　鲜鸡蛋不拘大小，二三枚，在蛋顶开一小孔，取清汁(不要黄)，以蛋清三四分，放于手掌中，擦患者心胸，由上擦下，以轻力擦之，擦完蛋汁为一次，连擦四五次。又依法擦背心四五次，又依法擦两腰眼，各四五次，又依法擦尾脊骨四五次，如有胀痛，即在胀痛处擦之，擦后有胀又擦(感觉胀痛处，多擦几次)。擦出有黑白毛或如鸡管样，不可拔扯，即用新棉花铺毛上，用带捆好，其毛自落。其擦，每次用鸡蛋清三四分为一次，记之记之。

验痧法：头痛、肚痛，或手足僵硬麻木，或发寒发热，或不发热，或手甲青紫黑，或上呕下泻。宜看头顶，有细红毛急拔之，即服旱烟筒油，开水冲服，用鸡蛋清擦之。

雷击散　牙皂角、北细辛各二钱半，朱砂、明雄黄各三钱半，薄荷、藿香各三钱，枯矾、白芷各一钱，桔梗、防风、广木香、贯众、陈皮、半夏、生甘草各二钱。共研细末。收入瓷瓶内，封闭勿令泄气。每用二三分吹鼻，再用一二钱，姜汤冲服。睡片刻时，汗出则愈。

本方适应证主治诸痧异症。脉散，牙关紧闭，手足麻木，闭目不言，喉痛，心痛，名朱砂症，又名心经疔。即将此药二三分吹鼻内，再用一二钱，姜汤冲服。羊毛痧、吊脚痧、软脚痧，包括在内，皆治。

加味参麦姜附汤　人参、干姜、熟附各一钱，玄参三钱，五味子六分，麦冬一钱半。水煎服。

本方适应证主治火疔痧，淡红不起。此皆阴寒虚火，误服寒凉，变成气喘、神昏者。

加味参麦汤　西洋参一钱，麦冬、玄参各三钱，五味子七分，牛子四钱。水煎服。

本方适应证主治火疔，发斑痧，热极无脉者，以此主之。

痿　症

总歌:《内经》治痿取阳明经**,专主宗筋关节行,古有虎潜丸守服,淫羊**藿**术柏佐功成。**

编按:痿者,两足痿弱不能行也,痿而不痛,宜独取阳明,阳明为五脏六腑之海,主润宗筋,宗筋主束骨,而利机关。若阳虚不能受水谷之气而布化,则五脏无所禀,宗筋无所养,而痿躄作矣。陈修园曰,前人皆守虎潜丸,服之有效,余定一法,或以淫羊藿,剪去刺一两,天门冬五钱,紫菀三钱,苍术二钱,黄柏一钱,水煎服。本方意义非熟于神农本草经者,不可与语也。

淫羊藿汤修园　**淫羊藿**去刺,羊脂炒一两,**天门冬**五钱,**紫菀**蜜炒三钱,**苍术**二钱,**黄柏**盐水炒一钱。**水煎服。**

本方适应证主治**两脚软弱,不能行立,一日服虎潜丸,隔日服此方剂,功效宏大。**

虎潜丸　黄柏、**知母**盐酒炒,各三两,**熟地**三两,**虎胫骨**酥炙一两,**龟板**酥炙四两,**锁阳**、**当归**酒润,各一两五钱,**牛膝**、**白芍**酒炒、**陈皮**盐炒,各二两,**干姜**五钱,**羯羊肉**半斤酒煮。**前药共研极细末,和羊肉杵数千杵为丸,梧子大。每服五六十丸。用酒或淡盐汤,或姜汤送下。**

本方适应证主治**足不任地,痿症神方。并治精血不足,筋骨痿弱,痿躄及骨蒸劳热。**

编按:真是治痿躄两足不能行立之神方。余治清水乡尹端姑,两足不能立已经四年之久,余用此方制一料,服完稍能立,再依前法作一丸料,服后,手扶棍能走,再依前法作一料,服后,不扶棒可走,三料服尽后,如平人。然后生一女一男,可见久病,一料是不够的,务宜守方。设若不坚信,医药白费,录此以供参考。

加味虎潜丸　即前方再加人参、**黄芪**、**山药**各一两,**杜仲**、**菟丝子**、**故纸**各五钱,**枸杞子**一两,**猪脊髓**三具蒸熟。**前方去羊肉**、**干姜二味不要。共研末,和猪脊髓为丸,梧子大。服法同前,治症同前。**

歌括编者**:虎潜痿症最良方,知**母黄**柏**白**芍**当**归龟**板**地黄,锁**阳**虎**骨牛**膝陈**皮**羊肉共,酒**煮羊肉干**姜合作补斯康。**

加减歌括编者：**加**杜**仲茯苓破故纸，参芪薯蓣菟丝子，再添枸杞**子**去**干**姜羊**肉，猪**脊髓蒸熟一并杵**。

遗　精

总歌：有梦而遗封髓丹，若还无梦术莲餐，肝司疏泄邪休扰，心主纲维令必端，温胆汤加**茯神清得法，四君子**汤加**远志补斯安。病如日久须加附**子，**锁钥权归**于肾**岂去燔**岂是以热去燔乎。

编按：遗精首分有梦无梦，有梦而遗为相火之炽，宜封髓丹；无梦而遗为心肾虚，宜白术八两、菟丝子、五味子各四两，蜜丸，或间服二加龙骨汤。然肝主疏泄，宜用温胆汤加茯神、枣仁、莲须。《内经·六节藏(脏)象论》曰，心者生之本，神之变也，肾者主蛰脏之本，精之处也。凡阳事不壮之人，临事时若存一恐，不能举之，心虽偶动，而即痿之。曾读万密斋书云，肝气不足，则阳痿不举，肾气不至，则举而不坚，心气不至，则坚而不热，是难嗣也。而精之蓄泄，皆听命于心，故治遗精病，宜疏肝、滋肾、强心，舍此三经，更无求其他也。

封髓丹　黄柏盐炒三两，**砂仁**去皮一两，**炙甘草**五钱。**共为细末，蜜丸。每服三钱，用淡盐汤送下。**

本方适应证主治**梦遗失精，或与鬼交。**

加味温胆汤　半夏、茯苓各二钱，**陈皮、甘草、远志**各一钱，**茯神、莲肉**各三钱，**枳实、竹茹**各一钱半，**生姜**三片，**大枣**一枚。**水煎服。**

本方适应证主治**痰扰心君，遗精，失眠等症。**

四君子汤详白浊条。

二加龙骨牡蛎汤详虚劳条。

白术莲须丸修园　**白术**八两，**菟丝子**洗，**五味子、莲须**各四两，**制好蜜丸，梧子大。每服三四钱，米饮下。**

本方适应证主治**无梦遗精，心肾两虚。**

编按：既云心肾两虚，虽心脾肾三经之药咸备，然莲须补心，力量很弱，若加远志去心，甘草水漂洗一两五钱，再加山药二两，可谓善矣。曾读《内经》云，心神为婴孩，肾神为宅女，脾神为黄婆。修园着眼虽高，余何敢议，看方虽有黄婆，而无牵合之义，黄婆黄婆，其谁与归也。

威喜丸　白茯苓去皮四两，以猪苓二两，同煮三十余沸，去猪苓不要，取茯苓晒干，好黄蜡四两。先将茯苓研细末，以蜡溶化，为丸，弹子大。每用一丸，细嚼烂，令津液满口，咽下服之。小便清白，药力已到。

本方适应证主治元阳虚败，精滑白浊，遗尿，及妇人血海虚冷，淫浊梦泄，如神。

歌括：和剂传来威喜丸，梦遗白浊服之安，茯苓煮晒和黄蜡，专治阳虚血海寒。

王晋三曰，抱朴子云，茯苓千万岁，其上生小木，状如莲花，名曰威喜芝。此方用之广也，奈何近世置之高阁久矣。

茯神汤　茯神三钱，远志去心、茯苓、生地、当归、枣仁各一钱半，菖蒲、黄连、人参、甘草各一钱，莲子二钱。水煎服。

本方适应证主治心君被痰火扰乱，而精遗泄，又因肾阳飞越，此法化痰清心火，使心肾交通，肾阳归位，则遗精、白浊愈矣。

龙胆泻肝汤　龙胆草、生地、甘草、当归各三分，栀子、柴胡、泽泻、黄芩各一钱，车前子、木通各五分。水煎服。

本方适应证：原治胁痛，耳聋耳肿，筋痿，阴囊湿痒，阴肿，尿血，白浊。借治遗精甚验。陈氏有案，故列此条。

思仙丹种福堂　莲须二两，莲子去心皮、芡实各十两，金樱子去刺及内子三斤，洗净。用大锅水煎，滤过再煎，加饴糖，和匀前药，研末，作丸如梧子大。每服七八十丸。

本方适应证主治阴虚火动，梦遗失精，百药不效者，此方神效。

文蛤贴脐膏种福堂　文蛤三四枚焙干研末，以女人口水调匀，作饼贴于脐眼，封闭，连敷几次立止。女患，则以男人口水调敷。

本方适应证主治遗精，百试百效。原系治泄汗，今借治遗精良效。此法并治小儿夜啼。

遗　尿

总歌：遗溺肾亏虚且寒，好将肉桂配鸡肝，补中益气汤上焦治，人参附子山萸自下安。

编按：遗尿者，小便不禁也，主肾虚。陈氏医案，用山茱萸人参附子汤，或加益智仁二钱。《内经》云，仓廪不藏者，是门户不要也，水泉不止者，是膀胱不藏也，得守者生，失守者死。巢元方曰，人睡中尿出者，是其素禀阴气偏盛，阳气偏虚，膀胱与肾气俱冷。夜睡而阳衰伏不能制冷，阴气独盛，则小便多而不禁，治以鸡肝丸。

鸡肝丸巢氏　**鸡肝**三具，**肉桂**去外皮三五钱，研细末。**鸡肝勿下水，蒸熟二味，共抖为丸，小豆大，每服三十丸，日三服。**

本方适应证主治**小便不禁，夜睡遗尿不知，并治年老遗尿，阳痿等症如神，不拘年久月深，二料断根。**

山茱萸人参附子汤陈氏　**山茱萸**一两，**人参、熟附子**各三钱，**益智仁**二钱，**食盐少许，水煎服。**

本方适应证主治**真阳不足，真阴有余，调和阴阳，小便自禁矣。**

补中益气汤东垣　**黄芪**炙二钱，**人参、白术、甘草**炙各一钱，**当归、陈皮**各五分，**升麻、柴胡**各三分，**生姜**三片，**大枣**二枚，**水煎服。**

本方适应证主治**烦劳内伤发热，脉洪大而虚，头痛，心烦不安，四肢困倦，懒于言语，无气以动，动则气喘，一切清阳下陷，及久疟、久痢，脚肿等症甚效。借治阳虚气弱之人遗尿，补土以制水，当加益智仁、五味子各一钱为妙。**

加减六味地黄汤玉友　**熟地黄**四钱，**山茱、茯苓、怀山、益智仁、巴戟天**各二钱，**覆盆子**三钱。**水煎服。**

本方适应证主治**小便夜多不禁，头昏眼花，耳鸣烦躁。**

编按：此方功缓，宜服五七剂有效。

房　　劳

总歌：房劳鼓荡泄阴精，精泄阴虚火证生，四逆汤**辛温当慎用，竹皮**汤**鸡子**黄连鸡子黄汤**古前盟。**

《内经》云，此先师歃血而盟之者，言禁方不传，一恐泄造化之机，一恐人轻其道。房劳伤寒，惟脉细欲绝，四肢厥冷，腹痛吐泻，为阴证，宜通脉四逆汤治之。若非真阴寒证，误用立死。大抵此症，热者十有八九，《千金》设青竹皮汤治之，其人若烦，不得卧，宜仲景黄连鸡子黄汤救之。汪苓友云，肾主藏精，

凡人入房过度，则精多遗，所遗之精皆为水，而属阴，况其强阳之时，心火先炽，则水流，水愈流则火愈炽。五内焦热，外复感冒，而病邪热，两热相攻，肾水必枯，其人发烦躁，而舌黑生芒刺，则为死矣。喻嘉言、徐灵胎医论中俱同，不列方，余采此方为救房劳伤寒之的方，俟高明家检验核实或应用。

青竹皮汤千金　**新鲜青竹皮**一升，**水三升，煮取一升，分三次服。**

本方适应证主治**房劳，一团阳火，煎熬阴精，阳热无处可宣，竹味甘寒，清燥养液，宣通经络，使阳热退，而阴可生也。**

黄连鸡子黄阿胶汤仲景　**黄连**四钱，**黄芩**一钱，**阿胶**三钱，**白芍**二钱，**鸡子黄**半枚。**以水四杯，先煮三物，得二杯，去滓，纳胶烊化，少冷，纳鸡子黄，搅匀，相得，温服。**

编按：原方黄连鸡子黄阿胶汤，后人称曰黄连鸡子黄汤。原方分量于后，黄连四两，黄芩一两，芍药二两，阿胶三两，鸡子黄二枚，以水六升，先煮三物，取二升，去渣，纳胶烊化，少冷纳鸡子黄，搅令相得，温服七合，日三服。原文如此。这里照后人所定，大抵十分之一，而鸡子未合法度。

本方适应证主治**少阴病，得之二三日，心中烦不得卧，主之。然仲景之法，包括最广，即见舌黑焦干生刺，脉细小无力，默默欲睡，烦躁欲死，不得卧，皆少阴热化重症，不论中风房劳，真是起死回生之圣药，确有回天手段。**

通脉四逆汤　干姜、炙草各三钱，**熟附**一钱。**水煎温服。**

本方适应证主治**手足厥逆，脉沉细欲绝者。**

伤寒附法

总歌金鉴：**双解通圣合六一，四时温热正伤寒，两许为剂姜葱豉，汗下兼行表里宜，强人加倍弱减半，不解连进自然安。若因汗少麻黄倍，便硬硝黄加倍添。**

编按：名曰双解散，以其能发表攻里，即防风通圣散合六一散，二方合一剂也。刘完素制此方，解四时冬寒、春温、夏热、秋燥正令伤寒。凡邪在三阳表里不解者，两许为剂加葱白、生姜、淡豆豉，煎服后，汗下兼行，表里即解。即形气强者，两半为剂，形气弱者五钱为剂。若初服，因汗少不解，则为表实，倍加麻黄以汗之；因便硬不解者为里实，倍加硝黄以下之，连服二三剂，必冷汗出，下利而解。今人不知其妙，以刘完素过用寒凉，仲景伤寒初无下法，弃而不用，真可惜也。不知其法神捷，莫不应手取效，从无寒中痞结之变，即有一二不解者，亦未尽法之善，则必传阳明，故不解也。

防风通圣散歌括：防风通圣治风热，郁在三焦表里中，气血不宣经络壅，栀子连**翘**黄**芩薄**荷甘**草**当**归**川**芎，**芒**硝**大**黄芍**药白**术石膏滑石，麻黄桔梗与防**风**荆**芥，**利减硝黄呕**加生**姜半**夏，**自汗麻**黄**去桂枝添。**

本方适应证主治**一切风火之邪，郁于三焦表里气血之中，经络不得宣通，初感发热，头痛，传经斑疹，抽搐强直，便闭，皆能治之。**

刘完素解后法：汗下已通仍不解，皆因不彻已传经，内热烦渴甘露饮，甚用白虎解毒清。有表热烦柴葛解，表实大热三黄宁，里热尿赤凉天水，胃实不便大柴承。

服双解散已通，而仍不解者，皆因不彻，或已传经，治之不及也。若表已解，里热微渴，用桂苓甘露饮，以和太阳之里；若里热太甚，大热、大渴者，用白虎汤合黄连解毒汤，以清阳明之里；若表未解，又传阳明，身热而烦，用柴葛解肌汤，以解二阳之邪；若表实无汗，大热而烦，用三黄石膏汤，以清表里之热；若里有热，尿赤而热者，用凉膈散合天水散，以清和之。若胃实，潮热不大便，有微表者，用大柴胡汤下之，无表者，择三承气汤，急下之。

柴葛解肌汤歌括：四时合病在三阳，柴葛解肌柴胡**葛**根**羌**活，**白芷桔**梗黄**芩**石**膏芍**药甘**草，利减石膏呕加半**夏生**姜。**

钱斗保曰，此方陶华所制，以代葛根、麻、桂、柴胡四方。凡四时太阳、阳明、少阳合病，轻者，均宜此汤治之。无太阳证，减羌活，无少阳证，减柴胡，利，减石膏，以避里虚，呕加半夏、生姜，以降里逆也。

黄连解毒汤、栀子金花汤、三黄石膏汤三方歌括：

阳毒热极疹斑呕，烦渴呻吟谵语狂，下后便软热不已，黄**连**黄**芩**栀**子**黄**柏解毒汤，里实便硬当攻下，栀子金花加大黄，表实膏麻葱豆豉，下利除膏入葛良。**

注：阳毒热极等症，或下后便软，壮热不已，宜黄连解毒汤（即黄连、黄芩、黄柏、栀子）。若里实当攻下，便硬者，宜加大黄，名栀子金花汤。若表实无汗，当发汗，宜加石膏、麻黄、淡豆豉、葱白，名三黄石膏汤，下利者，减石膏，加葛根，以避里虚也。

消斑青黛饮歌括：消斑青黛消斑毒，参虎柴犀栀地玄，黄连热实减参去，

苦酒加入大黄煎。

注：消斑青黛饮，即青黛、人参、石膏、知母、柴胡、犀角、山栀、生地、玄参、黄连。用苦酒与水煎。热甚便实者，减去人参，加大黄可也。

消毒犀角散歌括：消毒犀角表疹斑，毒壅咽喉肿痛难，犀角牛蒡荆防草，热盛加薄翘芩连。

注：消毒犀角散，即防风、荆芥、牛子、甘草、犀角。热盛，加连翘、薄荷、黄芩、黄连也。

连翘败毒散歌括：连翘败毒治发颐，高肿焮红痛可除，花粉连翘柴胡蒡，荆防升草桔独羌，红花苏木芎归尾，面肿还加芷漏芦。肿坚皂刺穿山甲，便燥应添大黄疏。

注：连翘败毒散，治热毒发颐，高肿焮红，疼痛之阳证。药品，连翘、天花粉、柴胡、牛子、荆芥、防风、升麻、甘草、桔梗、羌活、独活、红花、苏木、川芎、归尾。两颐连面皆肿，加白芷、漏芦，肿坚不消，加皂刺、穿山甲，大便燥结，加酒炒大黄。

葳蕤汤歌括：风温浮盛葳蕤汤，羌麻葛芷青木香，芎草石膏葳蕤杏，里实热盛加硝黄。

注：风温初起，六脉浮盛，表实壮热汗少者，宜葳蕤汤，以发表散风邪也，即羌活、麻黄、葛根、白芷、青木香、川芎、甘草、石膏、葳蕤、杏仁也。里有实热汗多者，加芒硝、大黄，以攻里也。

桂枝白虎人参汤歌括：风温虚热汗出多，难用葳蕤可奈何，虽是鼾睡而燥渴，方用桂枝参虎合。

注：风温初起，脉浮有力，汗少壮热，宜葳蕤汤。若脉虚，身热汗多，难用葳蕤汤者，以桂枝白虎人参汤。如不鼾睡，口中和，不燥不渴，身热，汗多，脉浮盛者，乃亡阳证也，非风温也，宜桂枝白虎加人参汤，亦可用也。

大羌活汤洁古　**川芎、羌活、防风、防己、苍术、白术、细辛、白芷、独活、生地、黄芩、甘草、黄连、知母、生姜、葱白。水煎，温服。**

本方适应证主治**两感伤寒而何，曾询问业师，师曰，一日两经同病，其状始恶寒，继发热，全身皆疼痛。两经者，太阳经恶寒，底面属于少阴经。太阳恶寒为本寒，发热为少阴标热，标本同病。病若发于巳午时，即以时日计算，注意来日巳午时，若有大变象，当传阳明太阴，两经接受，其病不恶寒，当酉戌时**

腹大痛，大泄，脉沉缓，四肢冷，不欲食，此阳明热为本，太阴寒为表，又皆标本为病，危乎危乎，至来日寅卯时，时寒时热，为往来寒热，口苦，耳聋，胁痛，喜呕，同时厥阴经亦受病，饥而不欲食，食则吐蛔，气撞冲心，舌卷囊缩，此时六经乃尽矣。在七十二小时，即三整日前后必死。或体气强壮，素无他病者，或又按经再传，设体气素弱，或因房劳虚竭，偶感此，两感重症，在七十二小时前后必死，安有过经再传。张元素是金时益州人，赐进士出身，聪明智慧，善于医道，别有心得，创大羌活汤，为两感伤寒立法，补出仲景未备之方，俗云伤寒病，要过九日十三天，若范真两感伤寒，焉有到九日十三天，在三整日前后左右必死，不可数计。若医者不能辨明其证，当面错过，未尝不失时机。

歌括：两感伤寒病二经，大羌活汤草川芎，二防二术二活细，生地芩连知母同。

《内经》曰：女子二七天癸至，任脉通，太冲脉盛，月事以时下，故有子。若三阴之邪所伤其冲任之脉，则有月经不调，经闭、经漏、经崩等症不一。

后贤陈修园曰，医者辄云血海，可以直指其所在乎？曰人身之血海，胞也。难经曰，膀胱为胞之室。《内经》曰，冲任督三脉，皆起于胞中，俱为血海，是男女皆有此血海，男则运而行之，女则停而止之。运行者，无积而不满，故阳气应日而一举；停止者，有积而始满，故阴血应月而一下，此男女天癸之总根也。

而妇人一科，专以月事为主，盖时者满三旬之期而一下，即《内经》所谓象月盈则亏，下之不失其期，故古人以月经名为月信，不止命门确切，而月经之有无多少迟速，及一切治疗原委，无不包括信字之中。夫五行之土，犹五常之信也，脾为坤土阴也，胃为艮土阳也，皆属于信。信则以时下，不愆其期。虽曰心能生血，肝藏血，然冲任督三脉俱为血海，为月信之源，而其统主为脾胃，脾胃和则血生，谓血生于水谷之精气也。若经之来，前后多少有无不一，谓之不调，不调谓之失信矣。按《内经》曰，岁运有太过不及，人身像小天地亦然。又曰太过曰敦阜，不及曰卑监。阜者高也，敦者厚也，既高而又厚则损之。卑者下也，监者陷坑也，既下而又陷坑则慎之。人身脾胃为生身之本，饮食如常，全在脾胃调和。若人之脾胃调和，月经自然和畅，百病何有？若脾胃有伤，饮食不常，则月经不调，百病丛生，不可名状。

又按《医宗金鉴》云，妇人之经，一月一行谓之常经，有三月一行谓之居经，有一年一行谓之避经，有一生不行而受胎者谓之暗经，有受胎之后月月行经而产子者，是谓垢胎。有受胎数月，血忽大下，而胎不坠者，是谓漏胎。有经期或前或后，或多或少，或通或闭，此谓病经。考李东垣曰，妇人血滞积瘀，与日生新血相搏则为疼痛。血枯不能滋养百骸，则热蒸于肉，血枯胞络火盛，火夹痰气、食积、寒冷，变生疼痛。诸病皆由月经不调而致病，当先去其病，而后调其经也。考方有执曰，月经不通有二，有血枯血滞之分，血滞宜破，血枯宜补。考许叔微云，若阳气乘阴，则血散溢，经所谓天暑地热，经水沸腾，故乍多而趱前。若阴气乘阳，则胞寒气冷，经所谓天寒地冻，水凝成冰，故乍少而退后。当别其阴阳，调其气血，使阴阳无偏，自然和畅，而经水调匀矣。考马元台曰，二阳足阳明胃脉也，为仓廪之官，主纳水谷，乃不能纳受者，何也？此由心脾所发耳。正以女子有隐情曲意之事，郁之于心，故心不能生血，血不能养脾，始则胃有所受，脾不运化，继则不能纳受，故胃病发于心脾。由是水谷衰少，无以化精微之气，而血脉遂枯，月事不能应时下也。又考武叔卿云，妇人多有隐情曲意，难以舒其志意，则气郁而不畅，不畅则心气不开，脾气不化，水谷日少，不能变化气血精微，以入二阳之血海，血海无盈余，所以不月也。

妇人经病治法。太过是指敦阜，损之宜平胃散加大黄、芒硝、红花、桃仁以行之；曰不及是指卑监，填之宜六君子汤加当归、白芍、川芎以调之。按高鼓峰，主以归脾汤，治二阳之病发心脾。而陈修园极赞其妙，以归脾汤加生鹿茸、麦门冬，服二十余剂，经行而愈。武叔卿以血海无余，所以不月也。余用归脾汤加白芍、柴胡。传为风消者，有发热、消瘦，胃主肌肉，余常用归脾汤加白丹皮、栀子、白芍、地骨皮。传为息奔者，喘息上奔，胃气上逆者，余常用金匮麦门冬汤，治愈颇多。陈修园曰，礼贵从俗，医道何独不然。今取习用之方而精选之。若妇人阳乘阴，即阳胜阴虚，月经趱前为热，余常以四物汤加芩、连、知、柏，服至热退经调，平浅而神奇。若妇人阴乘阳，即阴胜阳虚，月经退后为寒，余常以四物汤加桂、附、吴萸、干姜、艾叶，服至病去而经调，浅淡而神妙。又曰，余常见妇人月经不调，不孕，余以四物汤加香附、茯神各二钱为佐，是取铁瓮道人之交感丸，参赞其内。交感者，以气之化于无形也，又加炙草四钱为君，是取仲师之复脉汤，主持其际，复脉者，以血之运而不息也。实为秘法耳。

编者临证以来，目击不少，有停一二月或数月，或赤或白，或黑或黄，或赤白并下。或痛一阵下一阵，或痛或不痛，甚至大下，而人事昏迷，久则曰崩。若淋漓不断，不痛，此名曰带下，因带脉不能约束而有此病也。盖带脉通于任督，督病而带脉始病。带脉者，所以约束胞胎之系也，带脉无力，则难提挈，必然胞胎不固，故曰带弱则胞胎易坠，带伤则胎不牢。然带之伤，非独跌折闪挫真气，或行房而放纵，或饮酒而乐狂，虽无疼痛之苦，而有暗耗之害，不独坠胎，甚至成崩，或阴脱等症，俗呼跌子宫。另则，因饥饱劳役，伤其脾胃，形寒饮冷，湿滞留于胞中，引触冲脉上冲，则反胃呕吐，甚至呕血，盈盆盈斗。又夹湿热郁滞，触动督脉，二脉失职，督脉无权，引摇任脉不能胜任，皆是冲脉横行无殚，遂致崩带阴脱。既不阴脱，又未大崩，然阴门必发苦痒，既发苦痒，必由肝火，助纣为虐，久久可发出阴茄、阴菌、阴挺，此三种因子，当究其由。若行房放纵，以归脾汤随人体加减，饥饱劳役伤其脾胃，宜补中益气汤随症加减。若因苦痒，必须防其阴茄、阴菌、阴挺，宜龙胆、逍遥散，外必兼熏浸法。至于子宫脱垂，参看熏浸樗白皮汤，内服补中益气汤，随人体加减，不能预定何药也。白崩白带，青崩青带，黑崩黑带，赤崩赤带，五色皆五脏而化，其治法方药，详于妇科内检方便知。凡治妇人病，必须安其冲脉，提其督脉，补其带脉，和其任脉，医家若不知此数脉，则难以言妇人医。

总　歌

男女两科同一治，所异调经崩带症，嗣育胎前并产后，前阴乳疾不相同。

注：妇人诸病，本与男子无异，故同其治也，其异于男子者，惟调经崩带，胎前产后、癥瘕等病，不相同治，故曰妇科。

调　经

天癸月经之原歌

先天天癸始父母，后天精血水谷生，女子二七天癸至，任通冲盛月经行。

注：先天谓禀赋，其父母资其始，后天精血水谷之所化，资其生也。

不孕之故歌

不孕之故伤冲任，不调带下经漏崩，或因积血胞寒热，痰饮脂膜病子宫。

注：《内经》曰，女子二七而天癸至，任脉通，太冲脉盛，月事以时下，故有子。若为三阴之邪伤其冲任之脉，则有月经不调，赤白带下，经漏、经崩等

症生焉。

月经之常歌

月经三旬而一下，或二三月一行经，一年一至名避经，一生不至曰暗经。

注：女子阴类，以血为主，其血上应血海，月有盈亏，海有潮缩，月经三旬一下，谓之信也，故曰月信，是其常也，或前或后乃其病也。二月一行曰并经，三月一行曰居经，一年一行曰避经，一生不行依然生育者曰暗经。

月经异常歌

经期吐血或衄血，上逆妄行曰逆经，受孕行经曰垢胎，受孕下血漏胎名。

注：若经行吐血或衄血，上逆妄行者曰逆经。有受孕月月行经而产子者，名曰垢胎。受孕有数月，其经忽下，而胎不损者，谓之漏胎。此皆月经异乎常妇者也。

外因经病歌

天地温和经水安，寒凝热沸风荡然，邪入胞中冲任损，妇人经病理同参。

注：天地温和则月经安静，天寒地冻则经水凝滞，天暑地热则经水沸溢，卒风暴起，则经水荡然波涌而大下，六淫之邪入胞中，损伤冲任，故经水不得安澜，宜参于此理也。

内因经病歌

妇人从人不专主，病多忧忿郁伤情，血之行止与顺逆，皆由一气率而行。

注：妇人从人，凡事不得专主，忧思忿怒，郁气所伤，故经病起于七情者居多。盖以血之行、止、顺、逆，皆由一气率而行之。

不内外因经病歌

血者水谷之精气，若伤脾胃何以生？不调液竭血枯病，合之非道损伤成。

注：血者，水谷之精气也，若男子则化为精，在女子则化为血，上为乳汁，下为月水。若内伤脾胃，健运失职，饮食减少，血无所化生，亦有女子天癸既至，逾期不得与男子合，未期思与男子合，经正行时而与夫合，此皆合之非道

也，亦至不调。或者遇于淫合，液竭血枯，皆能损伤阴血，而成经病也。

血色不正病因歌

血从阳化色正红，色变紫黑里热征。黄泔淡红湿虚化，更审瘀块黯与明。

注：血属阴，从阳化，故其色以红为正，虽有经病，亦易为治也。若色变深红、紫黑，乃热之征也。或黄如米泔，乃湿化也，浅淡红色，乃虚象也。更当审其有瘀血、夹块、色黯、色明，分别治之。若黯而紫黑，兼见冷证，多属寒凝；若明而紫黑，兼见热证，多属热结也。

经期前后多寡歌

经来前后为愆期，前热后滞有虚实，淡少为虚不胀痛，紫多胀痛属有余。

注：经来或前或后，谓之愆期，皆属经病。经来往前走，属血热，若下血多，色深，则为实热；若下血少，色淡，则为虚热。经来往后推，属血滞，若色浅淡，下血少，不胀痛，则为气虚血亏之虚证；若色紫黯，下血多，腹胀痛，则为气滞血瘀之实证也。

经行寒热身痛歌

经来寒热身体痛，当分营卫实与虚，有汗不胀卫不足，无汗而胀营有余。

注：经来之时，恶寒，发热，身体疼痛者，应当分清营卫虚实。若身体不胀而有汗，属卫虚营不足；若身胀痛而无汗，属营实卫有余也。

行经腹痛歌

经后腹痛气血弱，痛在经前气血凝，痛而拒按多属实，喜按痛缓是虚情。

注：凡经来腹痛，在经后痛，喜按揉，则为气血虚弱之虚证；若在经前痛，腹痛拒按，则为气滞血瘀之实证。

经水过多兼下白带歌

清多淡浅虚不摄，稠黏深红热有余，兼带时下湿热秽，形清腥臭冷湿虚。

注：经水过多，清稀色淡红，乃气虚不能摄血；若稠黏色深红则为热盛有余。或在经行之前后，带下臭秽，为实热腐化；带下清稀而腥臭，则为寒湿

脾虚也。

气秽清浊病因歌

热化稠黏臭必秽，寒化清澈臭则腥，内溃五色有脏气，时下而多命必倾。

注：凡血为热化，则必稠黏秽臭，若为寒化，则必清澈而又腥臭。若内溃，则所化之物杂见五色，似乎脓血。若更有脏腐败气，时下不止而多者，是危证也，其命必倾矣。

调经证治总歌

补养元气四君子汤，**人参**茯**苓**白**术**炙**草**大**枣生姜，异功**散**加陈**皮**兼理气**前四君子汤加陈皮，名异功散，**虚痰橘半六君**子**汤**异功散加半夏名六君子汤，**呕吐**行经有呕吐，丁**香砂**仁**六君子**六君子汤加丁香、砂仁，名香砂六君子汤，**渴泻**行经泄泻**七味白术**散**安，脾**虚**泻参苓白术散，思虑伤脾宜归脾**汤，**逍遥**散**理脾平肝药，血脉空虚养营汤，四君**子汤**八珍**汤**加减用，补中益气**汤**亦收功。**

室女闭经证治歌

室女闭经多血结，䗪虫丸治是妙诀，柏子仁丸泽兰汤，二方同用自然行。

注：室女，未适夫之女也。若有闭经，不与平常人同治，另有施治，采仲景一方，千金二方列后。

泽兰汤千金　**泽兰叶**三两，**当归**、**白芍**各一两，**甘草**五钱，**共为粗末。每用五钱，水二杯，煎至一杯，温服一日二次。**

柏子仁丸千金　**柏子仁**炒研、**牛膝**酒洗、**卷柏**酒炒各五钱，**泽兰叶**炒、**续断**酒炒各二两，**熟地**四两，酒浸半日，石臼内抖成膏。**先以前五味研成细末，过筛，合地黄膏，炼蜜为丸，梧子大，空腹米饮下三十丸，日服泽兰汤，夜服此丸。**

大黄䗪虫丸仲景　**大黄**酒蒸十分，**黄芩**二两，酒炒，**炙甘草**三两，**杏仁**、**桃仁**去皮尖，各一升，**赤芍**四两，**干漆**一两，炒尽烟，**虻虫**一升，炙，**干地黄**十两，**水蛭**百枚，烧灰，**蛴螬**百枚，**䗪虫**半升。**共十二味，微火烤焦，研末极细，炼蜜为丸，如豆大小，酒服五丸，日三服。**

陈氏歌曰：干血致劳穷源委，缓中补虚治大旨，螬蛭百枚䗪半升，桃杏虻虫一升止，一两干漆十地黄，更用大黄十分已，三甘四芍二黄芩，五劳要证须

用此，此方世医勿惊疑，起死回生大可恃。

宣郁通经汤　当归五钱，酒洗，白芍五钱，酒炒，丹皮五钱，酒炒，栀子三钱，炒，芥子二钱，郁金、香附炒，各一钱，柴胡、甘草、黄芩各一钱。水煎服，加酒一两同煎更妙。

本方适应证主治妇女月经未行，早七八天，或三五天，十把天，先有腹痛、腰痛，或腰腹胀痛，其经色多紫黑，或成块，切勿作寒治，乃热极郁火内烧，于经未来，即以此方，服三五剂，痛必解。下次经未来，如有腰腹胀痛，再以此方，服四剂，当不腰腹胀痛，经水必不黑矣，经验第一方也。歌括编者：经未来时腹痛常，五丹归芍作提纲，三栀二芥余皆一，柴附芩金草煮汤。

越鞠丸丹溪　香附制炒、川芎、山栀制、苍术制、六神曲。蒸饼为丸，每服三钱，米饮下。歌括：越鞠丸治六郁侵，气血痰火湿食因，芎苍香附兼栀曲，理气舒郁法可钦。

本方适应证主治统治六郁，胸膈痞闷，吞酸呕吐，饮食不消。火盛加青黛，痰多加海石、瓜蒌，风痰加南星、半夏，血郁加桃仁、红花。

逍遥散局方　当归、白芍酒炒、柴胡、白术、白茯苓各钱半，炙甘草、薄荷各五分，生姜三片。本方加丹皮、栀子名八味逍遥散，治同。

本方适应证主治肝燥血虚，骨蒸，咳嗽，口干，潮热往来，及经前后不调。

编按：局方制此方，郁怒伤肝，月经不调，是近世医家当头一炮。薛氏加丹皮、栀子二味治肝燥骨蒸，实为得力。

新定四物汤修园　当归、白芍、干地黄、制香附、茯神各二钱，川芎一钱半，炙草四钱。水煎服。

修园曰，方虽浅无深义，但此加法，是妇女调经之的方，不论先期后期而来，痛与不痛，屡试有效。又曰，余仿仲景及铁翁道人之意而加也。

平胃散　苍术二钱，厚朴、陈皮各一钱半，甘草一钱，生姜三片，大枣二枚，水煎服。

本方适应证主治土气太过，经血不调，山岚湿瘴，水土不和。《达生篇》谓，加芒硝能下死胎。

四君子汤　人参、白术土炒、茯苓各二钱，炙草一钱，生姜三片，大枣二枚。水煎服。

本方适应证主治一切阳虚气弱，肺损脾衰，饮食少思，体瘦面黄，皮聚毛落。再加陈皮名异功散，治大病之后，调理脾胃，助食之剂。再加半夏名六君子汤，治气虚生痰，脾虚臌胀。再加木香、砂仁，名香砂六君子汤，治脾虚痰饮，胃虚呕吐等症。

八珍汤　人参、白术土炒、茯苓、炙草、当归、川芎、干地黄、白芍酒炒，各等分，生姜三片，红枣二枚。水煎服。

本方适应证主治此方有治气血两虚之功，有气血双补无偏盛之害，却亦平稳可以。

十全大补汤　即前方八珍汤加炙黄芪一钱，肉桂五分，水煎服。

本方适应证主治助阳固卫，治一切大病后气血诸虚，老幼男女皆可施用。

人参养荣汤　黄芪炙、人参、当归、陈皮、茯苓、白术土炒、肉桂、炙草各一钱，熟地八分，白芍一钱半，远志去心五分，五味子十四粒，生姜三片，大枣二枚。水煎服。

本方适应证主治五劳七伤，一切大病之后气血两虚，怔忡自汗。薛立斋曰：不论其症，不论其脉，但服此汤，诸证(症)悉除。

四乌鲗骨一藘茹丸内经　乌贼骨去皮炙四分，藘茹一分。为细末，为丸如雀卵大，每服三丸，食前以鲍鱼汁送下。

本方适应证主治胸胁支满者妨于食，病至则先腥臊臭，出清液，先唾血，四肢清，目眩，时时前后血。帝曰，病名为何？何以得之？岐伯曰：病名血枯，此得之年少时，有所大脱血，若醉入房，中气竭，肝伤，故月事衰少不来也。帝曰：治之奈何？复以何术？岐伯曰：以四乌鲗骨一藘茹丸。并治男子阳痿最效。按张景岳云，此方余常用之，确是灵丹。

温经汤仲景　当归、芍药、川芎、人参、桂枝、阿胶、炙草各二两，丹皮二两，半夏半升，吴萸三两，麦冬一升，生姜三两。共十二味，以水一斗，煮取三升，分三次温服。

本方适应证主治经闭，或行经过多，或崩漏不止，或久不受胎，口干，腹满，掌心发烧，十二症，九痛，七害，五伤，三痼(详见于《金匮要略》)。

麦门冬汤仲景　麦冬四钱，半夏二钱，人参三钱，甘草一钱，粳米三钱，大枣二枚。水煎服。

本方适应证主治男女火逆上气，咽喉不利，止逆下气。陈心典曰，借治妇女返经上逆，吐衄等症。盖以此汤，专入阳明，阳明之脉下行为顺，上行为逆。冲任之脉洒于阳明，三经主血，故以此方为正治之法，若去粳米，加蜂蜜八钱，取百花之精华，以补既亡之胃阴，其诸虚火逆上冲，吐血、衄血等症，此方专主。

当归补血汤宋人时方　**当归**二钱半，**黄芪**一两。水煎服。

本方适应证主治血虚发热，症类白虎，但脉不洪长，以此别之。

编按：尤氏金匮翼内，此方有生地五钱，甘草一钱。

启宫丸女科　**制半夏、炒苍术、制香附**各四两，**神曲**炒、**茯苓**生研、**陈皮**盐水炒，各二两，**川芎**三两，酒炒。共为细末，蒸饼为丸，每晚酒下三钱。

本方适应证主治经水已调，身无他病，而不受孕，无生育者，一则身体过于肥盛，子宫脂满，不纳精者，以此丸治之，有效。

毓麟珠景岳　**鹿角霜、川芎、白芍、茯苓、白术、人参、杜仲**各二两，**当归、菟丝子、熟地**各四两，**川椒、甘草**各一两。共制好，炼蜜为丸，如梧子大，每次米饮送三钱，或清酒送亦得。

本方适应证主治身体过于羸瘦，子宫无血，而精不摄者，与此丸多服有效，是广嗣之良方，出新方八阵，妇女不育者宜之。

新加交感丸修园　**香附**水浸一宿，去毛，炒黄，半斤，**菟丝子**炒一斤，**当归**童便浸晒，炒、**茯神**生研，各四两。共研细末，炼蜜为丸，梧子大，每早晚各服三钱，米汤下。

本方适应证主治妇女素不怀孕者，一料生子矣，二料多子矣。广嗣书中，不可多得之验方。药只四味，天地氤氲，包括万有，所以服之有子者，是方也。

崩　带

白崩白带

妇人有终年累月，流下白物，如涕如唾，不能禁止，甚则崩下，轻则淋漓不断，亦有腥臭，此乃湿盛而真火衰，肝郁而气弱，脾土受伤，湿土之气下陷，以脾精不守，不能化荣血为经水，以经水反变白滑之物，由前阴而出，直下自禁而不可得也。治法宜大补脾胃之气，佐以疏肝之品，使风木不闭塞于地中，则地气自能升腾于天，脾土健而湿气自消，自无白物溃下之患矣。治法治宜完带汤。

完带汤傅氏经验方　**白术**炒一两，**山药**炒一两，**人参**二钱，**白芍**酒炒五钱，**车前子**

炒三钱，**苍术**制三钱，**甘草**一钱，**陈皮**五分，**黑芥穗**三分，**柴胡**六分。水煎服，二剂轻，四剂止，六七剂全愈矣。重者曰崩，十剂愈，轻者曰带，六剂愈。

青崩青带

妇人有崩带下而色青者，甚则绿如绿豆汁，稠黏不断，其气腥臭。此病由肝经之湿热所化，肝属木，木色青，甚则如绿豆汁。明明是肝木之病矣，但肝木最喜水润湿，似湿非肝木之所恶，而何竟成青崩青带矣。湿实肝所恶，以湿为土之气故也。所恶者合之所喜，必有违者矣。肝性既违，则肝气必逆欲上行，而湿欲下降，两相牵制，以停住于中焦之间，而走于带脉，遂从阴道而出。其色青绿者，正其乘肝木之气化也，逆轻则色青，逆重则色绿。治法解肝木之郁火，利膀胱之水，则青绿崩带均去矣。治法宜茵陈逍遥散。

茵陈逍遥散傅氏经验方　**茯苓**五钱，**白芍**酒炒五钱，**甘草**五钱生用，**陈皮**一钱，**茵陈**三钱，**山栀子**三钱炒。水煎服，二剂而色淡，四剂而青绿之崩带绝，不必过剂矣。

黄崩黄带

妇人有崩带而色黄者，宛如黄茶浓汁，其气腥秽。夫黄色如脓沥下，乃任脉本不能水湿，安得入而化为黄带，因知带脉横通于任脉，任脉直上走于唇齿之间，源于不断之泉，下贯于任脉以化精，使任脉无热气之扰，则口中之津液尽化为精，以入于肾矣。惟有热邪存于下焦之间，则津液不能化精而反化湿矣。夫湿者，土之气实水成之，热者火之气，实木生之，水色本黑，火色本红，今湿与热合，欲化红而不能，欲返黑而不得，煎熬成汁，因变而为黄色矣。此乃不从木火之化，而从湿化也。所以世之人，有以黄为脾之湿热，单去治脾而不能痊者，是不知真水真火，合成丹邪元邪，绕于任脉胞胎之间，而化此黄色也。法宜补任脉之虚，而清肾火之炎，则庶几矣。宜易黄汤。

易黄汤傅氏经验方　**山药**炒一两，**芡实**炒一两，**黄柏**盐炒一钱，**车前子**酒炒一钱，**白果肉**去皮十枚。水煎，连服四五剂，无不立愈。此方不但黄带及黄崩，凡有带下崩溃皆治，惟治黄更捷。

黑崩黑带

妇人有崩带溃下而色黑者，甚则如黑豆汁，其气腥臭。夫黑色者，乃火热之极也。或疑火色本红，何以成黑，谓为寒下有之，殊不知火极似水，乃假象也。其证必腹中疼痛，小便时如刀刺，阴门必发肿，面色必发红，日久必黄瘦，饮食入口必热渴，饮以凉水必觉宽快，此胃火大旺，与命门膀胱三焦之火合而煎熬，所以熬干而变炭色，断是火热之极之变，而非少有寒气也，此症不至发狂者，全赖肾水与肺金无病，养其生生不息之气，润心清胃以救之耳。此火结于下，而不炎于上也。治法惟以泻火为主，火热退而湿自除，治以利火汤。

利火汤傅氏验方　大黄三钱，白术炒五钱，茯苓三钱，车前子酒炒三钱，黄连三钱，栀子三钱，知母三钱，王不留行三钱，石膏五钱，刘寄奴三钱。水煎服。一剂小便痛止，二剂黑变白，三剂白少减，再三剂而痊愈矣。

编按：此法譬如救火之焚，而少为迟缓，缓则火势延燃不尽不止。妙用黄连、石膏、栀子、知母之滋水熄火也。

赤崩赤带

妇人有病赤崩赤带，而色红非血似血，淋漓不止，或大下。赤者火热故也，火色赤故下赤耳，惟带脉系于腰脐之间，近乎至阴之地，不宜有火，今见火证，岂其路通于命门，而命门之火而烧之耶。而带脉通于肾，而肾气通于肝，妇人忧思伤脾，又加郁怒伤肝，于是肝经之郁火内炽，下克脾土，脾土不能运化，致湿热之气蕴于带脉之间，而肝不藏血，亦渗于带脉之内，皆由脾气受伤，运化无力，湿热之气随气下陷，同血诸下，所以似血非血之形象，现于其色也，世人以赤色属于心火误矣。治法须清肝火，而扶脾气，宜用清肝止漏汤。

清肝止漏汤傅氏经验方　白芍醋炒一两，当归酒炒一两，生地黄酒炒五钱，阿胶珠三钱，白丹皮三钱，川黄柏三钱，香附酒炒一钱，牛膝二钱，红枣十枚，小黑豆一两。水煎服。一剂少止，二剂又少止，四剂大止。十剂痊愈，不再发也。编常减牛膝，佐贯众炭一钱，百试百效。

卷十一

妊娠

干姜半夏人参丸仲景　**干姜、人参**各一两，**半夏**洗七次二两。**共三味，为末，以生姜汁糊丸。梧子大，饮服十丸，日三服。**

本方适应证主治**妇人妊娠二三月，心烦，恶食，呕吐等症。**

编按：后贤名恶阻，但查金匮无此症，惟胞阻则有之。《产宝全书》名呕吐不止，金匮此方主之。尤氏曰，寒热皆有上逆而呕，寒呕必用此方，热呕，可用外台竹皮半夏汤。陈修园曰，热呕，当用千金竹茹人参汤，以此方加减，百试百效。

竹茹人参汤千金　**人参、茯苓、生姜**各一两，**麦冬**一两半，**半夏**洗净二两，**鲜竹茹**一升。**水煎服。**

本方适应证主治**妇人妊娠二三月，心烦，呕吐，不食。陈修园、娄全善、高鼓峰皆云：诸家皆谓半夏坠胎，然余遵金匮千金之法，治验千百，未经历坠胎，却能安胎、健脾、和胃。**

编按：此二方，一治胃寒上逆而呕，一治胃热上逆而呕，脉洪大紧有力属胃寒，脉细数属胃热，唇淡红为寒，唇紫红为热。然余经验屡次，录此以作参考。

所以载丸修园　**白术**去皮，糯米上蒸半炷香久，一斤，晒干研末，**桑寄生**晒干、不沾钢铁，石臼内杵末、**厚杜仲**去粗皮，炒断丝，各八两，**人参、茯苓**各八两，二味生研。**共为细末，以大肥枣子一斤，剖开，以长流水熬汁，为丸，梧子大。晒干，收贮，勿泄气。俟退去火毒，每早晚，各服三钱，米饮下。**

本方适应证主治**胎气不安，不长，妇人半产，或三月或五月应期小产，百药不效，必终身不能正产，惟此丸可以治之。立方人，自已年少时，接连犯有数**

胎，故研究此方，治经百验，以行于世。

胶艾汤仲景　**阿胶、川芎、炙草**各二两，**当归**三两，**芍药**酒炒四两，**干地黄**七两，**艾叶**三两。**水五升，煮取三升，去渣，纳胶烊化。日三服。古称一两，今折三钱，一剂又分三剂可也。**

本方适应证主治**妇人漏下，或半产下血不止，或妊娠下血腹痛为胞阻，此方主之。**

肾气丸仲景　**熟地**八两，**怀药、山茱**各四两，**丹皮、泽泻、茯苓**各三两，**肉桂、附子**各一两。**共炼蜜为丸，梧子大，空腹服。每服三钱，一日三服。**

本方适应证主治**妊娠转胞不得小便，饮食如常，不得卧。**

参术饮丹溪　**当归、熟地、川芎、芍药、人参、白术、陈皮、半夏、炙草**(原方未载分量)。**水煎，空腹服，一日二服。**

本方适应证主治**妊娠不得小便，胀痛欲死，名妊娠转胞，此方有效，余试验数人，方中用甘草梢，减少一倍。**

当归散仲景　**当归**酒炒、**黄芩**酒炒、**川芎**酒炒、**芍药**酒炒各一斤，**白术**土炒半斤。**五味文火焙熟，研细末，每次酒服方寸匕，日二服。**

本方适应证主治**胎前、产后。宜常服之，胎前无疾苦，临产易生，产后百病，悉主之。**

当归贝母苦参丸仲景　**当归、贝母、苦参**各四两，**共三味，酒洗，末之，炼蜜为丸，小豆大，白水饮服三丸，加至十丸。**

本方适应证主治**妊娠饮食如常，小便难，有郁火在内，煎熬精液，液干口渴。治男子，则加滑石五钱，作汤剂亦得。**

当归补血汤　**黄芪**一两，**当归**二钱。**水煎服。**

编按：妊娠临产时，胎犹舟也，血犹水也，水足则舟浮易行，血干则胎滞，乃彰明较著。若浆水既行，行之过多而不产，恐十全大补、八珍之功缓而不及。惟此方黄芪五倍于当归，藉气药以生其血，气行迅速，而血即相随，胎遂得血，而顺流下矣。视其妇人体气强弱，然犹恐体素虚弱，必加熟附子三钱，以补助药力，切勿疑附子辛热而不用。况附子走而不守，用在将产未产之时，尤为得力。若产后血晕，则又不宜加矣。此从经验得来，若读高鼓峰、陈修园二家医案，便知无虚语也。

保产无忧散傅青主　**厚朴**姜制、**川贝、菟丝、白芍、生芪**各一钱，**当归**酒洗、**川**

芎酒洗各一钱半，**荆芥**八分，**枳壳**六分，**羌活**、**甘草**各五分，**艾叶**五分，**生姜**三片。**水煎服**。

本方适应证主治　**妊娠七八月胎动，可服一二剂，安胎除百病。临产期，先服一二剂，自然易产，或遇横生倒产，甚至数日不生，速服一二服，应手取效，能救孕妇难产之灾，常保母子安全之吉。（等分各书皆有出入）。**

编者：此分量得有口授，洪世华兄，与余良友也，伊家六代业儒医，此方妙处最广，胎动能安，胎死能下。凡属孕妇七八九十月之时，每月服一二剂，并无一切难产疾苦。

产　后

花蕊石散大全　**花蕊石**一斤，**土色硫黄**四两，**共末和匀，先用纸泥筒坐罐内，入二药于筒内，再用纸泥封密罐口，晒干，安炭火内，煅二炷香久，次日取出，研细末，收贮瓶内，勿泄气。凡遇以下症，每服一二钱，童尿热酒调下，重者二三钱。**

本方适应证主治**产后败血不尽，血迷血晕，胎衣不下，胀急不省人事，但看胸中稍有温者，急用一副灌下，瘀血化水而下，其人即苏，医家不可不备之方。**

灵脂蒲黄丸时珍　**蒲黄**略炒二两，**灵脂**抖细筛尽砂，炒尽烟二两半，**共为末，以好米醋二碗半，熬之醋完，急取出，为丸，梧子大，纸包焙干，收瓶内，勿令泄气。**

本方适应证主治**胎衣不下，瘀血胀胞，欲死，并治儿枕痛及血崩。不论男女，平素一切心气痛，腹痛，胁肋痛，疝气痛，无不应手取效，医家不可不备之良方也。**

当归生姜羊肉汤仲景　**当归**三两，**生姜**五两，**羯羊肉**去膜皮一斤，**共三味，以水八升，煮取三升，温服七合，日三服。若寒多，加生姜成一斤，痛多而呕者，加陈皮二两，白术一两，加生姜者亦加水五升，煮取三升二合，一日三服。**

本方适应证主治**产后腹中疠痛者。徐炳南、陈修园诸家谓疠痛者，缓缓痛也，概属客寒相阻，故以当归通血分之滞，生姜行气分之寒。此属产后，大概责虚，故以当归养血而行血滞，生姜散寒而行气滞，又用羊肉味厚气温，补气而生血，俾气血得温，则邪自散，而痛止矣。此方攻补兼施，故治寒疝，虚损。或疑羊肉大补，而不知，孙真人谓羊肉止痛，利产妇，古训凿凿可据，又奚**

疑哉。

千金内补当归建中汤　当归四两，桂枝、生姜各三两，芍药六两，甘草二两，大枣十二枚。共六味，以水一斗，煮取三升，分温三服，一日令尽。若大虚加饴糖六两，汤成纳之，于火上暖令饴消。若出血太多，崩伤内衄不止，加干地黄六两，阿胶二两，合八味，成汤，纳阿胶。若无当归，以川芎代之，若无生姜，以干姜代之。

本方适应证主治妇人产后虚羸不足，腹中刺痛不止，吸吸少气，或腹中急，牵扯痛引腰背，不能饮食。产后一月，日得服四五剂为善，令人强壮矣。徐忠可云：产后虚羸不足，先因阴虚，后并阳虚，补阴则寒凝，补阳则气壅，后天以中气为主，故治法亦出于建中，但加当归则偏于内，故曰内补当归建中汤。谓腹中刺痛不止，血少也，吸吸少气，阳弱也，故取当归、桂枝、生姜之辛温，以行其荣卫之气，甘草、白芍以养脾阴之血，以饴糖、大枣峻补中气，则元气自复，而羸者丰，痛者止也。藉桂枝于阴阳内外无所不通，犹恃当归，善入阴分治带下之疾，故又主少腹拘急痛引腰背，不能饮食者，故带下病去，而中气自强也。又曰，产后一月内，日得服四五剂为善，谓宜急于此调补，庶无时之叹。然药味和平，可以治疾，可以调补，故又曰，令人强壮宜。其云大虚加饴糖，以虚极无可支撑，惟饴糖助力大枣，甘专于补脾，脾为五脏六腑之母，只此一条可以得其生路也。其去血过多，崩伤内衄，方加干地黄、阿胶，以其所伤原偏于阴，故特多加阴药，非产后必用地黄、阿胶也。

编按：徐忠可此解，实为孙真人之功臣，亦为后学之明师也。

竹叶汤仲景　竹叶一把，葛根三两，防风、桔梗、桂枝、人参、炙草各一两，炮附子一枚，生姜五两，大枣十五枚，擘。共十味，以水一斗，煮取二升半，分温三服，温覆取微汗。头项强，用大附子一枚，破之如豆大，煎药扬其沫，呕者加半夏半升，洗去滑液。

歌括：气喘热头疼面正红势欲成痉症，防风桔梗桂枝甘草人参两用一两同，葛根三两生姜五两附子一枚，枣十五枚竹叶一把充，头项强者大附抵，以大易小不同体。呕为气逆更议加，半夏半升七次洗。

编按：程云来曰，产后症中，未至背反张，而发热，面赤，头痛，亦风痉之渐，故用竹叶主风痉，防风治内痉，葛根疗刚痉，桂枝治柔痉，生姜散风邪，桔梗除风痹，辛散之义也。又佐人参，生液养筋，附子补火以制水，合之甘草以和诸药，大枣以助十二经，同诸风剂则发中有补，为产后中风之大剂也。

竹皮大丸仲景　**生竹茹、石膏**各二分，**桂枝、白薇**各一分，**甘草**七分，**共五味末之，枣肉为丸。弹子大，每服一丸，日三夜二服。有热，倍白薇，烦喘者，加柏实一分。**

本方适应证主治**妇人乳虚，烦乱，呕逆。安中益气。**

编按：乳者，乳子之母也，言乳汁去多，则阴虚不能胜阳，而火上壅则烦，气上越则呕，烦而乱则烦之甚也，呕而逆则呕之甚也。盖药只用辛凉甘，虽虚而无寒，可知也。徐炳南曰：妙在加桂于凉剂中，犹妙在生甘草独多，意谓散蕴蓄之邪，复清阳之气，中即自安，气即自益，故无一补剂，而又注其立方之本意，曰安中益气，竹皮大丸神哉。

白头翁加甘草阿胶汤　**白头翁、阿胶、甘草**各二两，**黄连、黄柏、秦皮**各三两。**以水七升，煮取三升，去渣，纳阿胶，微火煎胶烊消，取二升，温服一升，不愈更服一升。**

本方适应证主治**产后下利，虚极，此汤主之。陈修园曰：产后下血过多，又兼下利，亡其津液，其为阴虚无疑，故不用归、地，亦不用参、芪、桂、术，此虚字，指阴虚而言也。**

编按：热伤阴液，其泻热，所以滋阴也。

收膜汤傅青主　**生黄芪**一两，**人参**五钱，**白术**土炒，五钱，**白芍**酒炒，焦五钱，**当归**酒洗，三钱，**升麻**一钱。**水煎服，一剂即收矣。**

本方适应证主治**产后脂膜坠下，俗呼子宫跌下，甚至六七寸长，大如手掌者，此为肝痿症，最危急。真是子宫坠出，不得到产门之外，若到产门外，立时必死。安得数日不死，盖因产前劳役过度，又因郁怒触动肝气，以致肝不藏血，血亡过多，故肝之脂膜，随血崩坠，其形似子宫，而实非子宫也。法宜大补气血，肝得生养之力，则脂膜自收入于原位也。**

补气升肠汤傅青主　**人参、生黄芪、当归**酒洗，各一两，**白术**土炒，五钱，**川芎**酒洗，三钱，**升麻**二分。**水煎服。**

本方适应证主治**正产后，妇人肠下，亦危症也。此中气下陷而不能收乎，补气则力薄而难升，更恐误事，以多为贵，阳旺力壮，断不至降而不升矣，惟升麻不可用多，多则升血，恐为害也。**

醋熏口鼻法　**圆形石二三个，放炭火内烧红，每次用一个放于铜勺内，以**

米醋淬之，取醋气熏产妇口鼻，冷则又换一个，用醋淬，依前，又熏口鼻，少顷，依前法再熏，有益无害也。

本方适应证主治产后血晕、头昏之灵药也。

大承气汤仲景　大黄、芒硝各四钱，厚朴八钱，枳实一枚，共四味，以水三杯，先煮厚朴、枳实，后纳大黄，煮取一杯半，纳硝，文火煮至一杯，分二次温服，得利止服，不利更服。

本方适应证主治产后七八日，无太阳证，少腹坚痛，此恶露不尽，不大便，烦躁发热，日晡时躁烦者，不食，食则谵语，至夜即盛，切脉微实，此方主之。

胎前全凭脉论周学霆二则

凭脉为的治病，而至胎前，其看症也，历历录录，其用药也，离离奇奇。黄芩安胎者也，乌头伤胎者也，而胎当寒结，黄芩转伤胎，又如鸠血，乌头又为安胎之灵丹。焦术安胎者也，芒硝伤胎者也，而胎当热结，焦术反伤胎之药，而如砒霜之大黄、芒硝又为安胎之妙品。当此两命相关，以安为伤，以伤为安，而用裕如者，权再脉迟、结、促耳。胆从脉出，而胆斯大，智从脉生，而智斯园，无药不可以安胎，无药不可以伤胎，有何一定之方，有何一定之药乎。

《本草》之注安胎，药性之注禁服，为初学之先路。治胎显明焉者，右胎生而推，脉清而用得其当，信石、蜈蚣，无非参、芪、苓、术，脉溷而用失其当，参、苓、芪、术，无非信石、蜈蚣。拘成见者，赵括读父书而丧师，荆用周礼而乱宋，知变化者，孔明添灶而退兵，楚王破釜而取胜，古来英雄成败，止此一心之妙用，又何恤乎人言。

产后不凭脉论

百脉空虚，瘀血留滞，二语足以括尽产后诸病。其用药也，补则足以填空虚，温则足以散瘀滞。温补二字，在产后极为稳当，而见之于脉，则未可一格拘定，有迟涩者，有沉细者，有洪数者，有弦紧者。迟涩沉细，可温可补，若洪数弦紧，顾可漫无区别，而一于温之补之乎。岂知瘀血，填塞隧道，血脉为之沸腾，虚寒之体转化为实热之脉，倘凭脉以疗病，则为发为泄，为汗为凉，病症百端，药饵肆应，非不经营渗淡竭力弥缝，乃一病未已，一病旋生，卒至温补难施，不可救药，岂非专凭脉者。月科一卷之书，得之本邑王定，所不诊脉，但问症，细阅书中，肚腹胀大，大痛者，先治之以去瘀为本，桃仁、归尾、干姜、荆芥、元胡索、灵脂、川芎，酒调服。其余症之虚寒者，故不外肉桂、干姜，即症大热者，亦不能离肉桂、干姜，百试百验。世无产难之妇，远近求药，日踵其门。转之于余，参其脉理，思想突过前人，乃凭脉罔效，凭书辄验，而后知，产后凭脉，其理犹浅，不凭脉其理方深。世之家藏秘本，初视之，了无意义，而用多效者，必凭据类此。

妊娠四物汤论编者

四物汤为妇科之总方。海藏取之以护胎，胎得所护，则寒、热、攻、补之峻剂，俱在胎外以除病，而胎元则宴然不知，此法甚巧而可从。但伤寒宜按六经加之，杂病宜按各病主药加之，难以预定为何药。于妊娠伤寒，确系表实者，以四物合麻黄汤；于妊娠伤风，确系表虚者，以四物合桂枝汤；于妊娠忽见通身肿满，是胎中夹水，水与血相搏，以四物汤加白术、陈皮、茯苓、泽泻，此名子满，安胎利水，水去则胎安而病愈。《全生经》又有名子气者，病在气分，而不在水分，气滞而足面肿，喘闷妨食，甚则脚趾出黄水，以四物汤去地黄，加香附、苏叶、陈皮、青木香、炙甘草，此法出陈景初。

又有子悬者，何伯斋曰，为浊气举胎上凑也，胎热气逆，心胃胀满，以四物汤去地黄，加苏叶、陈皮、大腹皮、甘草、人参、生姜，煎水服，则胀消胎安而愈，法出何伯斋。又有子烦者，心中懊侬，口燥心烦，以四物汤加麦冬、知母、竹叶、人参、粉甘草，水煎温服，心静口和，则胎安病愈，此法出自妇科良方。

又有子淋者，妊娠小便涩少，频数痛苦，以四物汤加麦冬、天冬、细辛、人参、木通、滑石、甘草，水煎温服，一则清肺燥，天气下降，一则润肾燥，使地气不升，用木通、滑石通其便，又藉人参、甘草以补虚，肺肾不燥，水旺而火平，胎安，便通，而病愈矣。此法出自许叔微。求之金匮书曰，妇人小便难，饮食如故，以当归贝母苦参丸主之，大意指，肺之治节行于膀胱，热邪之气除，而淋漓自止矣。

如转胞症，又与子淋，及小便难，要有分别。或因禀赋弱者，或因忧郁伤脾者，或因性急伤肝者，或因忍小便所致者，大抵胎下而压胞，胞系了戾而不通，以致不得小便，甚者致死。治法，必令胎能举起，悬在中央，胞系得疏，水道自行，治法以四物汤，加参、术、陈、半、升麻、生姜，水煎浓，空腹服之。或服药后，用指探舌，令其呕吐，吐后又服此药。金匮又云，但利小便则愈，宜肾气丸主之，胞之所正者，胞之四旁，大气充满，扶之使正。此丸所以大补肾中之气，故名曰肾气丸也，所以神效。

又有子嗽者，妊娠咳嗽也，由于火盛克金，用四物汤加桑皮、天冬、竹叶、紫菀、桔梗、甘草、白蜜，清热滋水以平火，胎安则咳嗽止矣。此采严用和治子嗽法。

又有子痫者，妊娠卒倒无知，目吊口噤，角弓反张，此系肝风内动，火势乘风而内发，用四物汤加羚羊角、钩藤、竹沥、川贝母、独活、防风、薏苡仁、甘草，平肝柔风以息火。编每遇体枯之人，常用是法，再加天冬、麦冬、玉竹、姜汁，活效良多。此法采本事方而来。或用风引汤间服，继用竹叶石膏汤，甚者或择黄连鸡子黄汤，皆为善法。

又有妊娠子啼者，孕妇腹中儿有哭声，是脐上疙瘩脱出儿口，因孕妇登高，高举臂脱出儿口，致作哭声，用四物汤加白术、茯苓，煎浓汤服，古法用豆散于地下，令孕妇曲腰拾之，一二刻疙瘩入儿口，其啼哭自止。

又有子喑者，妊妇八九月间，忽然音哑不语，盖胎系于肾，肾脉萦舌本，今因胎气壅闭，肾脉阻塞，任静候其分娩，则自有愈。编用四物汤，加枸杞子、天冬、麦冬、杭菊、首乌、石菖蒲，煎汤，温服三四剂，甚效。治愈颇多，故载于此。

妊娠一症，难以言述，兹举其数条，希后贤指导增减，可谓善矣。

妇女杂症

矾石丸仲景　矾石三分煅，杏仁一分去皮尖，二味研末，蜜丸，枣核大，纳阴户内，剧者再纳之。

本方适应证主治妇人经水闭而不利，子脏坚癖，秽下不止；子脏中有干血，下白物者，亦可内服一丸，剧者再服一丸。

狼牙汤仲景　狼牙三两，以水四升，煮取半升，以绵缠如筋状，浸汤沥阴内，日四遍。

本方适应证主治尺脉滑而数，阴中即生疮，阴中蚀疮烂者，此汤洗之。

编按：若无狼牙，狼毒亦可代之。

加味归脾汤玉友　炙芪二钱，当归、枣仁、茯神、人参、白术各一钱半，远志、炙草、柴胡、丹皮、黑栀、胆草各一钱，木香三分，龙眼肉三枚。水煎服。

本方适应证主治妇人阴中长出一物，或长数寸，或一尺许，俗呼阴挺，乃七情郁热，湿火下注，宜此方，多服有效。

加味补中益气汤洪氏　炙芪一钱半，人参、白术、当归、炙草各一钱，陈皮、升麻、柴胡各六分，炒栀子、丹皮各八分。水煎服。

本方适应证主治妇人阴门翻突如饼，俗呼阴菌，急服此方，多服有效。外用熏洗方。

金毛狗脊汤　狗脊、五倍子、鱼腥草俗名臭草、水杨柳、黄连、枯矾，共为末，用有嘴壶煎汤，先预备小竹筒，去内节，接壶嘴，引热气入阴中，俟温洗治之。用三五次必消，长则脱断，又无血出。验方勿轻视，记之记之。

樗白皮汤　樗白皮一两，荆芥、藿香叶各五钱，煎汤熏洗。

本方适应证主治妇人阴内痒不可忍，突出形如鸡冠，以此汤熏洗三五次，痒止自收。

加味逍遥散　当归、白芍、柴胡、白术、茯苓、炙草、胆草、栀子、丹皮、乌梅各一钱，薄荷八分。水煎服，十余剂。

本方适应证主治妇人阴中痛痒不可忍者，内必有阴菌。因肝经湿热，郁久生虫所致，宜此方治之。无论有形未现形，宜先守方服之，外以樗白皮汤熏洗之，可愈。若不坚信，烂之悔不及治矣。

五苓椒柏丸修园　泽泻二两，茯苓、白术、猪苓各一两半，花椒、黄柏、沙参各一两，附子、川芎、红花各五分。以文火焙熟，炼蜜为丸。梧子大。每服四钱，日二服，空腹，米饮下。

本方适应证主治初患阴挺，最验。

外用熏洗方　苦参、花椒、苍术、槐花各一两，煎汤，纳芒硝一两。乘热对阴门熏之，俟温，洗阴门内，日一次，连用三四日可矣。

飞矾丸修园　枯矾六两，铜绿四钱，五味子、雄黄各五钱，桃仁一两，共为细末，炼蜜为丸，每丸重四钱，雄黄为衣，纳阴门内，奇效。或久成劳，经水不利，内服温经汤，或肾气丸，详见调经条、转胞条。

乳缩

出乳方女科　当归、干姜、肉桂、白芷、防风、木通各二钱，黄芪一两。水煎服。

本方适应证主治妇人乳头忽然缩入肉内，此为肝经受寒，收敛不舒，以此主之。

乳卸

收乳方女科　柴胡四钱，半夏二钱，羌活、防风、人参、黄芩各一钱半，炙草一钱，生姜三片，红枣二枚。水煎服。

本方适应证主治妇人乳头拖长一二尺，此因肝经风热发泄，外用熏洗法，羌活、防风各五钱，白蔹一两。用小罐烧上三味，取烟对乳头熏之。外用蓖麻子四十九粒，麝香一分，共研烂，涂顶心。俟乳头收上，即取去洗净。以上属怪症。妇人盛怒者，多有此症，不可不知。

乳痈

消痈汤　蒲公英、银花、天花粉各一两，甘草五钱。水煎服。

禁忌：鸡、鱼七日。

本方适应证主治妇人乳房焮肿硬如石，初起二剂全消。

编按：此方不但治妇人乳房肿痛，不论诸痈诸疽，不论发于何部，皆治。

诸痈疽稍久者方用：

如神汤石室　银花、当归、蒲公英各一两，荆芥、连翘各一钱，甘草三钱。水煎服。

本方适应证主治一切痈疽焮肿红痛。并治平人脉极数，身虽不觉痛苦，内必发痈疽。此方不论内外皆治之，男女并治。《灵枢·痈疽》云：大热不止，热胜则肉腐；热气淳盛，下陷肌肤。编验平人脉极数，必发痈疽。

乳 岩

乳岩者，初起内结小核如棋子，不赤，不痛，积久渐大，崩溃形如石榴，内溃深洞，血水淋漓，有巉岩之势，故名曰乳岩。此属脾肺亏损，肝气郁结，最为难治。乳岩初起，宜加味逍遥散、加味归脾汤，二方间服，亦可内消。及其病势已成，虽有卢扁，亦难为力。但当坚守前二方，一散郁结，一养气血，纵未脱体，亦可回生。

加味逍遥散　柴胡、茯苓、当归、白术、白芍、丹皮、黑栀各一钱，薄荷五分，老生姜一片。水煎服。

本方适应证主治肝经郁火，胸胁胀痛，或作寒热，肝燥血热生风，头眩振摇，咬牙发痉。经云：木郁则达之是也。

加味归脾汤　炙黄芪、茯神各二钱，人参、白术、远志、枣仁、当归各一钱，甘草五分，麦冬一钱半，白芍、浙贝各一钱，五味子十四粒，龙眼肉三颗。水煎服。

本方适应证主治思虑伤脾，健忘惊悸，盗汗，食少。因用克伐脾胃之药太过，或因素虚，变生诸病，久而不愈，皆宜主之。

鲫鱼膏季芝　活鲫鱼一条，天生山药（即野山药）一二个。每次鲫鱼一条，山药七八钱，共抖如泥，加好麝香二三厘，和匀，再抖成泥，涂乳岩核硬处，觉痒极，勿抓动，只可隔衣轻轻揉之，一日一涂，旋涂旋消。若用行气破血之药，是速其危也。周季芝云：不论乳癖乳岩，结硬未溃，即用此膏涂之。当然有效，余之验方也。

妇女瘰疬

歌括编者：妇人瘰疬实堪愁，相火为殃不自由，患处艾攻戒恼怒，逍遥散服得自由。

编按：瘰疬者，多生颈上项侧，结聚成核，累累相连，或生于胸胁之间。重者形如马刀，更重者聚成一片，坚硬如铁，俗名铁板疬，成者必死。凡疬多起于耳之前后，乃少阳之部位。女子善怀，每多忧郁，宜加味逍遥散，久病虚者，宜加味归脾汤，外用艾蛤方灸之。用此治经许多，治愈多人。常闻患此者，不死于刀针，必死于自杀。尤其青年性急，自寻短见，实可悲哀，医家不可不重视也。初起宜加味逍遥散。

加味逍遥散 当归、白术、青皮各一钱半，柴胡四钱，茯苓、白芍、浙贝各二钱，甘草一钱，夏枯草、生牡蛎各三钱，栝蒌实一枚，薄荷五分，老生姜一片。水煎服。

本方适应证主治少阳相火郁而不升，肝血日夜受火热熬煎。方内以柴胡为君，升发胆火，芍药、当归和肝经之阴，白术、茯苓、甘草健其脾胃，瓜蒌、贝母、青皮散郁消痰，夏枯草缓肝经之急，至平至稳。初起之时，一日一剂，服十余剂，自有消散之功。并外用灸法，兼敷药，双管齐下。若久病，又当以后法治之。

外灸法：癞蛤蟆一个，去肠杂，伏贴疬上，以艾条火灸蛤皮上，使热气透疬，再灸别处，如蛤干，移易灸之，三五日灸一次，重者灸三次可愈，随服消疬汤。

消疬汤修园 全瓜蒌一个抖，甘草汁三钱，长皂角一片，去结子，大黄三钱，五味子按患者一岁一粒。水煎，入甘草汁后略沸温服，大便下秽物愈，未下再服。

并常服丸药如下：玄参蒸、牡蛎醋煮、川贝母各半斤，为末听用，夏枯草二斤（鲜者良），长流水熬膏半碗，加熟蜜为丸，如梧子大，食远，每服三钱，一日二服，白汤送下。

羚羊角丸炳南 羚羊角用玻璃片刮下为极细末，四两，川贝三两，全蝎炙一两半，共为末，蜜丸，空腹服，每服三钱，任何铁板疬，可以消散。

铁疬膏修园 长皂角二条，去皮子弦，研极细末，入鲫鱼腹中，安炭火内煅存性，研末，和醋一杯，蜜糖一杯，调和，涂疬上，无不应验。并治男子疬。

加味归脾汤 炙黄芪、茯神各二钱，枣仁、白术、人参、当归、远志、甘草各一钱，麦冬、白芍各一钱半，五味子十四粒，龙眼肉三颗，生姜一片，大枣一枚。水煎服。

本方适应证主治久患瘰疬，脓水淋漓，属虚者，以此主之。妇女忧郁，患疬者尤多，不可不注意也。

散肿溃坚汤东垣 黄芩八钱半用生，半用酒炒，黄柏酒炒、胆草酒炒、花粉、昆布各五钱，柴胡四钱，知母酒炒、桔梗、升麻、连翘、炙草、三棱酒炒、莪术酒炒各三钱，葛根、归尾、酒芍各二钱，黄连一钱，共研细末。一半蜜丸，另一半作煎剂。每用六七钱，煎汤，食后热服，服后仰卧，取药在上膈，另留药汤，送丸一钱。

禁忌：动气、发物、荤食。

本方适应证主治**疠初起，形气如常者（外以龙泉浆涂之）。**

龙泉浆金鉴　**理发店之磨刀浆，日接一碗，用鸭羽毛涂患处，每日涂十余次（天冷不用此法，恐受寒也）。**

敷疬饼丹溪　**怀药**一二两，野生者佳，**蓖麻子**十四粒，**共研细末，水调和，敷患处，一日一夜一换，贴过不用，多贴有效。**

本方适应证主治**未溃者必消，已溃者脓水淋漓，久贴多贴，可收全功。愈后亦无疤痕。百试百验。**

编按：瘰疬一症最难治，所采各方，内服外治，皆经试验有效。余六十年之经验，供献于此，老幼男女皆可施用。

小儿察色总歌

欲识小儿百病原，先从面部色详观。五部五色应五脏，成中形外理昭然。额心颏肾鼻脾位，右腮属肺左属肝。青肝赤心黄脾色，白为肺色黑肾颜。青主惊风赤火热，黄伤脾食白虚寒，黑色主痛多恶候，色明浊晦轻重参。部色相生为病顺，部色相克病多难，相生实者邪助病，相克虚者正难堪。天庭青暗惊风至，红主内热黑难痊，太阳青惊入耳恶，印堂青色惊泻缠。风气青惊紫吐逆，两眉青黑红热烦，鼻赤脾热黑则死。唇齿脾热白脾寒，左腮赤色肝经热，右腮发赤肺热痰。承浆青惊黄呕吐，黑主抽搐病缠绵。此是察色之大要，还将脉证一同参。

审病大要歌

审儿之病贵详参，要在安烦苦欲间，能食不食渴不渴，二便调和通秘勘。发热无汗为表病，内热便硬作里看，安烦昼夜阴阳证，苦欲冷暖定热寒。能食不食胃强弱，渴与不渴胃湿干。便稠黏秽为滞热，尿清不赤乃寒占。耳尻肢凉知痘疹，指梢发冷主惊痫，肚腹热闷乃内热，四肢厥冷是中寒。眉皱曲啼腹作痛，风热来临耳热缠。腹痛须按软与硬，喜按不喜虚实参。欲保赤子诚心辨，对证施方治不难。

虎口三关脉纹形色歌

初生小儿诊虎口，男从左手女右看，次指三节风气命，脉纹形色隐隐安。

形见色变知有病，紫属内热红伤寒，黄主脾病黑中恶，青主惊风白是疳。风关病轻气关重，命关若见病多难。大小曲紫伤滞热，曲青人惊走兽占。赤色水火飞禽扑，黄色雷惊黑阴痫。长珠伤食流珠热，去蛇吐泻来蛇疳。弓里感冒外痰热，左斜伤风右斜寒，针形枪形主痰热，射指射甲命难全。纹见乙字为抽搐，二曲如钩伤冷传，三曲如虫伤硬物，水纹咳嗽吐泻环。积滞曲虫惊鱼骨，形似乱虫有蛔缠。脉纹形色相参合，医者留神仔细观。

辨正小儿指纹析义编者

幼科指纹，总无正论，且游移不定，莫可稽驳。有谓不必用者，有用而至怪诞不经，又谓误民惑世者，是皆未中其理，所以有用不用之殊。请以一得之愚，聊述其要。盖此指纹，与寸关尺，同一脉也。按《内经》十二经络，始于手太阴，纹者关旁支也，从手腕复出食指之端，而交通营卫，于手阳明之经，即此指纹也。张景岳犹谓此纹属阳明浮络，而忽略手太阴经起于中府，而终于大拇指之少商。手阳明经起于食指商阳不直，若无旁支，不能交通营卫，令太阴阳明表里断绝乎？况此脉可诊，人所难知，其迟数代促，与太渊一毫无异，但脉差小是旁支也。指纹之法，起自宋人钱乙，以食指分为三关。寅曰风，卯曰气，辰曰命，其诀谓风轻、气重、命危。虽未悉验，而其义可取。盖位则自下而上，邪自浅而深，证则自轻而重，人皆可信。然有复出异说，谬惊风门类，致后人多歧亡羊，反成疑案。予谓钱乙，宋之明贤，以考见称，岂肯以此误世。大抵后之俗子，假托其名而为之者，惟有识者，知其言语鄙俚，证论荒唐，便能弃之不用。如张景岳、夏禹铸辈，皆谓可不必用，盖非不用，实恶其妄言，荒诞不经，而无可用也。近世医家，不辨真伪，不察是非，习而行之，乃致误民惑世，祸害婴童。医关生命重大，乃听无稽之谈，流传贻殃，是岂其可。予虽不敏，初知经脉，每见幼科指纹之说，不甚惊憾，欲其规正。但恨才识浅薄，知而不言，此心未慊，兹言其所知要者，盖此指关纹，即太渊脉之旁支也，指纹之变易，即太渊之变易，不必另立异说，炫人心目，但当浮沉分表里，红紫辨寒热，淡滞定虚实，则用之不尽矣。倘舍此，妄听谬言以为是，临症不察病源，谬指为人惊畜惊。誚惑愚昧，恐一盲众盲，堕落火坑，终莫能出。盖人初闻此言，未必深信于我，就其谬言，摘其大略而正之。昔人谓青纹认是兽惊，虎口脉青，是猪鸡犬马惊，黑是水扑，赤是火之惊，紫色多成泄，黄色即雷惊，又曰青惊白是疳，是谓指纹皆惊病为多，而风寒暑湿燥火，六气外来之邪，一概置之不究。内停乳食生冷硬物，与夫外邪混合为病，岂可抹杀。予谓小儿，气血柔脆，稍一不慎，容易触动外感之邪。设又饮食未适寒暄，停滞凉冷，尤为致病关头，岂重惊而轻病，有是理乎。又曰指纹白是疳，更显明不足听信。予临症六十年来，未见其指纹有白色者，惟久病脾胃虚寒者，指纹多现淡黄；若青粗浮大，多属风寒；如唇舌及指纹现紫红色者，多属风热夹痰；若指纹现青黑色者，推之不动，多属虚寒停食，兼有表邪入里，此症最为严重。并察大小便涩滑，臭与不臭。不臭多寒滞冷，有臭为夹热夹食。病在表，则指纹活泼，病在里则指纹涩滞。能划清这个界限，庶乎有济婴童。述此数语，请高明者再修正之。

小儿吮服甘草法歌

甘草之法自古称，能解诸毒性味平，浓煎频令儿吮服，免使胎毒蕴腹中。用甘草五分，煎水，给小儿频频吮服之良。

黄连法歌

素禀胎热蕴于中，惟有黄连法最灵，水浸浓汁滴口内，脐粪胎毒自此清。用黄连五分，抖细，开水浸汁，滴儿口内，五七次良。

豆豉法歌

怯弱之儿豆豉法，宣发胎毒功最良，儿生冬月亦宜此，煎取浓汁当乳尝。取淡豆豉二三钱，煎浓汁给小儿当乳吃，父母体弱所育之儿，此法最良。

初生儿不啼歌

小儿生下不能啼，俗语名之为草迷，多因临产难生育，或值严寒气所逼，

气闭不通声不出，奄奄呼吸命须臾，气闭不通葱鞭背，寒逼急用火熏脐。

注：如小儿生下不啼者，因生育艰难，以致小儿出生，气门闭而不通，所以不啼也。急以生葱鞭其背，使气通则啼。又有严寒之际，儿气为寒所逼，亦有不能啼者，急宜熏脐带法，切勿剪带，以艾火一炷，对脐带下来回以艾火熏十数壮，速为挽救，庶气通而啼声出也。

鞭背法歌

小儿初生气不通，奄奄呼吸少啼声，用葱鞭背轻轻击，须臾声发可回生。

熏脐带法歌

小儿生下或冒寒，气闭无声啼则难，油捻熏脐休剪带，暖气入腹自能安。

不乳歌

儿生能乳本天然，若不吮兮必有缘，腹中秽恶未下净，或在胎中素禀寒。秽恶不净一捻效，胎寒不乳匀气先，若更面青肢冷厥，此是虚寒理中煎。

一捻金金鉴　生大黄、黑丑牛、白丑牛、槟榔、人参各五分，共为细末，每用少许，蜜水调服，以利黑粪，二三次为度。

本方适应证主治初生小儿，腹中恶秽未净，儿稍大亦可用。

匀气散　陈皮、桔梗各一钱，炮姜、砂仁、炙甘草各五分，木香三分。上共为末。每服五分，红枣煎汤调服。

本方适应证主治初生小儿，胎寒不乳。

歌括：匀气散用陈皮木香，桔梗砂仁草炙甘草炮姜，共为细末服五分，胎寒不乳枣煎尝。

理中汤　人参、白术土炒、干姜、炙草各等分，用红枣肉煎汤服。

本方适应证主治面青，肢冷而厥，不吮乳。

歌括：理中人参并干姜，白术甘草共为汤，胎寒诸疾皆宜服，不乳肢冷更堪尝。

编按：初生小儿，多有不啼不乳者，常见一般不仁之人，曰救之亦无益，要他作甚，不如弃之，何必多讨麻烦。前贤费尽辛苦，治疗有效，救活颇众，苦口婆心，大声疾呼，医者不可不察，小儿不幸中之一大幸也。

眼闭不开歌

儿生眼闭不能开，皆因脾热受于胎，内服地黄汤最妙，熊胆洗目效灵哉。

生地黄汤金鉴　生地黄一钱半，当归、花粉各一钱，川芎五分，赤芍一钱，甘草七分。水煎，时时吮之。

歌括：目闭不开胎热成，生地黄汤赤芍芎，当归生地花粉草，水煎速服莫迟停。

熊胆洗方　熊胆、黄连各少许，用开水泡汤，洗两目，其眼自开。

呕　吐　歌

儿吐不止因何生，秽恶停留胃内成，或缘禀赋胎寒热，或因生时感寒风。秽恶一捻金散下，外感香苏温散能。热涎酸粘连陈治，寒吐清沫用理中。

一捻金散方见不乳条。

香苏饮金鉴　藿香、苏叶、陈皮、厚朴姜炒、枳壳麸炒、茯苓、木香煨、甘草炙、生姜。水煎服。此方分量未详，每味大约数分可也。

本方适应证主治小儿外感风寒，兼受秽恶不正之气。

歌括：香苏饮用藿香苏，厚朴陈皮枳壳茯，甘草木香一并入，生姜为引吐能除。

黄连二陈汤金鉴　姜半夏八分，陈皮七分，茯苓七分，甘草五分，黄连姜炒五分，生姜三片。水煎服。

本方适应证主治初生小儿因受胎热，黄涎成聚，酸黏痰涎在胃，以此治之。

歌括：儿生胎热吐频频，医治须当用二陈，半夏陈皮茯苓草，姜连加入效如神。

理中汤见不乳条。

初生儿不小便歌

小便不通胎热壅，导赤八正二方从，外用豆豉贴脐法，须臾小便自然通。

导赤散　生地、木通、生甘草、淡竹叶、灯心各等分。水煎服。

本方适应证主治小儿初生二三日不小便。为胎中受热，热在心经，心遗热于小肠，小肠又遗热于膀胱，导小肠之热从膀胱而出，则心经之热清矣。本方加入黄连、滑石、赤苓更妙。

歌括：方名导赤妙难言，生地木通甘草煎，引用灯心同竹叶，清热利水便如泉。

八正散　萹蓄、瞿麦、滑石飞、木通、赤苓、车前子、生大黄、生栀子、灯心。水煎服。

本方适应证主治初生小儿不大小便，胎毒积热较重者，宜以此方主之。

歌括：八正散治小便闭，萹蓄瞿麦车前利，木通滑石赤茯苓，大黄栀子合成剂。

豆豉贴脐法：淡豆豉一勺，田螺十九个，葱白一握，共捣烂，用芭蕉汁调，贴脐眼。此法不论大小男女皆治，真良法也。

不大便歌

大便不通名锁肚，皆缘热毒受胎中，朱蜜捻金俱可用，豆豉贴脐亦可通。

朱蜜法金鉴　朱砂研飞五分，白蜜少许，调匀，乳汁化服最佳。

一捻金方见不乳条。

噤口歌

噤口舌上如黍米，吮乳不得啼渐难，清肝龙胆汤极妙，便闭腹硬沆瀣丹。

龙胆汤金鉴　龙胆草、蜣螂去翅、足、桔梗、赤茯苓、赤芍、大黄纸裹，煨、钩藤钩、甘草、柴胡、黄芩、枣肉，水煎服。分量按小儿出生大小酌用。

本方适应证主治小儿口舌忽起粟米状，不吮乳，啼声嘶哑。

歌括：噤口龙胆汤极灵，柴胡黄芩草钩藤，赤芍大黄龙胆草，蜣螂桔梗赤茯苓。

沆瀣丹幼幼集成　大黄、黄芩、黄柏、川芎各九钱，黑丑、槟榔各六钱，滑石、连翘、赤芍各七钱，枳壳、薄荷各四钱，共十一味，共为细末。蜜丸如小豆大，每服七丸，茶清送下，以利为度，未利再服四丸。亦可作汤煎，加酒一二羹(观儿大小或以十分之一二)，细茶二三分，同煎服，亦有效。

禁忌：乳母忌荤腥勿食。

本方适应证主治小儿三十六症，腹硬不大小便，麻疹重舌，痒斑，瘾疹，鹅口等疮，查对幼幼集成，便知无虚也。

歌括编者：陈氏相传沆瀣丹，芎黄芩柏薄翘餐，牵牛枳滑槟榔芍，巧造先天化机搬。

痫　证

总括：小儿痫证类痉惊，发时昏倒搐涎声，食顷即苏如无病，阴阳惊热痰食风。

阴痫歌

阴痫属脏肢厥冷，偃卧拘急面白青，吐沫声微脉沉细，醒脾固真定痫灵。

醒脾汤　人参、白术土炒、天麻、半夏姜制、橘红各七分，茯苓一钱、全蝎、木香、僵蚕、胆南星各三分，炙草五分，陈仓米五十粒，老生姜三片。水煎，温服，日三次，夜一次。

本方适应证主治阴痫属脏，四肢厥冷，偃卧拘急，面青白，口吐白沫，脉沉细，名阴痫。若不明此，投药未对症则死矣。

歌括：气虚夹痰醒脾治，参术天麻白茯苓，橘半全蝎僵蚕草，木香仓米胆南星。

固真汤　人参、黄芪蜜炙、山药、茯苓、白术土炒，各七分，肉桂五分，附子去皮脐，汤泡浸、甘草纸包浸湿煨，各四分，生姜三片，红枣二枚。水三杯，煎一杯半，分温三服，日二次，夜一次。

本方适应证主治四肢厥冷，偃卧，拘急，面青白，吐沫声微，较前方更重者，名阴痫证。

歌括：固真汤治慢脾风，人参白术桂茯苓，山药黄芪煨甘草，附子浸泡最宜精。

编按：阴痫俗称慢惊风，非也，详论阳痫方下便知。

阳痫歌

阳痫属腑身热汗，仰卧面赤脉洪数，噤急啼叫吐涎沫，龙胆泻青与抱龙。

龙胆汤详口噤。

泻青丸　龙胆草、当归、栀子、大黄酒洗、羌活、防风各一钱，川芎一钱半，共研末，蜜丸，梧子大。每用一钱或二钱，按儿童大小增减，用竹叶、薄荷煎汤，调下。

本方适应证主治肝经实火，郁而不宣。此方有羌防之升发，有芎归之润和，有龙胆、栀子清之，有大黄泻之，所以奏功也。

抱龙丸　天竺黄五钱，朱砂水飞净二钱，胆星一两，雄黄二钱，麝香一分半。共为细末。另用麻黄、款冬花、甘草各五钱，煎汤一碗半，去渣，再用慢火熬成膏，合前药末，炼蜜为丸，如芡实大。每服一丸，薄荷煎汤，化下。

本方适应证主治忽然倒地仰卧，面赤，热汗，噤急，涎沫，大叫，脉洪数。此名阳痫，俗名急惊风，非也。

编按：阴阳二痫，金鉴已详，后人更其名阳痫称急惊，阴痫称慢惊，扰乱痫证之名。清代乾隆时，召集全国海内明贤，医博毕集京师大医院，撰修医宗金鉴，对于妇科、小儿各科，皆有深刻研究，辨别阴痫阳痫，故痫病重，从脏腑所成，而风病从外感得之，故较轻也。若以痫作风治，则无生理也。以上小儿各证，得之有效者，是从《医宗金鉴》书内，采其精华，附载数语。

疳

总括：大人为劳小儿疳，乳食伤脾是病原，甘肥失节生积热，气血津液被熬煎。初患尿浊午潮热，日久青筋肚大坚，面色青黄肌肉瘦，皮毛憔悴眼睛眨。

脾疳歌

脾疳面黄肌消瘦，身热困倦喜睡眠。心下痞硬满肿胀，卧冷食泥腹痛坚，头大颈细食懒进，吐泻烦渴便腥黏。攻积消疳肥儿治，补脾参苓白术先。

清疳理脾汤　芜荑、三棱、莪术、青皮炒、陈皮、芦荟、槟榔、使君子肉、甘草、川黄连、胡黄连、麦芽炒、神曲炒、灯心。分量视儿大小，临时配合，水煎，温服。

本方适应证主治脾疳积热生虫。本方有消疳、杀虫、清热之能。虽似峻剂，实是平稳佳方。有是病而不用是药，则姑息养奸，多有致成不救者，所谓驱邪即是养正也。

歌括：消疳理脾用芜荑，三棱莪术青陈皮，芦荟槟榔使君草，川连胡连麦芽曲。

肥儿丸　人参二钱半，白术土炒，五钱，茯苓三钱，黄连二钱，胡黄连五钱，使君子肉四钱，神曲炒、麦芽炒、山楂炒，各三钱半，甘草炙，一钱半，芦荟煨二钱半，共为细末，黄米糊为丸，如黍米大，每服二三十丸，米汤化下。

本方适应证主治脾疳，面黄肌瘦，心下痞硬，头大颈细，肚腹坚痛。先服清疳理脾汤一二剂，继用此丸，攻补兼施，多有保生者，不可坐视勿救也。此方有消疳肥儿之功，为父母者，不可不信也。

参苓白术散　人参二钱，白术土炒、茯苓、扁豆炒、薏苡仁炒、山药炒，各五钱，陈皮三钱，缩砂仁、桔梗各二钱，甘草炙一钱，莲子去心，五钱。上共为末，每服一钱，老米汤送下。

本方适应证主治脾疳善后之良方，补脾和胃，虚热合宜。

肝疳歌

肝疳面目爪甲青，眼生眵泪涩难睁，摇头揉目合面卧，耳流脓水湿疮生，腹大青筋身羸弱，燥渴烦急粪带青。清热柴胡同芦荟，调养逍遥抑肝灵。

柴胡清肝散　银柴胡、栀子炒、连翘去心、生地黄、胡黄连、赤芍、龙胆草、青皮炒、甘草、竹叶、灯心，水煎，温服。分量未定，量儿大小酌用。

本方适应证主治面目爪甲青色，摇头，耳流脓水，腹大青筋，烦渴，大便带青。

加味逍遥散　茯苓、白术土炒、当归、白芍炒、柴胡、薄荷叶、炙甘草、丹皮、栀子炒、生姜二片、红枣一枚。水煎，温服。量儿大小酌用。

本方适应证主治肝经郁火，木枯土燥，先服柴胡清肝散，宣泄肝郁，次以本方培土荣木，土木不忤，土木相宜，木气欣欣向荣，有归芍养血润肝，苓术甘草培其中土，助胃进食，其病自必渐愈。金鉴云，昧者则用枳朴大补，而不知调养胜于补也。

芦荟肥儿丸　五谷虫甘草水浸，炒，二两，芦荟生、胡黄连炒、川黄连姜炒，各一两，银柴胡炒，一两二钱，扁豆炒、山药炒，各二两，山楂二两五钱，蛤蟆四只，煅，肉豆蔻煨，七钱，槟榔五钱，使君子肉炒，二两五钱，神曲炒，二两，麦芽炒，一两六钱，鹤虱炒，八钱，芜荑炒，一两，朱砂飞，二钱，麝香二钱。上十八味，共为细末，醋糊为丸，如黍米大，每服一钱，米饮下。

本方适应证主治面色眼目爪甲皆青，眼生眵泪，摇头揉目，耳流脓水，湿疮浸淫，腹大青筋，燥渴烦急，大便青臭之症。

抑肝扶脾汤　人参、白术土炒、黄连姜炒、柴胡酒炒、茯苓、青皮醋炒、陈皮、白芥子、山楂、龙胆草、神曲炒、炙甘草、生姜、大枣各等分。水煎，温服。

本方适应证：本方疏肝解热，健脾和胃，使土木合得，土厚则木不枯矣，服芦荟丸后，继以此方调理脾胃。

心疳歌

心疳面赤脉络紫，壮热有汗时烦惊，咬牙弄舌口燥渴，口舌生疮小便红，胸膈满闷喜伏卧，懒食干瘦吐利频，泻心导赤珍珠治，茯神调理可收功。

导赤散见不小便条。

珍珠散　珍珠三钱，麦冬五钱，天竺黄三钱，牛黄一钱，胡黄连三钱，生甘草二钱，羚羊角、大黄、当归各三钱，朱砂二钱，雄黄一钱，茯神五钱，犀角三钱，金箔二十五片。上为细末。每服五分，茵陈汤调下。

本方适应证主治心疳，面赤，脉纹紫，壮热，有汗，咬牙弄舌，口舌生疮，消瘦。先以导赤散一二剂，后服此丸，以息肝经之风火，则心火自平，岂寻常之药能疗耳。

茯神汤　茯神、当归、炙草、人参、龙眼肉。水煎，温服。

本方适应证主治心疳，调理收功良剂，不妨多服。

肺疳歌

面白气逆时咳嗽，毛发焦枯皮粟干，发热憎寒流清涕，鼻颊生疮号肺疳。疏散生地清肺效，清热甘露饮为先，肺虚补肺散最妙，随证施疗莫迟延。

甘露饮　生地黄、熟地黄、天冬、麦冬去心、石斛、枇杷叶炙、茵陈蒿、黄芩、桔梗、甘草、枳壳麸炒、枣肉。水煎服。分量随儿大小临时定。

本方适应证主治胃热熏肺，面白，气逆，咳嗽，发热，鼻颊生疮等。

生地清肺饮　桑白皮炒、生地黄、天冬、前胡、桔梗、苏叶、黄芩、防风、甘草、当归、连翘去心、赤茯苓、生姜、红枣。水煎服。分量未载，随儿大小酌量。

本方适应证主治肺疳，发热憎寒，鼻流清涕，毛发焦枯，皮肤干燥。

补肺散钱乙　茯苓、阿胶蛤粉炒、马兜铃、炙甘草、杏仁去皮尖炒、糯米。水煎，温服。

本方适应证主治肺虚火盛，发热，咳嗽，本方生津润肺。

肾疳歌

解颅鹤膝齿行迟，骨瘦如柴面黑黧，齿龈出血口臭气，足冷腹痛泻哭啼。肾疳先用金蟾治，九味地黄继进宜，若逢禀赋气虚弱，调元散进莫迟疑。

金蟾丸金鉴　干蟾蜍五个炙，胡黄连、川黄连姜炒，各三钱，鹤虱二钱，肉豆蔻煨、苦楝根皮、雷丸、芦荟生、芜荑各三钱。共为末，面糊为丸，绿豆大，雄黄为衣。每服十五丸，米饮化下。

本方适应证主治面色黧黑，骨瘦如柴，齿龈出血，口臭，鹤膝，五迟，腹痛泄泻。皆虫为害，急以此丸杀其虫，继以九味地黄丸滋水杀虫，虫灭则有生气。

九味地黄丸金鉴　熟地、山茱萸肉各五钱，泽泻、牡丹皮、山药炒、当归、川楝子、使君子肉各三钱。上为末，白蜜炼为丸，如芡实大，白开水化服。食前服，每次十丸至二十丸。

本方适应证：肾疳善后方，滋养先天，杀虫除疳，以壮阳光。继服金蟾丸之后。

调元散金鉴　人参、茯苓、白术土炒、山药炒、川芎、当归、熟地、茯神、炙黄芪、炙甘草、白芍炒、生姜三片、枣子二枚，水煎，温服。药量视儿大小酌用。

本方适应证主治小儿禀赋薄弱，不堪克伐者，急当调养气血，并治疳后气怯神衰。

疳泻、疳肿胀、疳痢

疳泻歌

疳疾伤脾因作泻，先清后补为妙诀，初宜清热和中汤，久泻参苓白术捷。

清热和中汤　白术土炒、陈皮、厚朴姜炒、赤苓、黄连、神曲炒、谷芽炒、使君子肉、生甘草、泽泻、灯心。水煎服。

本方适应证主治脾胃受伤，久泻不愈，宜清热化虫，和中养气也。

参苓白术散见脾疳条。

疳肿胀歌

疳疾肿胀面浮光，传化失宜脾肺伤，气逆喘咳胸膈满，御苑匀气服最良。

御苑匀气散金鉴　桑皮蜜炙、桔梗、赤苓、甘草、藿香、陈皮、木通、姜皮、灯心，水煎，温服。

本方适应证主治疳疾变生肿胀之症，面色浮光，咳嗽气喘，遍体浮肿，胸膈闷胀。肺气不宣，水停而作肿胀，此方宣肺而泻水也。

疳痢歌

疳痢日久频下痢，多缘肠胃热凝滞，或赤或白腹窘急，香连导滞为妙剂。

香连导滞汤　青皮、陈皮、厚朴姜炒、甘草、川黄连姜炒、山楂、神曲、槟榔、大黄、灯心。水煎服。

本方适应证主治疳症日久变生痢症，下利赤白，里急后重，瘀热积滞，所以腹痛也。此方行气清热，消垢导滞，肠胃清则痢愈矣。

小儿鹅口疮歌

鹅口白屑满舌口，心脾蕴热本胎原，清热泻脾搽保命，少迟糜烂治难痊。

清热泻脾散　山栀炒、石膏煅、黄连姜炒、生地、黄芩、赤苓、灯心，水煎服。

本方适应证专治鹅口疮，白屑生满口舌，效如神。

保命散　枯白矾、朱砂水飞，各二钱五分，马牙硝五钱，共末之，以白鹅屎开水泡化去渣，取清汁，调药末，涂小儿舌与口角上，三五次即愈。

本方适应证：此方专治鹅口疮屑，最验。

小儿木舌歌

木舌心脾积热成，肿胀木硬证多凶。外用川硝敷舌上，内服泻心导赤灵。

川硝散　川朴硝一钱，真紫雪二分，盐一分。共末之，以竹沥调敷舌上，内服导赤散。

导赤散见不小便条。

小儿汤火所伤简便方

一、汤火初伤时，即用生猪板油一坨，勿沾水听用，大黄、黄柏各五钱，为细末，合猪板油，共抖如泥，时时涂患处，或敷之。痛止生肌。出《千金》。

二、汤火伤之，极大极重。急用好烧酒数壶，将患者浸烧酒内，最重者亦可不死。此方不论汤火所伤，不论男女大小，百试百验，舍此别无良药也。出幼幼集成。

三、汤火伤之最久，或见鲜肉臭烂者。用猪毛一篮，以旧锅放火炉内煅赤，入猪毛煅至毛消成黑液，取出冷定，略加大黄粉数钱，冰片一二钱，合麻油和匀或蜡烛油亦可，调搽患处。然虽痛，暂时耐之，可以生肌结疤。

四、初被汤火伤之。用米醋浸之，或不好浸处，用鸭毛蘸涂之不住手。必须米醋为佳，七八时出，醋勿洗，二三日肿消，结疤，最效。

卷十三

总　括

五轮肉血气风水，肉轮两胞血轮眦，气轮白睛风轮黑，水轮瞳子自当知。

注：五轮者，肉轮、血轮、气轮、风轮、水轮也。谓之轮者，目睛运动如车轮之意也。上下两胞为肉轮，内外两眦名血轮，白珠名气轮，黑珠名风轮，瞳人为水轮。此名五轮之部位，分属五脏也。

五轮主五脏病歌

胞为脾病眦主心，肺白黑肝肾瞳人，五轮为病主五脏，寒热虚实随证分。

注：胞为肉轮，主脾病也；内外二眦为血轮，主心病也；白睛为气轮，主肺病也；黑珠为风轮，主肝病；瞳人为水轮，主肾病。上下胞看脾之虚实，白睛看肺之虚实，黑珠看肝之虚实，瞳人看肾之虚实。其寒、热、虚、实，当随所见之证而区分之。

八廓部位歌

瞳人水轮黑珠风，天廓白睛部位同，内眦火雷外山泽，上下胞属地廓宫。

注：八廓者，水廓、风廓、天廓、火廓、雷廓、山廓、泽廓、地廓也。谓之廓者，犹城廓卫御之义也。瞳人属坎水廓也，黑珠属巽风廓也，白睛属乾天廓也。内眦，大眦也，属离火，震雷之廓也。外眦，小眦也，属艮山，兑泽之廓也。两胞属坤，地廓也。此明八廓，以八卦立名，示人六腑、命门、胞络之部位也。

八廓所属歌

津液水廓属膀胱，养化风廓是胆方，传导天廓大肠是，水谷地廓胃家乡，关泉雷廓命门主，抱阳内眦火小肠，外眦三焦清净泽，会阴山廓胞络疆。

编按：内因证属不足，多不赤痛，当以补精气为主，外因证属有余，多赤痛，当以除风散热为主。千变万化，逃不出寒热虚实四字。曾读前贤书云，夫天地之有日月，即人之有眼目也，天无日月则不明，人无眼睛则不见。天之日月，有时被云霞雨暗盖之，如人之眼目亦然，一有遮盖，苟无良方妙药，焉足荡涤翳障而奏奇功也。

五风初患有余歌

五风初患有余证，除风汤内主羚羊，黑苓蝎尾车前子，黄芩白芍共硝黄。

编按：言五风者，即五色翳障也，以下仿此。

除风汤金鉴　**羚羊角**二钱，**黑参**二钱，**黄芩**一钱，**茯苓**二钱，**全蝎**三分，**车前子**二钱，**白芍**二钱，**大黄**一钱，**芒硝**一钱。**上九味为粗末，以水二杯，煎成一杯，去渣，食后温服。**

本方适应证主治**外因风热初起，二目赤痛，以此汤除风散热，一二剂则愈。**

五风初患不足歌

五风初患不足证，通明补肾决明参，生地桔车茺芍细，引经甯散少加军。

编按：言五风不足者，言五色翳障有虚实之分，治之不同也。即黄绿、黑乌及血灌瞳人曰赤，拨云曰白，皆有翳膜遮障，故曰障，详见于下。

通明补肾丸金鉴　**石决明**一两**人参**二两**生地**二两**桔梗**一两**茺蔚子**二两**车前子**一两**白芍**一两**细辛**五钱**大黄**三钱**上为粗末，炼蜜为丸，如梧桐子大，空腹，茶清送下三钱。**

本方适应证主治**初起眼目不赤痛，多属不足，当以补精益气为主，一料可愈。**

编按：虽云补肾，然五风虚者可治，此丸有退翳生光之功。

黄风有余歌

凡人两目生黄翳，头晕胀痛眼胞肿。目痛脉数兼发热，大小便少面成黄。此乃黄风有余证，须用通脾泻胃汤。知母军芩茺蔚子，石膏栀子黑参防。

通脾泻胃汤　知母一钱，生大黄一钱，黄芩一钱半，茺蔚子一钱，石膏二钱，栀子一钱，黑参一钱，防风一钱。上为粗末，以水二杯，煎至一杯，去滓，食远服。

黄风不足歌

两目凡生淡黄翳，头晕无胀目无痛，脉缓大小便如常，对面之物视不清，此为黄风不足证，补益脾经山药丸，人参山药茯苓地，泽泻防风同作丸。

山药丸　人参、山药、茯苓、生地黄、泽泻、防风各二两，共为细末，炼蜜为丸，如梧子大，空心，清茶下。每服三钱，日二服。

绿风有余歌

已成绿风有余证，羚羊角饮黑参防，茯苓知母黄芩细，桔梗羚羊车大黄。

羚羊角饮金鉴　羚羊角一钱，黑参二钱，防风二钱，茯苓二钱，知母二钱，黄芩二钱，细辛一钱，桔梗二钱，车前子一钱，生大黄一钱。上为粗末，以水二杯，煎至一杯，去渣，食后温服。

绿风不足歌

已成绿风不足证，还睛丸草术参苓，羌防菊地蒺蓉薯，牛膝葙蒙菟贼芎。

还睛丸金鉴　甘草、白术、人参、茯苓、羌活、防风、菊花、生地黄、蒺藜、肉苁蓉、山药、牛膝、青葙子、密蒙花、菟丝子、木贼、川芎各一两。上为细末，炼蜜为丸，梧子大。空心，清茶汤送三钱，日二服。

本方适应证主治双目起绿色翳障，视物不清者，头眩晕，属于脾肺虚风者。

黑风有余歌

已成黑风有余证，羚羊角饮黑羚羌，车前桔梗黄芩共，柴胡茺蔚细辛防。

羚羊角饮　黑参一钱，羚羊角一钱，羌活一钱，车前子一钱半，桔梗一钱，黄芩一钱，柴胡一钱，茺蔚子一钱半，细辛五分，防风一钱。上为粗末，以水二杯，煎至一杯，去渣，食后温服。

本方适应证主治肾中风火上冲，眼睛生黑色翳障，目眩，耳鸣，眼不能视物，六脉沉数者。

黑风不足歌

已成黑风不足证，补肾丸中熟地黄，泽泻茺蔚五味子，细辛山药菟丝良。

补肾丸　熟地黄一两，泽泻一两，茺蔚子一两，五味子三钱，细辛三钱，山药一两，菟丝子一两。上为细末，炼蜜为丸，梧子大。每服二钱，空心，淡盐汤送下。

本方适应证主治双目黑影，头晕眼花，视物形如二体，眼干涩，脉细无力带数。

乌风有余歌

已成乌风有余证，决明丸内决明辛，桔梗防风茺蔚子，车茯山药共元参。

决明丸　石决明二两，细辛五钱，桔梗、防风、茺蔚子、车前子、茯苓、山药、元参各二两。上为细末，蜜丸，梧子大。食前，茶清送下三钱，日服一次。

本方适应证主治双目眩晕，头昏视物不清，脉弦数，大便如常，小便短涩，常有乌烟在目中飞舞。此症肝风太盛，宜此方主之。

乌风不足歌

已成乌风不足证，补肝散内用川芎，熟地当归蒺藜芍，木贼夏枯草防风。

补肝散金鉴　川芎、熟地黄、当归、蒺藜、白芍、木贼、夏枯草、防风各一钱。

上为粗末，以水二杯，煎至一杯，去渣，食前温服。

本方适应证主治双目乌黑，视物不明者。此乃肝虚血燥，六脉弦细无力，头昏欲倒。

编按：此方再加生地、黑豆、天麻各一钱更佳。

洗肝散验方　归尾钱半，薄荷、羌活、大黄、木通、黑栀、防风、石膏各一钱，甘草五分。水煎，食后温服。

本方适应证主治双目初起疼痛，羞明畏日，肝经诸般积热，大便秘者，加芒硝效尤速。

拨云退翳散刘昌世　蔓京子、木贼去节、蒙花各一两，白蒺藜炒、川芎、当归各八钱，白菊、荆芥各五钱，楮实、薄荷、花椒、黄连、虫蜕去头足、蛇蜕酥、甘草各三钱。共为细末，食后，清茶送三钱，日一服，夜一服。

血灌瞳人歌

血灌瞳人目睛痛，犹如血灌色相同。胆汁肝血因热耗，血为火迫灌睛瞳。急用止痛没药散，硝黄血竭引茶清，痛止大黄当归散，贼芩栀子菊苏红。

止痛没药散金鉴　没药二两，芒硝一两半，大黄一两半，血竭一两。共为细末，食后，茶清调下一钱，重者日三次，稍重者，日二服。

本方适应证主治眼睛疼痛，目珠红如血色，名血灌瞳人。因热耗肝血，胆汁亦亏，血因火迫，灌入瞳中。宜急服此散，缓则坏事，痛止，急服大黄当归散。

大黄当归散金鉴　大黄、木贼、黄芩各一两，当归二钱，栀子、苏木各五钱，菊花三钱，红花八钱。上为细末，每服二钱，食远，茶清调下。

编按：血灌瞳人症属危急，余亦见过颇多，每加白芍七钱，柴胡五钱更佳。

睑硬睛疼歌

睑硬睛疼胞肿硬，瘀血翳膜目睛疼。膈中积热肝风盛，外涂焮肿劆瘀红。凉膈硝黄车前黑，黄芩知母栀仁茺。

凉膈散金鉴　芒硝、大黄、车前子、黄芩、知母、栀子炒、茺蔚子各一钱，黑参一钱半。上为粗末，以水二杯，煎至一杯，食后，温服。

本方适应证主治睑胞肿硬，睛珠疼痛，膈中有积热，肝经风毒，上冲于目。宜内外同治，外治法，先用劆洗去瘀血，外涂焮肿膏。

焮肿膏金鉴　腻粉少许，黄蜡、代赭石研，各五钱，细磁末、黄柏、麻油各一两，共为细末，入铜勺内，入油蜡同煎为膏，涂患处，日二次，夜一次。

突起睛高歌

突起睛高珠肿痛，风热毒火上冲睛。针后退热桔梗饮，硝黄茺芍黑芩风，还睛丸五味参苓细，山药车前防远茺。

退热桔梗饮子金鉴　桔梗、芒硝、大黄、茺蔚子、白芍炒、黑参、黄芩、防风各一钱。上为粗末，以水二杯，煎至一杯，去渣，食后，温服。

本方适应证主治睛高突起，风热火毒，上冲于眼，疼痛难忍。先用毫针针刺印堂穴，轻轻一刺，目下一寸，瞳子正视取之一刺，舌边一刺，使口中清涎毒水流出后，再服退热桔梗饮子三五剂，以还睛丸调理善后。

还睛丸金鉴　五味子、细辛各五钱，茯苓、山药各一两，人参、车前子、防风、远志、茺蔚子各二两。共为细末，蜜丸，梧子大，空腹，茶清送下三钱。

本方适应证主治眼珠高突肿痛，此方能消风退热补精，精足则气足，气足则水亦足，风火可消矣。

漏睛脓出歌

漏睛脓出睑眦间，或流脓汁或清涎。目无翳障不疼痛，风热攻冲心火炎。竹叶泻经汤柴泻，升麻竹叶草车前，黄芩草决川羌活，苓芍将军栀子连。

竹叶泻经汤金鉴　柴胡、升麻、青竹叶、甘草、羌活、栀子、川黄连各五分，泽泻、草决明、茯苓、赤芍、车前仁各四分，黄芩、大黄各六分。上为粗末，以水二杯，煎至一杯，食后，温服。

本方适应证主治两目流脓汁或流清涎，目无翳障，不疼痛，风热攻冲。若不泻经络之风火，则终身不愈。

被物撞破伤目歌

被物撞破珠胀痛，肿闭胞青劆洗良。涂生地黄膏内服散，生地桃红并大黄，川芎同抖贴胞上，瘀化肿消止痛方。服去桃红加枳壳，羚羊角与芍木香。

注：凡误被撞伤，打损眼目，睛胞肿痛难开，先用狼尾梢茎，翻开眼胞，轻轻刮之，使瘀血流出，以绸绢试净血，然后敷药。

生地黄膏　生地、川芎、桃仁、红花、大黄各等分。**共抖如膏，敷患处一宿。内服生地黄散。**

生地黄散　生地、川芎、赤芍、羚羊角、枳壳、大黄、广木香各一钱。**共为粗末。以水二杯，煎至一杯，去滓，食后，温服，三四剂则愈。**

本二方适应证主治**误被物撞破目睛，肿胀疼痛难开。若不以此二方外敷内服，恐有瘀血积滞，变成坏症，为害终身。**

飞尘飞丝入目歌

飞尘飞丝入目中，泪涩难开睛痛疼，初宜外治久生翳，酒调散用草归茺，螵蛸赤芍苍菊桔，翘麻羌活大黄同。

注：此症名眯目者，或飞尘飞丝被风吹入目中，其症泪多，隐涩难开，睛珠疼痛。初得时，宜翻转眼胞，用棉裹钗脚，拨去眯物。若日久生云翳者，宜酒调散治之，初时若不注意治之，终为损目之害也。

酒调散金鉴　**甘草、当归、茺蔚子、桑螵蛸、苍术、赤芍、菊花、桔梗、连翘、麻黄、羌活、大黄**各一两。**共为细末。每服三钱，酒调下，不拘时服。**

本方适应证主治**目疾外因症。治不及时，亦可变为内症。此方有散瘀拨云退翳之能也。**

小儿生赘歌

小儿生赘生睑内，初小渐大隐摩瞳，赤涩泪多脾胃热，钩割劆洗去瘀红，清胃散用车前子，膏军柴桔黑芩风。

清胃散 车前子、石膏、大黄、柴胡、桔梗、黑参、黄芩、防风各一钱。上为粗末，以水二碗，煎取一碗，去滓，食后，温服。

本方适应证主治小儿眼睑内生赘，初起如麻子，渐渐大如豆，隐摩瞳人，赤涩多泪。因脾胃积热上壅所致。外用手法钩割劆洗，内服清胃散。

妊娠目病歌

妊娠目病有余证，须辨气分血分医。气分旋螺瞳散大，天冬饮用茯苓知，羌活防风参五味。血分瘀血并凝脂，保胎芩芥归芍草，连翘芎地缩陈皮。

注：妊娠目病多为有余之证，有气分与血分之分别。证见气分者，多见旋螺瞳人散大，乃气分之热，宜天门冬饮。证见血分者，多由瘀血凝脂翳障，乃血分之热，宜保胎清火汤治之。

天门冬饮金鉴 天门冬、知母各一钱半，茯苓一钱，羌活、防风、人参、五味子各五分。共为粗末，以水二杯，煎至一杯，去渣，食后，温服。多服方生效。

本方适应证主治妊娠目中睛珠似旋螺，瞳人散大，病在气分，以此方治之。

保胎清火汤金鉴 黄芩一钱半，荆芥穗、当归、白芍、连翘、生地黄、缩砂仁、陈皮各一钱，甘草三分，川芎八分。共为粗末，以水二杯，煎至一杯，去渣，食远，温服。

本方适应证主治妊娠目病在血分者，有翳障红丝遮睛是也。

编按：妊娠病目，此症很多，余常加生地、玄参各一钱，蔓京子三分，颇见其效。

各家验方

洗眼广大重明汤张氏秘传方 防风、菊花、甘草、胆草、细辛各五分。以清水一杯半，煎至一杯，沥水，带热熏洗两目，渣可再煎再洗。或用白绢条涂洗，更妙，或用老鸭翎毛蘸涂洗，亦可。

本方适应证主治目睛翳障，或痛或肿，或视物不明，皆可洗之。

编按：并治一切风热翳障。

消风养血汤 荆芥、蔓荆子、菊花、白芷、麻黄、防风、桃仁去皮，红花、川芎各五分，当归、草决明、石决明、甘草、白芍各一钱，蝉蜕、桑叶、丹皮、蕤仁去壳各五分。水二杯煎一杯，食后温服。

本方适应证主治目赤肿痛，羞明目涩。初起一二剂奇效。妊娠忌用。

滋阴地黄丸　熟地一两，生地一两半，柴胡八钱，黄芩酒炒、当归酒炒，各五钱，天门冬、地骨皮、五味子、黄连酒炒，各三钱。每服二钱，茶清送下，日二服。

本方适应证主治血弱气虚，不能养心，心火旺盛，灼伤真阴，积热肝经。瞳子散大，视物不清，赤白翳障，效力宏大，改两为钱，改钱为分，亦可作汤服，妊娠不忌。

禁忌：勿食辛热助火之物及寒冷伤胃东西。

地芝丸东垣　生地黄切片、天冬各四两，黑芝麻二两，三味酒洗，蒸一日夜，甘菊花去蒂、枳壳炒，各二两，文火焙炁，研细末。先以地黄、天冬抖如泥，入药末和匀，共抖为丸，每次服三钱，茶清或酒下，一日二服。

本方适应证主治目不能近视。目不能近视者，责其无水，法当补肾，此方是也。妊娠不忌。

人参益胃汤　人参、黄芪各一两，炙草八钱，白芍酒炒、黄柏酒炒、石决明煅，各三钱，蔓京子、谷精草各二钱。以水四杯，煎至二杯，分三服，日二服，渣再依前法煎服。

本方适应证主治一切虚劳内障，或因久病精血亏损，致生内症，尤为对症。本方加升麻、葛根，名益气聪明汤，主治同前。

开路先锋散洪氏　川芎、白芷、升麻、羌活、防风各一钱，薄荷、苦参、荆芥各一钱半，五倍子、草决明各一钱半，共十味，入罐内，以水一碗，又以湿纸封闭罐口，用武火煎一沸，用筷头插一小孔，对双目熏冲，日一次，夜一次。此药不能久煎，久煎则减药力，不能冲脱翳障，一剂用三五次。轻者一剂可以脱尽，重者二剂脱，不必再剂。

本方适应证主治目忽生翳障，不论赤白翳障，悉皆治之，此为外攻法也。

开瞽神方修园　茺蔚子隔纸焙、玄参酒洗，各半斤，柴胡酒拌、香附子人乳拌五次，各四两，泽泻酒拌、防风黄芪汁拌、白菊花各三两，共为末，炼蜜为丸，梧子大。每服三钱，菊花汤送下。

本方适应证专治妇人一切眼疾，内外诸障，瞎眼都可开光。自注云：女子眼疾与男子颇殊，女子善怀，每多忧郁，五郁皆属于肝，又当疏肝解郁之药佐之，法当以补养肾水，以消冲任胞门血海之血，而能视也。此方面面周到。又继服后方，枸杞子一斤去蒂，焦者不用，羯羊胆十个取汁听用，冬蜜十两，名山泉水一斤，搅水和匀，投枸杞子浸一宿。次早取出，将枸杞子晒干，蒸半炷香久，又晒，又浸，又蒸，以汁干为度，收贮勿泄气。每早晚，以桑叶汤送下。自注云：任何新久翳障，都可开光。

编按：配合颇有意义，但要承制人得法为妙。

蒸眼药水方洪氏秘传　**荆柴子**一斤，童尿浸三日夜取出，洗净，晒干，**归尾、川芎、白芍、生地、谷精草、荆芥穗、胆草、薄荷**各一两，**白芷、升麻、草决、柴胡、木贼**各一两半，**栀子、桑皮**各二两，**蒺藜、蔓京子、青葙子、大黄**各一两，**黄柏、知母**各七钱，**秦皮、蝉蜕**各一两。上药，用名山泉水二担，先以无油洁净锅二口，以一大锅，安火上，投水入药坐甑，以好瓷钵一口坐药上，甑上坐一洁净锅，安泉水一锅，如蒸烧酒法，上锅不宜大沸滚，滚则以泉水易之，如此易水八九次，药即成矣。取瓷钵蒸流汽水，以瓷钵坐如冷水内一宿，钵上用洁白布盖之，勿沾灰尘，次日收藏瓶内，按水多寡，着加好冰片若干。大法三两汽水，投冰片一钱五分，好烧酒或好酒精亦可，封固勿泄气。一日点注目中二次，内服揭障丹。

揭障丹千金　**黄荆子**童尿浸三日夜，一日一换，洗净晒干，为末，收贮，勿令泄气，**归尾、川芎、白芍、生地、谷精草、荆芥、薄荷、胆草**各一钱半，**白芷**二钱，**草决明、升麻、木贼、柴胡**各一钱。共为细末，再合黄荆子末研匀，收贮好瓷瓶内，勿泄气。

服法：内障重者，以石膏醋煅研末三钱，竹叶汤下三钱；目中红丝多，用栀仁煎水送三钱；细密红丝侵珠，用桑皮煎汤，每送三钱；眼内作痒，用蒺藜煎汤，每送三钱；瞳子倒身，用柴胡、升麻煎汤，每送三钱；上眼皮盖下眼皮，用白术汤，每送三钱；视一人如二人，用青葙子煎汤，每送三钱。

编按：用煎汤药不过一钱许，不宜客大多倍于主，亦是引经之意也。

本方适应证主治眼目不论何经何障痛苦，能治七十二症之总师也。

百点膏东垣　**黄连**二钱，**当归、甘草**各六分，**防风**八分，**蕤仁肉**去皮尖三分。水二碗，熬之，溶水不散，去渣，加冬蜜，再熬少时，要病者耐心点之，至目微痛为度。一日五七点，临卧点尤妙。

本方适应证主治翳遮瞳人，如云雾之气障隔。

百疾点丹溪　**洁朴硝**二分，**川黄连**一钱半，**人乳**一杯。浸一时，以灯心草蘸点目内，日三五次。

本方适应证主治眼睛暴肿，红丝涩痛，可除眼中百疾。

编按：此治阳证，百试百应。

卷十四

伤寒金匮方歌补遗

大青龙汤　麻黄六两，去节，**桂枝**去皮、**炙甘草**各二两，**杏仁**五十枚，**石膏**一鸡子大碎，布包，**生姜**三两，**大枣**十二枚。**上药，以水九升。先煮麻黄减二升，去上沫，纳诸药，煮取三升，去滓。温服一升，取微似汗。汗出多者，温粉扑之。一服汗者，停后服。**

温粉方：白术、藁本、川芎、白芷，共细末之，和米粉扑之。

大青龙汤适应证主治**脉浮紧，恶寒发热，身疼，烦躁，汗难。服大青龙汤，汗多不止者，以温粉扑之。**

柯韵伯注云：与麻黄汤同，但有喘、烦躁之别。

此方不可轻用，误服大汗亡阳，以真武汤救之。

大青龙汤原文于下：太阳中风，脉浮紧，发热恶寒，身疼痛不汗出而烦躁者，此方主之。原方分两是两数，后人改两为钱。

歌括：二两桂甘三两姜，膏如鸡子大**六麻黄，枣枚十二五十杏，无汗烦而且躁方。**

编按：仲师原文方下主治，明训昭彰，又恐后人分不清脉症，故又补出温粉法，真武法，以达极致，究竟脉症分明，实是良方也。

葛根黄芩黄连汤　葛根八钱，**黄芩、黄连、甘草**各二钱。**以水八杯，先煮葛根减二杯，入诸药煮取二杯，去渣，分温服，更服。原方分量是两数，兹照后人改两为钱。**

本方适应证主治**太阳病桂枝汤证，医反下之，利遂不止，脉促者，表未解也，喘而汗出者，此方主之。**

歌括：二两芩连二两甘，葛根八两论中谈。喘而汗出脉兼促，误下风邪利

不堪。

编按：原方治太阳病桂枝汤证，医反下之，利遂不止，脉促者，表未解也，喘而汗出者，此方主之。今见麻疹后，高烧不退，泻利不止，消渴饮水者，或间有里急后重，赤白冻子，以仲师本方，加滑石二三钱，用之活人多矣。只要病症相同者，《伤寒》《金匮》二书之方，均能起九死于一生也，实有回天之力。如初起有表证，恶寒发热而下利者，先以人参败毒散一二剂，解去外感，即以此方投之，无不应手取效。

干姜附子汤　干姜一两，**生附子**一枚，切八片去皮古时一两，今之二钱也。附子即一钱半亦可矣。**以水五杯，煮取一杯，顿服。**

本方适应证主治**下之后，复发汗，昼日烦躁不得眠。夜安静，不渴不呕，无表证，脉沉微，身无大热者。此方主之。**

歌括：生附一枚一两姜，日间烦躁夜安常，脉微无表身无热，幸藉残阳未尽亡。

按：此少阴阳虚之证也。太阳证误下之，则少阴之阳既虚，又发其汗，则一线之阳难以自主。故以回阳之姜、附顿服。

栀子豉汤　栀子十四枚，**香豉**四合，**二味，以水四杯，先煮栀子减二杯，纳豉，煎取一杯半，去滓，分为二服。温进一服，得吐者，止后服。**

本方适应证主治**发汗吐下后，虚烦不得眠，反复颠倒，心中懊侬者。**

歌括：山栀香豉治何为，烦恼难眠胸窒宜，十四枚栀四合豉，先栀后豉法煎奇。

编按：张隐庵曰，瓜蒂散二条，本经曰吐，栀子豉汤六节，并不言一吐字，且吐下后虚烦，岂有复吐之理乎。愚每用此方，服之不吐者多，亦或有时而吐。要之吐与不吐，皆药力胜病之效也。其不吐者，所过者化，即雨露之用也，一服即吐者，战则必胜，即雷霆之用也。

栀子甘草豉汤　栀子十四枚，**炙甘草**二两，内台书只用半两，临时变通，**香豉**四合。**上三味，以水四杯，先煮栀子、甘草，取二杯半，纳豉，煮取杯半，去滓，分温二服。**

本方适应证主治**栀子豉汤症中，少气者，此方主之。**

栀子生姜豉汤　栀子十四枚，**生姜**五两，内台书只一两，**香豉**四合。**上三味，以水四杯，先煮栀子、生姜，取二杯半，纳豉，煮取杯半，去滓，分温二服。**

本方适应证主治栀子豉汤证中，呕吐者。

歌括：栀豉原方效可夸，气羸二两炙甘加，若加五两生姜入，专取生姜治呕家。

栀子厚朴汤　栀子十四枚，厚朴四两，枳实四枚，水浸，去瓤。上三味，以水三杯，煮取一杯半，去滓，分温二服。

本方适应证主治伤寒下后，心烦，腹满，卧起不安者，此方主之。

歌括：朴须四两枳四枚，十四山栀亦妙哉，下后心烦还腹满，止烦泄满效兼该。

编按：柯韵伯曰，心烦则难卧，腹满则难起，起卧不安，是心移热于胃，与反复颠倒之虚烦不同，栀子治烦，枳朴泄满，此两解心腹之妙剂也。

大陷胸汤　大黄六两，芒硝一升，甘遂末一钱匕。上三味，以水六升，先煮大黄取二升，去渣，纳芒硝，煮一沸，纳甘遂末，温服一升，得快利，止后服。

本方适应证主治大结胸证，脉沉而紧，心下痛，按之石硬者。

歌括：一钱甘遂一升硝，六两大黄力颇饶，日晡潮热腹痛满，胸前结聚此方消。

小陷胸汤　黄连一两，半夏洗净滑，半升，栝蒌实一枚，连皮子。古称一两约今之二钱，不超出三钱。半升者，约今之合半也。蒌实古今无异，折合临时权宜可也。上三味，以水六杯，先煮瓜蒌，取三杯，去渣，纳诸药，煮取二杯，去渣，分温三服。

本方适应证主治小结胸证，心下按之则痛，脉浮滑者。又治心下结痛，气喘闷者。

歌括：按而始痛病犹轻，脉络凝邪心下成，夏用半升连一两，瓜蒌全个要先烹。

小青龙汤　麻黄、细辛、干姜、炙草、桂枝、白芍各三两，半夏洗净滑，半升，五味子半升。上八味，以水十杯，先煮麻黄减二杯，去上沫，纳诸药，煮取三杯，温服一杯。若微利者，去麻黄，加荛花如鸡子大，熬令赤色；若渴者，去半夏，加栝楼根三两；若噎者，去麻黄，加炮附子一枚；若小便不利，小腹满，去麻黄，加茯苓四两；若喘者，去麻黄，加杏仁半升。

本方适应证主治伤寒表不解，心下有水气，干呕，发热而渴，或咳，或利，或噎，或小便不利，少腹满，或喘，此方主之。

歌括：桂麻姜芍草辛三，夏味半升记要谙，表不解兮心下水，咳而发热句中探。

柴胡桂枝干姜汤　柴胡八钱，桂枝、黄芩各三钱，干姜、牡蛎、炙草各二钱，栝楼根四钱。水煎，分温三服。

本方适应证主治伤寒五六日，已发汗，而复下之，胸胁微结，小便不利，渴而不吐，但头汗出，往来寒热，心烦者，此为未解也，此方主之。

歌括：八柴二草蛎干姜，芩桂宜三蒌四尝，不呕渴烦头汗出，少阳枢转要精详。

黄芩汤　黄芩三两，炙甘草、芍药各二两，大枣十二枚。水煎，分温三服，日二服，夜一服。

本方适应证主治太阳与少阳合病，自下利者，此方主之。

黄芩加半夏生姜汤　黄芩三两，炙草、芍药各二两，半夏洗半升，生姜三两，大枣十二枚。水煎，分温三服，日再，夜一服。

本方适应证主治太阳与少阳合病，不下利而呕者。

编按：黄芩汤治太阳与少阳合病而下利者，此即黄芩汤因有呕者，故加半夏生姜，以降冲脉之逆气也。《内经》曰，太阳为开，少阳为枢，仲师因太阳不能从枢以外出，而反从枢以内陷，以黄芩汤清内陷之里热，而达太阳之气于外。若呕者，少阳之枢从太阳之开以上达，故加半夏、生姜宣达其逆气，以助太阳之开也。

歌括：枣枚十二守成箴，二两芍甘三两芩，利用本方呕加味，姜三夏取半升斟。

黄连汤　黄连三两，炙甘草、人参各二两，干姜、桂枝各三两，半夏半升，大枣十二枚。以水一斗，煮取五升，去渣，温服一升，日三服，夜二服。古秤最小，一升不过二三合，若用古方，照今之折合，改两为钱，改升为合，分五服者，一剂又可分为五剂煮，临时酌用可也。

本方适应证主治胸中有热，胃中有邪气，腹中痛，欲呕吐，此方主之。

歌括：腹疼呕吐藉枢能，二两参甘夏半升，连桂干姜各三两，枣枚十二妙层层。

编按：喻嘉言、成无己皆云，湿家下之后，舌上有苔者，是丹田有热，胸中有寒，是邪入里，而为下热上寒也。此伤寒邪气传里，而为下寒上热也。胃中有邪气，使阴不得升，而独治于下，为下寒，腹中痛，是阳不得降，而独治于上，惟肺中热，欲呕吐之苦，此汤以升降阴阳，所谓气之上下敷布，交通阴阳，而病愈矣。

大黄黄连泻心汤　大黄二两，**黄连**一两。**二味，以麻沸汤二升渍之，须臾，绞去滓，分温再服。**

本方适应证主治**伤寒大下后，复发汗，心下痞，按之濡，其脉关上浮紧者，此方主之。若有恶寒者，表未解也，宜先解表，然后攻痞，解表宜小青龙汤是也。**

歌括：痞证分歧辨向趋，关浮心痞按之濡软无力，大黄二两黄连一两，麻沸汤调病缓驱。

泻心汤　大黄二两，**黄连**一两，**黄芩**一两。**三味，以水三升，煮取一升，顿服之。**

本方适应证主治**心气不足，吐血衄血者。**

编按：明贤论解云，心下痞，按之濡而不硬，是内陷之邪，与无形之气抟聚而不散也，脉浮在关以上，其势甚高，是君火亢于上，不能下交于阴。此感上焦君火之化，而为热痞也，方用大黄、黄连，大苦大寒以降之，火降而水自升，所以转否为泰法也。妙在不煎煮而用渍，仅得其无形之气，不用其有形之味，使气味俱薄，能降而能升，所谓圣法，而不可知之谓之神也。再按金匮第五卷，本方加黄芩一两，名泻心汤。原文曰，治心气不足，吐血衄血者，此汤主之。陈蔚曰，火邪盛而迫血，则错经妄行，血为心液，血伤无以养心，致心阴之气不足，故曰心气不足，非心阳之气不足也。

编者再按：芩连苦寒之品，入心清火，以培心气，大黄去瘀生新，此一补一泻之妙法也。余于癸巳年，患病虽久，亦不觉苦楚，不过是不爱食，口焦苦，至重阳前，粒米不沾唇，已七日矣，儿女子婿以为不起。次儿于初八夜，由彭家祠诊所赶回，劝我服药，余坚持不肯服药，没有很大之苦楚，只想睡，虽睡不能寐，不食，舌干燥，时时含点热水，口仍焦苦。次儿用小壶装点温水，送给我吃，正需要水喝，只二三口就喝完了。又睡，睡觉了，足有三时久方醒。口焦燥与苦，减三分之二，次儿又送热水给我吃，我又顿服了，鼻内稍知有大黄气味，坐片刻，腹内肠微响，欲要大解，果解大、小便一次，舌焦、口苦若失。质问次儿，你给我的开水似有大黄气，是些什么药，我要取这把小壶，看看壶内，就是大黄、黄连、黄芩三味，总共不过二钱许，即《金匮》泻心汤也，复又大解一次，便知肚饥，口不苦，舌不焦，所解之大小便，完全赤黑色，其病痊愈。可见仲景之方，实能起九死于一生。亲身经历，录此以供参考。

歌括：大热上攻心气伤，清浊二道血洋洋，大黄二两芩连一，釜下抽薪请细详。

附子泻心汤　附子一枚，炮去皮，破，另煮，取汁，**大黄**二两，**黄连、黄芩**各一两。**附子先煎取汁，大黄、黄连、黄芩三味以麻沸汤二升渍之，须臾绞去渣，纳附子汁，分温再服。**

本方适应证主治**心下痞，而复恶寒汗出者，此汤主之。**

编按：麻沸汤渍者，微取其气，不取其味也。

歌括：一枚附子泻心汤，一两黄**芩**黄**连二**两**大黄，汗出恶寒心下痞，专煎轻渍要审详。**

生姜泻心汤　生姜四两，**甘草、人参、黄芩**各三两，**干姜、黄连**各一两，**半夏**半升，**大枣**十二枚。**以水一斗，煮取六升，去渣，再煮取三升。温服一升，日三服。汉代斗升权衡量最小，首章有考古砝码，兹不复赘。同时按今时码子折之可也。**

本方适应证主治**伤寒汗解之后，胃中不和，心下痞硬，干噫食臭，胁下有水气，腹中雷鸣，下利者，此汤主之。**

歌括：汗余痞证四两**生姜，芩草人参三两行，一两干姜枣十二**枚**，一连半夏半升量。**

按陈平伯曰，君生姜之辛温善散者，宣泄水气，复以干姜、参、草之甘温守中者，培养中州，然后以芩、连之苦寒者，涤热泄痞，名曰生姜泻心，赖以泻心下之痞，而兼擅补中散水之长也。

甘草泻心汤　甘草四两，**黄芩、干姜**各三两，**半夏**半升，**黄连**一两，**大枣**十二枚。**共六味，以水一斗，煮取六升，去渣，再煮取三升，温服一升，日三服。**

本方适应证主治**伤寒中风，医反下之，其人下利，日数十行，谷不化，腹中雷鸣，心下痞硬而满，干噫，心烦不得安。医见心下痞，谓病不尽，复下之，其痞益甚，此非热结，但以胃中虚，客气上逆，故也。此方主之。**

歌括：下余痞作腹雷鸣，甘四姜芩三两平，一两黄连半升夏，枣枚十二效同神。

半夏泻心汤　**半夏**半升，洗，**黄芩、干姜、甘草、人参**各三两，**黄连**一两，**大枣**十二枚。**共七味，以水一斗，煮取六升，去渣，再煎取三升，温服一升，日三服。**

本方适应证主治**伤寒五六日，呕而发热者，柴胡证俱在，而以他药下之，柴胡证仍在者，复与柴胡汤。此虽已下之，不为逆，必蒸蒸而振，却发热汗出而解。若心下满而硬痛者，此为结胸也，大陷胸汤主之，但满而不痛者，此为痞，柴胡不中与之，宜此汤。**

歌括：三两姜参炙草芩，一连痞证呕多寻，半升半夏枣十二，去滓重煎守古箴。

编按：仲师半夏泻心汤，法外有法，方外有方。庚午夏月，小女患呕泻，胃苓汤、七味白术散等，诸书皆谓吐泻之妙方，服之不但不效，反加心烦。检查诸家方书，皆谓古方难治今病，查至《景岳全书》中，有仲景泻心汤，效验医案，遂取仲景伤寒论中半夏泻心汤，一服下咽，不过十余分钟，心烦已减，再将渣煎汤半杯，继服之，是晚烦躁已止，吐泻亦除，次日再进一剂，其病痊愈，嗣后遇有相似病症，借治，活人颇多，可见古方之神妙，不可思议也。

真武汤　**生姜、茯苓、芍药**各三两，**白术**二两，**附子**一枚，炮。**上五味，以水八升，煮取三升，去渣，温服七合，日三服。**

本方适应证主治**太阳病，发汗当解，今汗出不解，其人仍发热，心下悸，头眩，身瞤动，振振欲擗地者，此方主之。少阴病二三日不已，至四五日腹痛，小便不利，四肢沉重疼痛，自下利者，此为有水气，其人或咳，或小便自利，或呕者，此方主之。**

歌括：生姜芍茯数皆三，二两白术一附探，便短咳频兼腹痛，驱寒镇水与君谈。

赤石脂禹余粮汤　**赤石脂**一斤，**禹余粮**一斤。**二味，以水六升，煮取二升，去滓，温分三服。**

本方适应证主治**伤寒服汤药，下利不止，心下痞硬，服泻心汤已，复以他药下之，利不止，医以理中与之，利益甚。理中者，理中焦，此利在下焦，此方主之。复利不止者，当利其小便。**

编按：当利小便，师未出其方，诸家亦未补，余以五苓散，或猪苓汤利之。俟后贤判断可也。

歌括：赤石余粮各一斤，下焦下利此汤欣，理中不应宜斯法，炉底填来未

得闻。

旋覆代赭汤　旋覆花三两，代赭石一两，人参二两，炙甘草三两，半夏半升，生姜五两，大枣十二枚。共七味，以水一斗，煮取六升，去渣，再煎取三升，温服一升，日三服。

本方适应证主治汗、吐、下后，心下痞硬，噫气不除者，此方主之。

歌括：五两生姜夏半升，草旋三两噫堪凭，人参二两赭石一，枣十二枚力可胜。

桂枝加芍药汤　桂枝、生姜各三两，芍药六两，炙草二两，大枣十二枚。上五味，以水七升，煮取三升，去滓，分温三服。

本方减芍药分量三两，加大黄二两，名桂枝加大黄汤。

桂枝加芍药汤适应证主治太阳病反下之，因而腹满时痛者主之。

桂枝加大黄汤适应证主治太阳病反下之，因而大实痛者，即上方减芍药三两，加大黄二两是也。

二方歌括：桂枝倍芍转输脾，泄满升邪止痛宜，大实痛因反下误，黄加二两下无疑。

编按：伤寒论云，本太阳病，医反下之，因以腹满时痛者，属太阴也。桂枝加芍药汤主之；大实痛者，桂枝加大黄汤主之。此言误下者，转输之症也。又云，太阴为病，脉弱，其人续自便，设当行大黄、芍药者，宜减之，以其人胃弱易动故也。

理中丸作煎剂名理中汤方详霍乱条。

伤寒论云：太阴之为病，腹满而吐，食不下，自利益甚，时腹自痛。若下之，必胸下结硬。又云，自利不渴，属太阴也，以其脏有寒故也，当温之，宜服四逆辈。

四逆汤　炙甘草二两，干姜一两半，生附子一枚，去皮，切八片。三味，㕮咀，以水三升，煮取一升二合，去滓，分温再服。强人可用大附子一枚、干姜三两。

本方适应证主治下利清谷，三阴厥逆，恶寒，脉沉而微，此方主之。

歌括：生附一枚两半姜，草须二两少阴方，建功姜附如良将，将将从容藉草匡。

编按：仲师方，六经皆有联系，即以脉证参看，便可互用。此方著家皆云少阴方，论有明训云，自利不渴者，属太阴也，其脏有寒故也，当温之，宜四逆辈，何必要肯定为少阴方也，岂不束缚后学手足乎。

白通汤 葱白四茎，干姜二两，附子一枚，生用。三味，以水三升，煮取一升，去渣，分温再服。

本方适应证主治少阴病下利，脉沉细者主之。

白通加猪胆汁汤 即白通汤方中加猪胆汁一合，人尿五合。上如法汤成，纳猪胆汁、人尿，和令相得，温服。

本方适应证主治少阴病，下利脉微者，与白通汤。利不止，厥逆无脉，干呕而心烦者，此方主之。服汤脉暴出者死，脉微续者生。

二方歌括：葱白四茎一两姜，全枚生附白通汤，脉微下利肢兼厥，干呕心烦尿胆襄。

通脉四逆汤 甘草炙三两，干姜三两，附子一枚，生用。三味，以水三升，煮取一升二合，去渣，分温再服。

本方适应证主治少阴病，下利清谷，里寒外热，手足厥冷，脉微欲绝，身反不恶寒，其人面色赤，或腹痛，或干呕，或利止脉不出者。此方主之。

歌括：一枚生附草姜三两，招纳亡阳此指南，外热里寒面赤厥，脉微通脉法中探。

编按：通脉四逆汤，与四逆汤中甘草加重一两，干姜加重二两，论中明言外热里寒，面赤肢厥，脉微，是真寒假热之症，救阳即所谓通脉也。

乌梅丸 乌梅三百粒，去核，苦酒浸一宿，蒸五升米饭熟，取出抖，细辛、桂枝、附子炮、人参、黄柏酒炒，各六两，干姜十两，黄连一斤，酒炒，蜀椒炒、当归各四两。共十味，异捣筛，合治之。蜜丸，梧子大。先食服十丸，日三服。稍加至二十丸，禁生冷、滑物、臭食等。

本方适应证主治伤寒脉微而厥。至七八日肤冷，其人躁无暂安时者。此为脏厥，非蛔厥也。蛔厥者，其人当吐蛔。今病者静，而复时烦，此为脏寒。蛔上入膈故烦，须臾复止，得食而呕又烦者，蛔闻食臭而出，其人当吐蛔，蛔厥者乌梅丸主之，又主治久痢，诸药不效者，服此即验。

歌括：六两柏参桂附辛，黄连十六厥阴遵，归椒四两梅三百，十两干姜记要真。

麻黄附子细辛汤 麻黄去节，二两，细辛二两，附子一枚炮，去皮，破八片。三味，水一斗，先煮麻黄减二升，去上沫，纳诸药，煮取三升，温服一升，日三服。

本方适应证主治少阴病，始得之，反发热，脉沉者，此方主之。

歌括：麻黄二两细辛同，附子一枚力最雄，始得少阴反发热，脉沉的证奏功宏。

述易思兰云：余治一人，已病半月，发热不退，邀余诊之。其脉隐而不见，询前诸医之方，解表清里，都符合病证而不效，诸谓不治之症。再按脉，从尺后以三指按之，有脉弦紧，遂以仲师麻黄附子细辛汤一剂，是夜热退，次日诊之，六脉如常，再投一剂，痊愈。

黄连阿胶汤　黄连四两，阿胶三两，黄芩一两，芍药二两，鸡子黄二枚。五味，以水六升，先煮三物，取二升，去滓，纳胶烊尽，少冷，纳鸡子黄，搅令相得，温服七合，日三服。

本方适应证主治少阴病，得之二三日以上，心中烦，不得卧者主之。

编按：此方后人借治舌黑焦枯，脉细，但欲寐，心烦不安，通宵不卧，及中风，风从热化，房劳伤寒。真有起死回生之功。后人称曰黄连鸡子黄汤，即此方也。

歌括：四两黄连三两胶，二枚鸡子取黄敲，一芩二芍心烦治，舌黑干焦睫不交。

吴茱萸汤　吴茱萸一升，泡七次，人参三两，生姜六两，大枣十二枚。四味，以水七升，煮取二升，去渣，温服七合，日三服。

本方适应证主治厥阴病，干呕，吐涎沫，头痛者主之。又治少阴病，吐利手足厥冷，烦躁欲死者主之。又食谷欲呕者，属阳明也，吴茱萸汤主之。得汤反剧者，属上焦也，又治真头痛，记之记之。

歌括：升许吴萸三两参，生姜六两救寒侵，枣枚十二中宫主，吐利头痛烦躁寻。

炙甘草汤　炙甘草四两，桂枝、生姜各三两，人参、阿胶各二两，大枣三十枚，麻仁、麦冬各半升，生地一斤。九味，以清酒七升，水八升，先煮八味，取三升，去渣，纳胶烊化尽。温服一升，日三服，又名复脉汤。

本方适应证主治伤寒脉结代，心动悸者，主之。

歌括：结代脉须四两甘，枣枚三十桂姜三，半升麻麦一斤地，二两参胶酒水涵。

干姜黄芩黄连人参汤　干姜、黄芩、黄连、人参各三两。四味，以水六升，煮取二升，去滓，分温再服。

本方适应证主治伤寒本自寒下，医复吐下之，寒格，更逆吐下，若食入口即吐者主之。

歌括：芩连苦降藉姜开，济以人参绝妙哉，四物平行各三两，诸凡拒格此方该。

烧裈散　取妇人中裈近阴处，剪下，烧灰为末，以水和服方寸匕，日三服，小便即利，阴头微肿则愈。妇人病，取男子裈裆烧灰，亦如同法。

本方适应证主治阴阳易病。

编按：阴阳易病，诸著家皆不深究，考仲景尚有真本存在。仲景云，伤寒阴阳易之为病，其人身体重，少气，少腹里急，或引阴中拘挛，热上冲胸，头重不欲举，眼中生花，膝胫拘急者，烧裈散主之。大病新瘥，血气未复，余热未尽，强与妇人交合，名曰阴阳易病。男子病，新瘥未平复，而妇人与之交，得病名曰阳易。妇人病，新瘥未平复，男子与之交，得病名曰阴易，以阴阳相感，动其余毒相染。男女互相换易也。其人病，身体重，动气者，损动真气也；少腹里急，引阴中拘挛，膝胫拘急，阴气穷极也；热上冲胸，头重不欲举，眼中生花者，感动之毒，所易之气，熏蒸于上也。与烧裈散以道气，裈裆，乃阴吹注精之的。盖取彼之余气，劫彼之余邪。邪毒原从阴入，复使之从阴以出，故曰小便利，阴头微肿即愈。此病非问根由施治。延至一二月，必致无救，不可不悲也。

歌括：近阴裆裤剪来烧，研末还须用水调，同气相求疗二易，长沙仲景无法不翘翘。

猪肤汤　猪肤一斤去毛洗，以水一斗，煮取五升，去滓，加白蜜一升。白米粉五合，纳猪肤汤内，熬香，和令相得，温分六服。

本方适应证主治少阴病，下利，咽痛，胸满心烦者主之。

歌括：斤许猪肤斗水煎，水煎减半渣须捐，再投粉蜜熬香服，烦利咽疼胸满痊。

甘草汤　生甘草二两，以水三升，煮取一升半，去渣，温服三合，日二服。

本方适应证主治少阴病二三日，咽痛者。

歌括：甘草名汤咽痛求，方教二两不多收，后人只认中焦药，谁识少阴主治优。

编按：查原文云，甘草汤不瘥者，与桔梗汤。

桔梗汤 桔梗一两，甘草二两，二味，以水三升，煮取一升，去渣，分温再服。

本方适应证主治少阴病，咽痛，与甘草汤不瘥者，此方主之。

歌括：甘草汤投痛未瘥，桔加一两莫轻过，奇而不效须知偶，好扼经文仔细哦。

苦酒汤 半夏十四枚，洗净滑，鸡子一枚，去黄，苦酒一匙。纳半夏苦酒鸡子清内，置刀镮中，安火上，令三沸，去滓，少少含咽之。不瘥，更作三剂。

编按：小小鸡子壳去黄，安能纳半夏十四枚之多，近刻以讹传讹，翻刻之误也，原本以半夏洗净滑一枚，与苦酒少许纳鸡壳清内，兹特正之。

本方适应证主治少阴病，咽中伤，生疮，不能言语，声不出者主之。

歌括：半夏一枚十四开，洗、破、十四枚鸡清苦酒搅几回，刀环捧壳煎三沸，咽痛频吞绝妙哉。

中风、类中风、风痹补遗方

古今录验续命汤 麻黄、桂枝、当归、人参、甘草、干姜、石膏各三两，川芎一两半，杏仁四十粒。九味，以水一斗，煮取四升，温服一升，当小汗，薄覆脊，凭几坐，汗出则愈，不汗更服，无所禁忌，勿当风。

本方适应证主治中风痱，身体不能自收，口不能言，冒昧不知痛处，或拘急不得转侧，并治但伏不得卧，咳逆上气，面目浮肿。

歌括：姜归参桂草膏麻，三两均匀切莫差，四十杏仁芎两半，古今录验治风邪。

千金三黄汤 麻黄五分，独活四分，黄芩三分，细辛、黄芪各二分，此分字皆去声。共五味，以水六升，煮取二升，分温三服。一服小汗，二服大汗。心热加大黄二分，腹满加枳实一枚，渴加栝楼根三分，气逆加人参三分，悸加牡蛎三分，先有寒加附子一枚。

本方适应证主治中风，手足拘急，百节疼痛，烦热心乱，恶寒，经日不欲饮食。

编按：此方附子治风中分量太少，通利阴阳，驱邪扶正之方也。

歌括：风乘火势乱心中，节痛肢拘络不通，二分芪辛四分独，黄芩三分五麻攻。

加味歌括：二分黄加心热端，消除腹满枳枚单，虚而气逆宜参补，牡蛎潜阳悸可安，增入蒌根能止渴，各加三分效堪观，病前先有寒邪在，附子一枚仔细看。

黄芪桂枝五物汤 黄芪、芍药、桂枝各三两，生姜六两，大枣十二枚。共五味，以水六升，煮取二升，去渣，温服七合，日三服。

本方适应证主治血痹，脉阴阳俱微，寸口关上微，尺中小紧，外证身体不仁，如风痹状。

歌括：血痹如风体不仁，桂枝三两芍芪均同分两，枣十二枚姜六两，须令阳通效自神。

虚劳失精类补遗方

薯蓣丸仲景 薯蓣三十分，人参七分，阿胶七分，白术、芍药、川芎、麦冬、杏仁、防风各六分，茯苓、桔梗、柴胡各五分，甘草二十分，当归、干地黄、桂枝、神曲、豆黄卷各十分，干姜三分，白蔹二分，大枣百枚，熬膏。共二十一味，共细末之，炼蜜和枣膏为丸，如弹子大，空心，酒服一丸，一百丸为剂。

本方适应证主治虚劳诸不足，风气百疾。

编按：《金匮》原文曰，虚劳诸不足，风气百疾，薯蓣丸主之。只此十四字，其他方论中逐节详细，然中段出此一方不立论，简言虚劳诸不足，风气百疾，薯蓣丸主之，意义深哉。托天地阴阳造化之机，医家以仁术济人，不可忽视此方也，为百病之通用之良药，故录于此。

歌括：三十薯蓣二十草，三姜二蔹百枚枣，桔茯柴胡五分匀，人参阿胶七分讨，更有六分不参差，芎芍杏防麦术好，豆卷地归曲桂枝，均宜十分和药捣。蜜丸弹大酒服之，尽一百丸功可造，风气百疾并诸虚，调济阴阳为至宝。

桂枝龙骨牡蛎汤 桂枝、芍药、生姜各三两，炙甘草二两，大枣十二枚，龙骨酒洗、牡蛎各三两。共七味，以水七升，煮取三升，分温三服。

本方适应证主治失精家，少腹弦急，阴头寒，目眩，发落，脉极虚、芤、迟，为清谷、亡血、失精。脉得诸芤动微紧，男子失精，女子梦交，此汤主之。

歌括：男子失精女梦交，坎离救治在中爻，桂枝汤内加龙牡，三两相匀要细敲。

酸枣仁汤　酸枣仁二升，茯苓、知母各二两，川芎、甘草各一两。共五味，以水八升。先煮枣仁，取六升，纳诸药，煮取三升，去渣，分温三服。

本方适应证主治虚劳烦不得眠。

歌括：酸枣二升先煮汤，苓知二两佐之良，芎甘各一相调剂，服后恬然足睡乡。

编按此方加当归二三钱，百合七八钱更效。

肘后獭肝散　獭肝一具，炙干，末之。水服方寸匕，日三服。

本方适应证主治冷劳，又治鬼疰，一门相染。

歌括：獭肝变化少人知，一月能生一叶奇，鬼疰冷劳宜此物，传尸虫蛊是专司。

王晋三曰：獭肝散奇方也，葛稚川治尸疰，仲景治冷劳，皆取用之，奈后世不知也。獭肝性温，能驱阴邪而镇肝魂，不使魂游于上，而生变动之证。盖疰者，邪注于脏也。若注于肝，则肝为善变之脏，邪与魂相合，证变便有二十二种。其虫三日一食，五日一退，变见之证，无非是阴象。而獭肝一月生一叶，又有一退叶，是其性亦能消长出入，以杀隐见变幻之虫，真是神品也。

编按：《肘后方》是葛洪所著，字稚川，后隐名曰抱朴子，较孙真人稍早，六朝时人也。

吐血、肺痿、肺痈、肠痈补遗方

千金生姜甘草汤　生姜五两，人参三两，甘草四两，大枣十五枚。共四味。以水七升，煮取三升，去渣，分温三服。

本方适应证主治肺痿咳嗽，吐涎沫不止，咽燥而渴。

歌括：肺痿唾涎咽燥殃，甘须四两五生姜，枣十五枚参三两，补土生津润肺肠。

千金苇茎汤　苇茎二升，即芦根也，薏苡仁半升，桃仁五十粒，瓜瓣半升，即冬瓜仁也。共四味，以水一斗，先煮苇茎得五升，去滓，纳诸药煮取二升，服一升，再服，当吐如脓。

本方适应证主治**咳有微热，烦满，胸中甲错，是为肺痈。**

歌括：胸中甲错肺痈成，烦满咳痰脉**数实呈。瓜瓣半升桃五十，方中先煮二升茎。**

金匮皂荚丸　长皂荚不蛀者，去皮酥炙，八两，**细末之，蜜丸，梧子大，以枣膏和汤服三丸，日三服，夜一服。**

本方适应证主治**咳逆上气，时时吐浊沫，但坐不得眠者，此方主之。**

歌括：浊痰上气坐难眠，痈势将成壅又坚，皂荚蜜丸调枣下，绸缪须在雨之前。

甘草干姜汤　炙甘草四两，**黑干姜**二两。**二味，㕮咀。干姜宜炮透，变其辛温之性而为苦温之用。以水三升，煮取一升五合，去渣，分温再服。**

本方适应证主治**肺痿吐涎沫，而不咳者。其人不渴而遗尿，小便数。所以然者，以上虚不能制下故也。此为肺中冷，必眩，多涎唾。以此方温之。若服汤已渴者，属消渴。**

歌括：二两干姜四炙甘，姜须炮透旨须探，肺中津涸方成痿，气到津随得指南。

编按：肺痿脉数濡，肺痈脉数实，热有虚实之分。《伤寒》《金匮》干姜，均是生用，惟此方是炮透炮黑，以辛温变苦温，以其不能受辛热也；用甘草之多，取甘温除大热，成法中变一活法也。本方治吐血，诸药不效者，加五味子二钱，炒抖，止吐血尤效。

麦门冬汤　麦冬七升，**半夏**洗一升，**人参、甘草**各二两，**粳米**三合，**大枣**十二枚。**共六味，以水一斗二升，煮取六升，去滓，温服一升，日三服，夜一服。**

本方适应证主治**火逆上气，咽喉不利，止逆下气者。**

歌括：咳逆原来气上冲，一升半夏七升冬，参甘二两粳三合，枣十二枚是正宗。

编按：仿陈氏新案云。妇人逆经吐血衄血，久而不愈者，以本方去粳米，加白蜜服之，确系有效。此治妇人逆经，服诸药不效者宜之。武叔卿治妇人息贲，胃气绝，助胃生液纳谷，活人甚多。

葶苈大枣泻肺汤　葶苈子熬黄色，捣丸如弹子大，**大枣**十二枚。**上先以水三升，煮大枣取二升，去枣纳葶苈子，煮取一升，顿服之。**

本方适应证主治**肺痈，胸胁胀满，喘而不得卧者。**

歌括：喘而不卧肺痈成，口燥胸疼脉**数实呈**现症状**，葶苈一丸十二枣，雄军直入夺初萌。**

薏苡附子败酱散仲景　**薏苡仁**十分**，附子**二分**，败酱草**五分。**共三味，杵为散，取方寸匕，以水二升，煎减半，顿服之，小便当下。**

本方适应证主治肠痈之为病，其身甲错，腹皮急，按之濡，如肿状，腹无积聚，身无热，脉数，此为肠内有痈脓。

歌括：气血凝痈阻外肤，腹皮虽急按之濡，附宜二分苡仁十，败酱还须五分驱。

编按：王晋三云，心气抑郁不舒，则气结于小肠之头，阻传道之去路，而为痈肿。即《内经》所谓脏不容邪，还之于腑也。故，仲景重用薏苡仁，开通心气，佐以败酱，化脓为水，使以附子，一开手太阳小肠之结，一化足太阳膀胱之气，务令所化之毒，仍从水道而出，精微之奥，岂庸浅者所能推测耶。

大黄牡丹汤仲景　**大黄**四两**，牡丹皮**一两**，桃仁**五十粒**，冬瓜仁**半升**，芒硝**三合。**共五味，以水六升，煮取一升，去渣，纳芒硝，再煎数沸，顿服之，有脓当下，如无脓当下血。**

本方适应证主治**肠痈者，少腹肿痞，按之即痛如淋，小便自调，时时发热，自汗出，复恶寒。其脉迟紧者，脓未成，可下之；脉洪数者，脓已成，不可下也，此汤主之。**

歌括：肿居少腹大肠痈，黄四牡丹一两从，冬瓜子半升桃五十，芒硝三合泄肠脓。

编按：陈修园曰，脉迟紧者，脓未成可下也，脉洪数者，脓已成不可下也，大黄牡丹汤主之。不论痈之已成未成皆可主之。王晋三云，肺与大肠相表里，大肠痈者，肺气下结于大肠之头，其道远于上，其位近于下，治在下者，因而夺之也，故重用大黄、芒硝，开大肠之结，桃仁、丹皮下将败之血，至于清肺润肠，不过瓜子一味而已。服之当下血，下未化脓之血也。若脓已成形，肉已坏，又当先用排脓散及汤。故原文云，脓已成不可下也。录二公之言作为参考。余读《金匮》第八篇原文云，脉迟紧者脓未成可下也，脉洪数者脓已成不可下也，以大黄牡丹汤主之。方后又云顿服之，有脓当下脓，如无当下血，下已坏之血也。方内大黄能推陈致新，桃仁亦有行血生血之力，冬瓜仁不但清肺润肠，大有养心生血之能，此时不泄脓与坏血，垢瘀结毒不去，岂不腐肠烂胃也。原文尚云，大黄牡丹汤主之，陈氏亦不为过也。

排脓散金匮中采来《内经》方　**枳实**十六枚，**芍药**六分，**桔梗**二分。**共三味，杵为散。取鸡子黄一枚，以药散与鸡子黄揉和令相得，饮和服之，日一服。**

本方适应证主治**肠胃中痈脓悉主之。**

歌括：排脓散药本灵台《内经》先师歃血而盟者是，**枳实为君十六枚，六分芍兮桔二分，鸡黄一个简而该。**

编按：素问灵兰秘典，黄帝沐浴受方，而不轻泄其秘方也。早在四十年前，余在长沙友人徐海地家，看见有黄帝小品方，见伊尹汤液经。

排脓汤金匮　**甘草**二两，**桔梗**三两，**生姜**一两，**大枣**十枚。**共四味，以水三升，煮取一升，温服五合，日再服。**

歌括：排脓汤与散悬殊，一两生姜二草俱，大枣十枚桔三两，通行荣卫是良图。

编按：仲景云，诸浮数脉，应当发热，而反洒淅恶寒，若有痛处，当发其凝痈。一论出薏苡附子败酱散，一论出大黄牡丹汤。至排脓散、排脓汤，二方无论，可见是《内经》伊尹方也。

胸痹心痛补遗方

瓜蒌薤白半夏汤金匮　**瓜蒌**一枚抖，**半夏**一合，**薤白**七枚，**烧酒六杯，煮取三杯，温服一杯，日三服，痊愈。**

本方适应证主治**胸痹胀痛，不得卧，心痛彻背者，此方主之。**

歌括：胸背牵痛不卧时，一合半夏一蒌施，薤因性湿用七枚，烧酒同煎真神奇。

呕吐补遗方

大黄甘草汤金匮　**大黄**四钱，**甘草**二钱。**二味，以水三杯，煮取一杯，分温再服。**

本方适应证　久病食已即吐者，初起有寒勿用。

歌括：食方未久吐相随，两热冲来自不支，四钱大黄二钱草，上从下取法神奇。

呕吐简便方千金　**通草**二钱，**橘皮**一钱半，**粳米**一两，**生芦根**一两。**水煎服，日二服。**

卷十五

内科补遗方

无极丸古方　**生大黄**一斤，分作四分制。一分用童便一碗，食盐二钱，浸一日取出，切片晒干；一分用白烧酒一碗，浸一日取出，切片晒干，再用巴豆仁三十五粒，同炒黄色，去巴豆；一分用红花四两，泡水一碗，浸一日取出，切片晒干，去红花；一分用当归四两，入盐三钱，米醋一碗，浸一日取出，切片晒干，去当归。以上四分，共合研细末。淡蜜水为丸，梧子大。每服五十丸，空心温酒下，利下恶物为度，未下再服。

本方适应证主治男女诸病，小儿骨蒸潮热，男子五劳七伤，一切血病、淋病。女子经水不通，赤白带下，下血崩漏不止，产后积血，癥瘕腹痛等症，无不奇效。服此丸后，以清淡鲜蔬，调养二七日，并禁房事半月，必得轻身强健。价廉物美，功效宏大。秘方中之秘方也。无极丸，正元丹。编者试效方。

正元丹千金方　**人参**三两，用川附子一两五钱同煮，汁干去附子，**黄芪**一两五钱，用川芎一两同酒煮，汁干去川芎，**山药**一两，用干姜三钱同煮，汁干去干姜，**白术**二两，用陈皮八钱同煮，汁干去陈皮，**茯苓**二两，用安桂六钱同酒煮，汁干去安桂，茯苓另晒干。上述制好的人参、黄芪、山药、白术、茯苓，共五味，用文火缓缓焙干，勿伤药性，共为细末，蜜丸，梧子大，每服三钱，空心淡盐汤，或温酒下，日二服。

本方适应证主治命门真火衰弱，不能生土，吐利，厥冷，有时阴火上冲，则头面赤热，眩晕恶心，浊气逆满，胸胁刺痛，脐肚胀急等症。医通云，既去雄烈真滓之性味，允为温补少火之驯剂，而无食气之虞，取无形生化有形。

编按：方出《千金》，乃虞天益制，得孙真人之秘诀，而虞氏实为孙真人之功臣也，并治五劳七伤之良药。男子阳痿遗精，女子崩带赤白皆效。

黄鹤丹古方　**香附米**去毛一斤，**黄连**去毛半斤。二味洗净，晒干，为细末，稀面

糊丸，梧子大。服法：外感，葱姜汤下三十丸；气病气痛，木香汤或沉香汤下三十丸；内伤，米汤下三十丸；血病，酒下三十丸；痰病，姜汤下三十丸；火盛者，白滚汤下三十丸。凡病初起，二服即愈。凡男子百病，悉皆治之。

编按：昔朱衣翁在黄鹤楼所授。勿以药贱而弗信也。此方为古代游方之祖方，与下青囊丸，皆为上古游方之祖。

青囊丸古方邵真人传　**香附米**去毛，略炒，一斤，**乌药**略泡，五两三钱。**二味共为细末。面、水、醋煮糊为丸，梧子大。服法：如头痛，清茶下三十丸；痰病，姜汤下三十丸；血病，酒下三十丸。随症用引。**

编按：飞霞子云，昔游方外面，治百病，男用黄鹤丹，女用青囊丸。此二方为游方之祖方也。考，游方即走医也，云游四方是也。古代有扁鹊、医和、医缓、华佗、余吉、飞霞子、云岐子等，皆系医学家，而不畏跋涉风尘，甘为人民解除痛苦，可谓仁心术心至矣。考，飞霞子，姓韩，名懋；云岐子，姓张，名璧，是洁古老人之子也。按华佗内传云，游方有三大特点，一曰贱，药物不取贵也；二曰验，下咽即愈病也；三曰便，山林僻邑仓卒即有，能守此三大特点，便是医中之杰士也。

发汗散古方　**麻黄**去根节，**绿豆、甘草**各等分，**为细末。服法：以无根水半茶杯，调服一钱，少顷，汗出自愈。考赵氏云，此药为路途救急之神丹。**

本方适应证专治**一切感冒风寒急症，药物平善易办，强壮者服一钱半，弱人服一钱。十岁以下服五分，不须盖被，自然汗出。凡旅行之人，预制佩带，随时施治，功德莫大。游方之秘药也。**

椒杏丸古方　**白胡椒**三十一粒，**杏仁**三十粒，**共抖为末，生姜汁为丸，作二丸，握患人手掌心一小时，自然汗出。**

本方适应证专治**老幼男女，伤寒伤风，于虚弱人尤宜。妙在不服，此为游医救急佩带之秘方，能救三十六症。方出赵翰林书。**

塞鼻丹紫阳居士　**丹药如下诀曰：沉木乳没四味香，牙皂荜茇及良姜，官桂细辛各等分，巴豆川乌好麝香，又加雄黄朱砂研，血竭硇砂共裹囊，作丸一粒指头大，呼吸鼻气病离床，心痛肚疼塞鼻孔，臌腹痧气不须忙，水泻痢疾时间久，牙痛遇见笑一场，赤白利下俱可痊，浑身疼痛即安康。紫阳居士无虚语，妙药传世普八方，若将此药随身带，途中有病亦无妨。男塞左鼻孔，女塞右鼻孔，见效后取下。**

编者考究紫阳居士，即紫阳真君，是宋代邵应节。宋仁宗患痢病，太医院诸医而不能愈。帝诏邵诊察其病，奏曰，上食冰大过，宜理中汤治之。上曰，服理中汤数剂而不能效。邵曰，仍以冰煎药，服二剂而病愈矣。仁宗赐封真君名义，故名邵真君。如青囊丸，因昔邵母病不能瘳，嗣得游医进此方，二服其病全安，以上邵氏得高朋游医所授，遂广其传于世。

水肿、臌胀补遗方

截臌方赵案方　**活黑鱼**俗名柴鱼，一尾，重一二斤佳，去鳞甲，破去肠，**纳煅青矾一钱，松萝茶三钱，男用蒜子八瓣，女用蒜子七瓣，入鱼肚内，盛瓷盆蒸熟。令患人吃鱼，能连茶、蒜吃尽更妙。按：此方清代乾、嘉时，赵恕轩遵严命，以千金身价，弃官学医，奔走安南各地，得高医指示授方，活人无数。**

黑鱼散古今医统　**黑鱼**一尾，重二斤者佳，俗名蛇鱼，又名乌鳢鱼，又名柴鱼，去净肠杂。**皂矾二两，纳鱼肚内，外用粗纸打湿包鱼，入谷壳火内煨，自午时至子时取出，去纸灰及骨，只取净鱼肉及矾，研细末，收贮。每服三钱，以老陈皮煮水送下，日二服。此药行而不泄，最妙之良方也。**

本方适应证主治**水肿腹胀，四肢肿大，头面皆肿，此方主之。为李时珍试效方。此消水、消肿第一方。**

歌括编者**：一尾黑鱼去肚肠，皂矾二两入鱼装，消除肿胀真神妙，险症疑难藉此匡。**

武林邵氏方　大西瓜一枚，好砂仁四两，独头蒜四十九枚。先将西瓜蒂下切一寸，用瓢挖尽瓤及子，只留沿皮无子者，将砂仁及蒜装瓜内，仍用原瓜蒂盖好。用酒坛泥和陈酒调匀得宜，包瓜全面约一寸厚，即于泥地挖一小坑，用砖将瓜搁空，用炭火煅之，须全面灼火，约煅半日熄火。待其自冷，次日取出，将瓜炭及药研细末，瓷瓶收贮，勿泄气。每服二三钱，先用丝瓜络二钱煎汤，调服，忌盐一月，百发百中。每煅一瓜，用炭二十斤为准。制此药贮备，厥功伟矣。

本方适应证主治气鼓、水臌，为第一验方。

千金疗大腹水肿方　牛黄二分，椒目三分，昆布、海藻、牵牛、桂心各八分，葶苈子六分。上七味，为末，合和为丸，梧子大。饮服十丸，稍加，利小便为度。

本方适应证主治**水肿，气息不通，命在旦夕。孙思邈曰，正观九年，汉阳王患水肿，医所不治，余处此方，日夜尿一二斗，五六日即瘥。**

歌括编者：**水肿千金试效方，二牛昆藻桂葶襄，再加椒目为丸服，补却灵枢法外彰。**

金樱香菌汤慎柔五书　**金樱勒根**去粗皮，一两半，**吴风草**即麋衔草也，三钱，**小香菌**紧小者，七个**共三味，以水三杯，煎八分，空心温服。**

本方适应证主治**水肿重症，头面肚腹肿满，小便不通，欲死者。一剂通，二剂消，三剂痊愈。**

歌括编者：**两半金樱根去皮，吴三菌七最相宜，肿消水去身轻快，野老传方有异奇。**

鲫鱼汤圣济　**活鲫鱼**重四两以上者佳，红色勿用，勿破，一二尾。**以清水一碗，以大瓷碗装鱼，盐宜最少，最妙，茶油稍多亦得。上面以一瓷碗盖之，蒸一炷香久。连鱼肚杂汤，空心食尽，每日一服，渐渐自愈。**

本方适应证主治**水肿腹肿，并治大小便不通，神效。本草经曰，上品无毒，治病十去八九，此方是也。**

歌括编者：**圣济鲫鱼消水方，鲫鱼二尾活蒸汤，盐宜极少茶油可，连服肿消病自康。**

千金鲤鱼汤　白术、茯苓、白芍、当归、陈皮各一钱，**生姜**一片，**活鲤鱼**一尾，勿破。**水五升，煮取三升，去鱼，以一升五合煎药，取三合。空心服。余一升五合，再煎前渣，取二合，空心服。**

本方适应证主治**妇人有孕，遍身浮肿，胸腹不分，皮下按之深窝不起者。**

歌括编者：**千金传下鲤鱼汤，归芍陈苓白术姜，煎药鱼汤有妙诀，消除孕妇水灾殃。**

编按：诸鱼皆属火性，水冰则结而不流，水温则不结而流，鱼在水中无时不动，动则流通矣。

千金麻豆汤　麻黄二升，研熬，**桑皮**五升切，**黑豆**一斗。**先以水四斗，煮豆取汤一斗，去豆，纳二药豆汤内，煮取六升，一服一升，日二服，三日服尽。孙思邈曰，豆不多，不能取效。**

本方适应证主治**遍身肿满，小便闭涩，以此方主之。**

歌括编者：**斗豆五桑麻二升，先烹乌豆去渣凭，遍身肿满小便涩，药内勋功**

藉豆能。

录金匮妇人患肿症二法

仲景云，病有血分，水分，何也？师曰，经水前断，后病水，曰血分，此病难治；先病水，后经水断，名曰水分，此病易治。何以故？去水其经自下。述尤在泾云，此附设问答，以明血分、水分之异。血分者，因血病而为水也；水分者，因水病而及血也。血病深而难行，故曰难治，水病浅而易行，故曰易治。

编按：查上章仲师曰，寸口脉沉而数，数则为出，沉则为入。出则为阳实，入则为阴结，趺阳脉微而弦，微则无胃气，弦则不得息。少阴脉沉而滑，沉则为在里，滑则为实，沉滑相搏，血结胞门，其藏不泻，经络不通，名曰血分。能体会此理很难。不过胞为血海，人所共知。胞为血海，男女皆有之，此云胞门在关元气海之间，乃指膀胱之位而言也。余采张文仲一方，泽兰二两，防己二两，共为末，酒、醋各一小杯，每服一钱，治妇人血结胞门而肿胀者。仲师曰：心下坚，大如盘，边如旋杯，水饮所作，桂枝去芍药加麻辛附子汤主之。

桂甘姜枣麻辛附子汤　桂枝、生姜各三两，**细辛、甘草、麻黄**各二两，**附子**一枚，炮，**大枣**十二枚。**共七味，以水七升，先煮麻黄去上沫，纳诸药，煮取二升，分温三服，当汗出，如虫行皮中即愈。**

歌括：心下如盘边若杯，辛甘麻二附全枚，桂姜三两枣十二，气分须从气转回。

编按：陈修园曰，余用上方，折合今之码子于下，桂枝尖二钱，细辛、麻黄各一钱半，炙草一钱，生姜二钱，炮附子一钱，大枣二枚，加知母三钱，以水三杯，先煮麻黄至二杯，去上沫，纳诸药，煮取八分，日夜三服。水盛者再加防己二钱。此方可一日二剂，服五六剂有效。

仲景曰，心下坚，大如盘，边如旋盘，水饮所作，枳术汤主之。

枳术汤　枳实七枚，**白术**二两。**二味，以水五升，煮取三升，分温三服，腹中软即当散也。**

歌括：心下如盘大又坚，邪之结聚验其边，术宜二两枳枚七，苦泄转疗水

饮愆。

编按：长沙公升堂，而我未入于室。汉文深奥，莫能赞一，可拟借仲师伤寒论真武汤，温肾中之阳，坐镇北方以制水，加木通三钱，防己三钱，川椒目半钱，守服十余剂，气化水行，则江河沛然莫御，此言外之方也。

真武汤　**生姜、白芍、茯苓**各三两，**白术**二两，**炮附子**一枚，切八片。**共五味，以水八升，煮取三升，去渣，温服七合，日三服。治伤寒小便不利，四肢沉重，疼痛自下利者。此为有水气，其人或咳，或小便利，下利或呕者，真武汤主之。**

编按：余拟此方改两为钱，加木通三钱，防己二钱，椒目半钱。

歌括编者：**生姜芍茯数皆三，二两术同一附探，便短咳频兼腹痛，驱寒镇水与君谈。周身肿满通防佐，防二通三目半攒，镇静北方真武法，江河不濬水何堪。**

蛊胀、单腹胀补遗方

腹中坚硬如铁石方全书　**苍术**片四两，**煎浓，洗脐眼，并用苍术末二钱，麝香二三厘，滚水调服二三次。**

本方适应证主治**腹中坚硬如铁石，脐眼出水，变作虫咬，痛痒难忍，以此法治之。**

歌括编者：**腹中胀硬铁般坚，四两苍煎洗肚前，用末二钱调麝服，消坚止痒此周旋。**

单腹胀方太医院　**红枣**一斤，**青矾**一斤，**麦芽**一斤，半生，半炒，**肉苁蓉**三两，酒炒，**香附米**童便浸三日，炒，六两。**先以红枣、青矾、肉苁蓉三味入罐内，煅令烟尽，取出，为细末，收贮，再以香附子、麦芽共为细末，治筛，合前药末，再同研极细，以陈米汤为丸，梧子大，每次酒下二钱，日二服，服完自愈。**

本方适应证主治**四肢极小，独肚腹肿大，名单腹胀，以此主之。**

歌括编者：**单腹原来少的方，麦芽矾枣各斤详，苁蓉三两六香附，炼好为丸日二尝。**

血蛊胀方云楼医案　**雄猪肚**一个，洗净垢，**雄鸡屎**四两，炒焦，**紫背浮萍**晒干，一两，**老丝瓜络**半条。**以药装猪肚内，用麻线缝好，煮好去药，留肚汤，将肚切片，仍入原汤内，再以后药制好，入肚片汤内。加蚂蟥一条，烧枯存性研末。红花五**

钱，降真香五钱，干漆二钱，烧令烟尽研末。虻虫三钱炒，血竭、真花蕊石，各三钱研末。甘遂二钱面包煨，棉大戟二钱面包煨，芫花二钱醋炒，再入肚片内，煮好去药，食肚片与汤，分二三次服尽。服后以大便下黑水数次为验。其蛊胀自消。忌盐酱百日，记之记之。

歌括编者：血蛊周身紫点斑，雄猪肚洗药来安，浮萍鸡屎丝瓜络，水蛭虻虫血竭般。大戟二花甘遂入，降香干漆一同餐。真花乳石研成粉，制造精良法内看。

五臌良方名医验案刘裕方　**好大黄**酒浸，焙干，一两，**琥珀**一两，生研，**莱菔子**四两，**巴豆仁**去壳十六粒二味同炒，**牙皂**一两五钱煨，去弦，**沉香**五钱，生研，**枳壳**火酒煮，四两，炒干。药七味，共研细末，收贮，勿泄气。每服一钱，随病轻重增减分两。鸡鸣时，酒送下，或姜皮汤送下亦可。愈后，服金匮肾气丸调理。

本方适应证主治五种臌胀，不论男女皆治，孕妇忌服。

歌括编者：刘裕传来五臌方，琥巴枳壳及沉香，大黄牙皂制成末，夜半鸡鸣酒送良。

贴痃癖膏药方时珍秘方　臭椿树皮亦名樗白皮，新鲜者佳，近地者不用，一大把，去粗皮及核切，入砂锅内，以清水十斤，熬取四斤，沥去滓，再用文火熬成膏，收贮。用时以生姜片，擦净癖上垢腻，看癖大小，用膏多少。涂于布上，安开水壶上烘溶。用麝香少许撒膏上，乘热贴癖上。其初有痛，半日后不痛，不要取下，俟其自落，一张即愈，永不再发，贴上膏药，周围破坏出水，即愈，不要害怕，此方治愈数千人，如胀满硬过脐者，必须贴二张即愈，真灵方也。妇人有孕勿贴，忌贴。

本方适应证主治男女痃癖多年不消，百治不效者，以此膏贴之即愈。此方出李时珍家藏秘本。

怀牛膝酒方　怀牛膝三两，好火酒十二两，先将牛膝切碎，放砂罐内，以酒泡浸，紧密封闭罐口。安炭火上熬至二两，一次饮尽，吐出恶物，灵效无比。

本方适应证主治腹中陡然坚硬如铁石般。此症痛如刀割，以此方一服即愈。吾师试效方，清代大医院，研究出来有人说，方出串雅类篇，查寻全书，并无此方，后问吾师云，此方由四川白眉老人献方于乾隆主，乾隆谕太医研究，确系有效。

泄泻补遗方

利水丹赵氏验方　**白术**一两，**车前仁**五钱，**水三碗，煎一碗温服。**

本方适应证主治**大便泄水，一剂减，二剂全安。一剂煎服二次。**

消渴补遗方

泻火丹恕轩试效方　**生栀仁、生丹皮、玄参**各三钱，**生白芍**五钱，**生甘草**一钱，**水三碗，煎七分，温服，一剂煎服二次。加法：口焦苦，心烦，加黄连一钱以泻心火；气促，加黄芩一钱以泻肺火；口干大渴，脉洪，加石膏三五钱以泻胃火；足心热，小便赤短，加黄柏、知母各一钱半以泻肝火；大便臭，口燥，加生地榆一钱，以泻大肠之火；小肠火，加天麦冬各三钱，以泻小肠之火；小便热胀，加泽泻三钱，以泻膀胱之火。**

本方适应证主治**发热，烦躁，消渴。以泻诸经之火邪，为治消渴退热之灵丹。**

虚劳不寐补遗方

安寐丹恕轩试效方　**人参**三钱，**丹皮**二钱，**甘草**一钱，**茯神**三钱，**生枣仁**五钱，**炒枣仁**五钱，**石菖蒲**一钱，**当归**三钱，**五味子**一钱，**水三碗，煎一碗，浓服。**

本方适应证主治**怔忡、不寐等症，最平最稳之灵药。**

癫狂补遗方

截癫丹恕轩试效方　**真郁金**七两，**白明矾**三两，**共研细末，和丸，如梧子大，每服五十丸，白开水送下。**

本方适应证主治**十年之癫狂，初服，心胸间如有物脱出之状，再服而生，皆惊忧痰血，结聚于心窍所致。郁金入心去恶血，明矾化顽痰之结，所以奏效之捷也。据赵先生云，不但目击治癫狂病有效，余亦亲治多人有效。录此以**

作参考。

气喘、失血、遗精补遗方

消炎止喘方石室　**地骨皮**一两，**北沙参**一两，**麦冬**五钱，**白芍**五钱，**丹皮**三钱，**白芥子**二钱，**桔梗**五分，**甘草**三分。**水煎，照常服。此方一见石室秘录，一见傅青主书。分两照青主所定。此为肾火上炎，以烧肺金，肺热不能制肝木，而龙雷之火升腾矣。方中妙在地骨皮，清骨中之火，沙参、丹皮以养阴，白芍滋水泻火以保营血，滋养心肝，芥子为化痰之妙品，少用甘、桔引入肺经，则痰消而喘止矣。**

本方适应证主治**肾火上逆，夹肝气上冲作喘，甚至有吐红粉痰者。**

歌括编者：**肾火夹肝气上冲，地参一两五钱冬，三丹五芍二钱芥，甘桔数分引家宗。**

大喘汤青主试效方，出石室　**柴胡、茯苓、麦冬、桔梗**各二钱，**黄芩、当归、炙甘草、半夏、射干**各一钱。**水煎，照常服。**

本方适应证主治**大喘抬肩，忽感风寒之邪入肺，以致喘息抬肩，大喘，脉浮弦数者。**

歌括编者：**抬肩大喘风邪伤，甘桔夏芩归射藏，柴茯麦冬九味共，喘平邪散及时康。**

地麦汤青主　**熟地、肥麦冬**各一两，**玄参**五钱，**山茱萸**去核四钱，**苏子、牛膝**各一钱，**天冬、北沙参**各二钱，**紫菀**五分。**水煎服。**

本方适应证主治**肺枯肾涸，久咳，吐白涎痰，诸药未效者。**

编按：此方治久咳之人，二三剂实有神功。原文云：肺嗽兼补肾，即此方也。

歌括编者：**肺枯肾涸火为殃，地麦玄茱牛膝强，紫菀天沙苏子并，滋阴降火两相当。**

十精丸出元和经，又名保真丸　**菟丝子**人精，酒浸一宿，抖，**甘菊**月精，二味春季加一倍，**五加皮**水精，去核，取皮用，**柏子仁**木精，二味夏季加一倍，**白术**日精、**人参**草精，二味秋季加一倍，**石斛**山精，小环钗良，**鹿茸**血精，**肉苁蓉**地精，酒浸一宿，蒸用，**巴戟天**天精，浸一宿，四味冬季加一倍。**上药十味各二两，随季节照上加，分两载于各药下，共为细末，炼**

蜜丸，梧子大，空心，或酒或淡盐汤送下，二十五丸或三十丸。忌牛肉、生葱，勿食。此丸，市上名延年丹，知之者甚少。

据云：佘太君常服此丸，统治虚劳百疾，找寻此方，据云口授，未见方论，编查本草经药性，俱有至理，想是秘方，而无疑议，录此以供卫生之一助也。

治亡血脱血方千金翼　**生地黄**二十斤，此一味捣，以酒一斗浸，绞汁极尽，去滓，微火煎减半，纳白蜜五升，枣膏一升，搅之不停，制丸，如鸡子大。每次，空心，酒送一丸，日三服。久服不已，老而更少，万病除愈。

本方适应证主治亡血脱血，鼻头白色，唇白，失血无力者，悉主之。

歌括编者：血亡血脱鼻头看，生地枣膏白蜜餐，捣汁熬丸鸡子大，千金四处有灵丹。

三六汤名医验案方　**乌贼骨**炒、**丹参**炒、**茜草根**各一钱，**生地**一两，抖烂，**怀山药**、**山茱萸**各钱半，**茯苓**、**泽泻**、**丹皮**各一钱。水煎，照常服。

本方适应证主治房劳过度，吐血太多，面赤足冷，此方主之。

编按：原文曰，房劳过度，吐血，切勿服凉药，急以此方二剂，血必止，后以生脉散合八味地黄汤，调养收功。

清心莲子饮　**莲子**留心、**柴胡**、**赤茯苓**、**黄芪**、**人参**各三钱，**地骨皮**、**麦冬**、**车前子**、**条芩**、**炙甘草**各一钱。水煎服。

本方适应证主治心肾两虚，发热，发烦，口苦咽干，遗精，淋浊，四肢倦怠，五心烦躁，及女人崩带，忧思郁结，渐成消渴等症。

歌括编者：清心莲子饮人参，地骨柴胡与茯苓，芪草芩车冬共用，收精止渴医崩淋。

黄连清心饮　**黄连**、**甘草**各一钱，**生地**、**莲子**留心各三钱，**当归**、**茯神**各二钱，**人参**、**枣仁**各钱半，**远志**七分。水煎服。

本方适应证主治心肾两虚，五心烦躁，遗精，日久不愈，血枯口燥，失眠健忘，怔忡昏乱等症。

歌括编者：烦恼难眠精又敲，黄连清火地参交，神仁远草归莲子，坎离交合藉中爻。

茯神汤　**茯神**四钱，**茯苓**一钱半，**石菖蒲**、**远志**、**黄连**、**枣仁**、**甘草**各一钱，**生地**二钱，**当归**、**人参**各钱半，**莲子**三钱。水煎服。

本方适应证主治心肾两虚，怔忡，遗精，心烦失眠，口苦耳鸣。

歌括：茯神汤剂不寻常，二茯远菖参草当，连地枣仁莲子并，交通水火藉斯匡。

编按：此方补心化痰，清火生血，养气，面面周到，若加朱砂更为有力。

思仙丹种福堂　**莲须**三两，**莲子肉**去心，十两，**芡实**十两。三味，蒸熟，晒干，为细末，听用，又另用金樱子去刺，洗净三斤，入大锅内，水煎擂汁，去渣，再煎，加饴糖，煎浓，入前药和匀，为丸，梧子大。每服七八十丸。论见张氏医通。

本方适应证主治阴虚火动，浮游之火不安其位，梦遗，失精神效。

歌括编者：思仙种福堂良方，芡实二莲樱子将，饴入蜜丸空心服，添精补遗火还乡。

真头痛、眩晕补遗方

大三五七散二朝名医方论　**炮附**三两，**山茱萸**五两，**怀山药**七两。三味，共研细末。每次用三钱，开水调服，一日二服。痛止停服。

本方适应证主治真头痛，耳聋，骆龙吉云，此方治头痛，头眩，确有良效。

歌括：大三五七是灵方，头眩真痛记要详，茱五附三薯蓣七，咸知奏效保平康。

桂麝太阳膏　**肉桂**去粗皮一分，**麝香**二厘，**人言**（砒石）一厘，**细辛**、**辛夷**各五厘，**胡椒**十粒，共为细末，用大枣二个，取去核，捣膏，将药纳枣膏内，对准太阳穴贴一张，半日多，再贴一张，要贴准太阳穴。一日见效。

本方适应证主治风寒阻塞，半边头痛，俗名偏头风痛，不论远年近月，一日半见效，男女皆治。如壮年火盛之人，愈后，以大黄、黄芩各二钱，煎水一碗服尽，则痛永不再发矣。

白辛吹鼻散外台　**白芷**、**细辛**、**石膏**、**乳香**、**没药**各七分，五味药共研细末，吹鼻中，左痛吹右鼻，右痛吹左鼻。

本方适应证主治半边头昏，苦痛，俗称偏头风痛。

近效术附汤古方　**白术**二两，**炮附子**一枚半，**炙甘草**一两，**生姜**五片，**大枣**二枚。以水五升，煮取二升，每服五合，日二服，夜一服。

本方适应证主治虚风，头重眩苦极，不知食味。暖肌，补中，益精气。

歌括编者：虚风头重眩非常，古代遗传近效汤，术附炙草姜枣引，补精益气

有专长。

编按：喻嘉言、张隐庵、陈修园辈，皆云，虚风头眩，独推此方第一，古方不可思议。考千金外台，皆云古方，惟高保衡、林亿乃宋代儒臣，授任宰相，校书当无马虎，咸云是仲景之方无疑矣。

暑季痧症急救方

黄豆汤　生黄豆一盏，令患人生嚼咽下，禁吃热开水、热物。

本方适应证主治**急痧，腹胀疼痛不可忍，服此立止。**

白矾散　白矾一钱，研细末，**冷水一杯，开水一杯，调服。**

本方适应证主治**七十二种奇痧症。道旁深夜，可当仙丹，切勿轻视。**

人马平安散　硼砂一钱，**冰片**五分，**麝香**三分，**牛黄**三分，**雄黄**七分，**朱砂**七分，**火硝**七分。**共细末，收藏勿泄气。**

本方适应证主治**中暑昏倒，时疫痧症。开水冲服三五分，吹鼻一二分。病重者，略为增加，酌用，功在通关利窍。**

温病补遗方

大定风珠　干地黄、白芍各六钱，**麦冬、炙甘草、生龟板、生鳖甲、生牡蛎**各四钱，**阿胶**三钱，**北五味子、麻仁**各二钱，**生鸡子黄**去清，二枚。**水八杯，煎取三杯，少冷纳鸡黄，搅匀相得，分三次温服。**

本方适应证主治**神倦，脉气虚弱，手足瘛疭，舌绛苔少，时时欲脱者。**

注：此邪气已去八九，真阴仅存一二治也。以大队潜阳镇阴，以鸡子黄一味，下安足三阴，上济手三阴，使上下交合，阴得安其位，斯阳可立根基，俾阴阳有眷属一家之义，庶可不致绝脱欤。

小定风珠　真阿胶二钱，**生龟板**六钱，**淡菜**三钱，**鸡子黄**一枚，生用，**童便**一杯。**以水五杯，先煮龟板、淡菜，煎取二杯，去滓，纳阿胶，上火烊化，纳鸡子黄，搅匀相得，冲入童便，顿服之。**

本方适应证主治**既厥且哕，俗名呃忒，脉细而劲。**

注：温邪久居下焦，烁肝液为厥，扰冲脉为哕；脉，阴阳俱减则细，肝木横

强则劲。故以鸡子黄实土，而定内风；龟板补任，而镇冲脉；阿胶补液，而息肝风；淡菜生于咸水之中而能淡，外偶内奇，有坎卦之象，能补阴中之真阳，其形翕阖，故又能潜真阳之上动；童便以浊液仍归浊道，用以为使也。

试验病生死法出仓公方

麝香三分，**蓖麻子**五分，**银朱**一钱二分，**朱砂**、**五灵脂**各三钱，**雄黄**、**巴豆仁**不去油，各五钱。**各研极细，收贮。端午节，午时，于静室中，共研，加芝麻油为饼。瓷瓶收藏，勿经妇人手。于临用时，取芡实大，捏成一小饼，贴病人印堂穴，点香一枝，香完去药，后一时许，敷处如有红斑晕色，肿气飞散者，谓之红霞奉日，病虽危笃，可保无虞。如贴药处一时后，并无红肿，皮肉照旧不变，谓之白雪漫野，病虽轻浅，终归冥路。其用过之药，投于河中，切勿污亵，切记切记。**

卷十六

外科验方

移毒丹恕轩试效方　**生地龙**七条，洗净泥垢，**经霜老丝瓜**一条，**乳香**、**没药**各五分，**雄黄**一钱，**麝香**二分，**蟾蜍**一分，**黄蜡**一两。先将地龙装丝瓜内，用炭火煅枯，成炭存性。再以诸药为细末，另以黄蜡溶化为丸，收贮瓷瓶内，勿泄气，听用。如人发恶疮，在上部紧要处，或头面重要处，用甘草、麻黄、桂枝各七分，酒煎下此丸三分，即移到左手。如恶疮发在背部重要处，用羌活、防风、生姜各七分，煎汤下此丸三分，即移到臂上。如恶疮在腹部、腰部、肾部重要处，用木瓜、牛膝、灵仙、陈皮、独活、生姜各五分，煎汤下此丸三分，即移到脚部，极为神验，不致伤命。继以后药煎汤服，以清余毒。后药见下：

后方解毒汤　**银花**、**连翘**、**花粉**各一钱五分，**甘草**、**荆芥**各一钱，**土茯苓**三钱，清水二碗，煎一碗，一剂煎二次，服十余日全安。

如神汤佗公方　**净银花**二两，**当归**一两，**川芎**、**生甘草**各五钱，**蒲公英**三钱，**桔梗**三钱，**黄芩**一钱。水七碗，煎三碗，温凉服一碗，日三服。

本方适应证主治头面焮肿，无名痈疽恶疮，一二剂渐消，三四剂全消全安。

银花当归汤佗公方　**净银花**三两，**当归**一两，**生甘草**、**蒲公英**各三钱，**牛蒡子**二钱，**天花粉**五钱，**芙蓉树叶**七片。水七碗，煎三碗，温凉服一碗，日三服。

本方适应证主治恶疮，焮肿红痛，发于手足，一二剂渐消，三四剂全消全安。

编按：以上二方，一治头面部，一治手足部，药虽相仿佛，原系有大分别，务宜注意，二方消无名痈疽之圣药也，医家不可不备之方。

四门汤石室　**净银花**二两，**蒲公英**一两，**甘草**、**花粉**各五钱。清水一碗，煎三碗，温凉服一碗，日三服。

本方适应证主治**诸痈疽，不论发于何部位，统治之。一剂或泄或汗，二剂消，三剂全安。此为恶毒之灵方，师师相传之良药也。**

灵应五公散恕轩方　**大五倍子**一个，**蜈蚣**一条去头足。**将五倍子剖一孔，纳蜈蚣于内，湿纸包，煅炭存性，为末听用。先将葱汤洗净疮口脓垢，掺此药数分于疮口上，再用普通膏药贴药上，一日一换，敛口如神。**

本方适应证主治**诸疮漏孔，久不敛口，无不灵验，亦治痔疮漏孔，为外科之良方也。**

紫白癜风、汗斑方

紫白癜风歌科铃　**紫癜白癜一般风，附子硫黄最有功，姜汁调匀茄蒂擦，若经三度永无踪。**

又歌：紫癜白癜两般风，水银轻粉最成功，捣取生姜自然汁，只需一擦便无踪。

编按：此皮肤病，最难治疗，能令人破相。每见青年男女，变成白面白颈，多有自杀，良可悲痛。特找名家秘本，觅出秘藏不泄之方，试效确有成效。收采数方，以供社会需要。

消汗斑方科铃　**雄黄、硫黄、黄丹、密陀僧、南星**各等分，**共研细末，听用。先用葱脑汁擦斑上，次用姜蘸药末擦之，擦后斑渐渐带黑色，次日照擦黑处，黑散即愈。**

本方适应证主治**三种斑毒，紫癜，白癜，汗斑。**

黄矾散科铃　**大黄**三钱，**枯矾、椒红**花椒壳，各八分，**共研末。生猪脂**七八钱，**砂糖**二三钱。**一概抖烂，以布包裹。以热水浴之，浴后，用此药擦斑上，擦至痛时为止，隔日又浴又擦，数日间可愈。**

本方适应证专治**汗斑验方。**

硫黄散科铃　**硫黄**一两，好醋煮半日，**海螵蛸**三条，**共为细末，听用。先以热水浴斑，浴后，用老生姜蘸药末擦斑上。继擦数度，擦后避风，记之记之。数日可愈。**

本方适应证专治**汗斑，不论新久，尽可治愈。方出外科铃书，神效。编用屡效，特采之。**

消丹散赵案试效方　**丝瓜子**一两，**玄参**一两，**柴胡**、**升麻**各一钱，**当归**五钱。**清水二大碗，煎一碗，温凉服，滓照法煎服。**

本方适应证主治**赤丹焮肿，似火焚痒痛，遍身头面肿大，一剂消，二剂痛肿全消，三剂全安，不再发也。**

瘰疬补遗方

三妙散赵学敏试效方　**夏枯草、金银花、蒲公英**各五钱。**水、酒各半，煎服。**

本方适应证主治**男女老幼脖颈结核瘰疬。守服十日半月自消，免除开刀之苦。此方平淡，非常方所可比拟，至神至奇也。**

消疬丸串雅　**羊角**五对，**灵仙**四两。**二味入瓦罐内，清水煮数沸，俟角软取出，去灵仙，将角切薄片，用新瓦烧赤，入羊角炒黄，勿焦黑，取出，研细末。每一两角粉末，加广木香一钱，白芥子三钱，三味再和合研匀，炼蜜为丸，梧子大。每服二十五丸或三十丸，用槟榔煎汤下，或夏枯草煎汤下亦可。服至七日后，大便下如黑羊粪，小便出黑水，自消。如妇人烂至两腋，服之亦效。忌生冷、煎炒、房事二月为要。为治瘰疬第一方。**

本方适应证主治**男女瘰疬，疡科书云，男子烂至胸部无治，女子烂至腋部无治，此方为治瘰疬第一神药。**

提疬丹恕轩方　**水银、硼砂、牙硝、明矾、皂矾、食盐**各一钱，**朱砂**二钱另用。**上药盛于粗瓦盆上，上面用粗碗盖之，用盐泥封固。用炭火煅三炷香久，先文后武，冷定取出，药即升在粗碗上，刮下药末，用白米饭少许，捣为丸，如绿豆大，朱砂为衣。每用一丸，放疬上，以棉纸封二三层，一日夜急揭起，则核随纸带出，丸可再用，不须开刀，自可灭根。此为良方善法也。**

本方适应证主治**瘰疬专药也。**

六经针灸法

一、恶寒，无汗，宜针至阴穴。穴在足小趾外侧，爪甲角韭叶许，针二分，并针昆仑穴，穴在足外踝，后踝骨凹陷中，针三分，以透太溪穴。

二、有汗，恶风，宜针风府穴，穴在项后入发际一寸，针三分，禁火灸。以

上治病在太阳经。太阳脉长，太阳治，诸经脉亦治。

三、有汗，身发热，不恶风，宜针陷谷穴，穴在足大趾、次趾外间，骨节后陷中，针入五分，兼刺厉兑穴出血，穴在足大趾次趾端，去爪甲韭叶许，针二分。此治阳明经病。

四、无汗，身凉，腹痛，腹泻，不食，宜针隐白穴，穴在足大趾内侧，去爪甲角如韭叶许，针三分。此治太阴经病。

五、有汗，无热，宜针太溪穴，穴在足内踝后根骨上陷中，针五分，以透昆仑。此治少阴经病。

六、六经之病，混乱不清，击动少阳，肢节挛痛，麻木不仁。灸经绝骨穴，穴在足外踝上三寸，灸五壮，并取厥阴之井大敦穴，穴在足大趾外侧，爪甲角韭叶许，针三分。此治少阳、厥阴，二经混合之病。

以上数穴针法，可治百样风病、寒病、湿病。恐僻处无药，此数针以行方便也。

卷十七

太乙神针方药穴道妙诀八四老人笔传

艾绒三两，硫黄二钱，麝香、乳香、没药、松香、桂枝、杜仲、枳壳、皂角、细辛、川芎、川独活、穿山甲珠、雄黄、白芍、全蝎以上各一钱。秤准分两，为细末。预将大纸裁定，将药铺于纸上，厚分许，层纸层药，凡三层，卷为大指粗，令极坚固，以桑白皮纸厚糊六七层，再以鸡蛋清通刷外层，务令阴干，勿令泄气。

用针法

一、用针先审是何病症，取何穴道。用笔涂其穴，以红布七层安于穴上，候针。

二、将针向灯火上烧透，对正穴道，放于红布上，候药气温热，渐透肌腠，直入病奥，便觉氤氲清爽，应效之速，难以言传。若大热，将针略提起，俟热定再针，以七记数，少则一七，多则七七。病轻，一次针七针，病重，七次可针四十九针。

三、烧针务令着透，轻重浮沉，按须得法，针火若灭，再烧之。

四、用过药针，以极干竹筒封藏，勿令受潮泄气，便可复用。

五、宜天气晴和，窗明几净，密室无风之处，诚心如法用针，登时奏效。更须择吉，若遇人神所在之日，不宜针灸。切须忌之。

六、针后静卧片刻，使药气周流，畅达于脏腑脉络之间，然后坐起，饮醇酒数杯，借酒力以行药气，微醺为度，切忌冒风寒。

七、针后务宜谨摄起居，保养元气，禁止房事百日。樽节饮食，多餐少食。皆宜记之，决不再发。

手足阴阳流注论

凡人各有十二经脉，手之三阴，从胸走手；手之三阳，从手走头；足之三阳，从头下走至足；足之三阴，从足上走腹。其始从中焦，注手太阴、阳明，阳明注足阳明、太阴，太阴注手少阴、太阳，太阳注足太阳、少阴，少阴注手厥阴、少阳，少阳注足少阳、厥阴，厥阴复还注手太阴。其气常自寅时起，一昼夜，人之荣卫，则以五十度周于身，气行一万三千五百息，脉行八百一十丈，运行血气，流通阴阳，昼夜流行，与天同度，终而复始也。

刺禁论

四时之气，各有所生，灸刺之道，气穴为定。无刺熇熇之热，无刺漉漉之汗，无刺浑浑之脉，无刺病与脉相逆者。大怒无刺，大劳无刺，大醉无刺，大饱无刺，大饥无刺，大渴无刺。

正月、二月、三月，人气在左，无刺左足之阳。四月、五月、六月，人气在右，无刺右足之阳。七月、八月、九月，人气在右，无刺右足之阴。十月、十一月、十二月，人气在左，无刺左足之阴。

无刺人神所在之时日。逐时人神：子时踝，丑时腰，寅时目，卯时面，辰时头，巳时手，午时胸，未时腹，申时心，酉时背，戌时项，亥时股。逐日人神：初一在足大趾，初二在外踝，初三在股内，初四在腰，初五在口，初六在手，初七在内踝，初八在腕，初九在尻，初十在腰背，十一在鼻梁，十二在发际，十三在牙齿，十四在胃脘，十五在遍身，十六在胸，十七在气街，十八在股内与初三同，十九在足，二十在内踝，二十一在手小指，二十二在外踝，二十三在肝及脚，二十四在手阳明，二十五在足阳明，二十六在胸，二十七在膝，二十八在阴，二十九在膝胫，三十在足十趾。

取尺寸法

先预嫩稻草心一把，收干竹筒内，勿沾潮，用时，每取一根作尺，量患人手中指，屈指横纹两尖端为一寸。人有大小肥瘦长短，以患者个人，量手中指横纹尖，取之为法。

头部，前发际至后发际，折作十二节，为一尺二寸；眼内眦角至外眦角为一寸，头部横穴，依此穴寸法取。背部，大椎至尾骶骨穴，通作三尺。膺部腹部，横寸取穴，并用对乳间横折八寸；直寸取穴，依中行心蔽骨下至脐，共折八寸；脐下至毛际骨，折作五寸，天突穴至膻中，折作八寸。以此取之为法。

正面针穴

凡中风、头风、风痫、角弓反张、健忘、气绝、脱肛、目泪耳聋，针百会。医宗金鉴云，直上两耳尖顶陷中，下针。

凡脑冷、鼻塞、脑漏、汗不出、目睛痛，针上星穴，从眉心上四寸，下针。

凡头痛目眩，出泪流涕，针神庭穴，从眉心上三寸五分，下针。

凡喉疮、喉风、哮喘、气噎、肺痈、咯血、喉中有声，针天突穴，从喉结下二寸，下针。

凡心腹疼痛，惊悸，伏梁，气蛊，状如覆盆，黄疸，积块，热病，肠鸣，饮食不化，虚劳时症，血痰，风痫等症，针上脘穴，从脐上五寸下针。

凡反胃吐食、心下胀满、气喘、寒癖、饮食不进、赤白痢疾、面色萎黄、五膈。针中脘穴。从脐上四寸，下针。

凡肚腹坚硬、痃癖气块、小便短涩、身体羸瘦、气胀不嗜食、饮食不化，针下脘穴，从脐上二寸下针。

凡男子阳事久惫，妇人经水不调，及滞下成块，状若覆盆，腹胀气喘，心脐下冷痛，面赤，脏气虚惫，真气不足，一切气疾不化，肌瘦，四肢无力，奔豚七疝，腹胀结块，脱阳阴证，囊缩。妇人羸瘦、崩中、月经不调，产后恶露不止，绕脐绞痛，小儿遗尿，针气海穴，从脐下一寸五分，下针。

凡男子遗精白浊，脐下冷痛，小便痛涩，遗沥溺血，妇人赤白带下，经水不调，胞门闭塞，胎漏下血，产后恶露不止，针关元穴，脐下三寸。

凡男子奔豚冲心，遗沥失精，五淋七疝，小便赤涩，妇人经水不调，不受胎孕，冷气积聚冲心，脐下结块，失精无子，胎衣不下，恶露不行，血结成块，子门肿痛，小腹寒冷，阴痒作痛，临行房情欲不振，身怯瘦弱，针中极穴，从脐下四寸下针。

凡目痛内障，及赤白翳膜，或腋下肿痛，针临泣穴，从两目中直上，入发际五分，下针。

凡两额暴痛，口眼歪斜，牙关紧闭，失音不语，针客主人穴（上关），从两耳前，下关直上，当颧骨上缘凹陷处，下针。

凡伤寒结胸，咳嗽吐脓，肚腹膨胀，霍乱吐泻，妇人热入血室，产后饮食不进，针期门穴，从两乳下，第二肋骨端，下针。

凡夹脐痛冲心，腹痛，赤白痢疾，泄泻，饮食不化。男子一切血损，妇人结血成块，针天枢穴，从脐两旁各开二寸许凹陷中，下针。

凡手臂痿痛，不能携物，针肩髃穴，从肩端两骨间，下针。

凡偏风不遂，两手拘挛，捉物不得，臂细无力，肘内寒冷而痛，伤寒余热不尽，身痛肤痒，如虫啮，皮脱，瘾疢，癞病，瘾疹，针曲池穴，从手按胸，肘弯横纹尖尽处，下针。

凡风痹手臂不举，汗出中风，小儿慢惊，痎疟，针尺泽穴。医宗金鉴书云，从屈肘横纹筋骨陷中，下针。

凡手臂不仁，肘难伸弯，偏风疼痛，颊颔红肿，齿痛，瘰疬，针手三里穴，从曲池下二寸，锐骨端，按之肉起处，下针。

凡两腿麻木，左瘫右痪，行步不得，一切脚气，针风市穴。端立，垂手于股外，中指尖到处，下针。

凡疝气，遗尿，失精，足痿不能行，针三阴交穴，从内踝踝尖上三寸，大骨下陷中，下针。

凡十般水肿，四肢厥逆，咽喉引痛，久疟不食，恶闻人声，口歪齿龋，针内庭穴。从足三趾次趾岐骨缝间，动脉应手陷中，下针。

凡白浊溺难，腹胀心痛，咳逆吐血，烦闷短气，手足浮肿，四肢厥逆而冷，针行间穴。从足大趾次趾岐骨缝间，大动脉应手陷中，下针。

凡小肠疝气，小便频数，阳缩入腹，阴囊偏大，脐腹肿胀而痛，尸厥如死，脚气红肿，行步艰难，妇人血崩，针大敦穴。从足大趾端，去爪甲韭叶毛中。金鉴书云，外侧聚毛中，下针。以上皆正面取穴。

合面针穴

凡耳聋虚鸣，脱颔，口噤，牙痛颊肿，针风池穴。从耳后陷中，按之引耳内，下针。

凡五劳七伤，遍身发热，诸般疟疾，针大椎穴。从第三节，头一骨下，第一脊骨上面，下针。

凡脊膂强痛，咳吐不止，癫狂谵语，瘛疭，发热，针身柱穴。从大椎下，第三节骨下间，按其窔间，下针。

凡上气喘，不得卧，针灵台穴。从第六节骨下窔间，下针。

凡腰腹引痛，头痛如破，里急瘛疭，针命门穴。从十四骨下窔间，下针。

凡传尸骨蒸，肺痿吐血，咳嗽吐痰，寒热往来，四肢无力，人身百病，无不主之，针膏肓穴。从第四椎骨下，两旁各开三寸，下针。

凡血证心痛，反胃吐食，自汗，四肢怠惰，针膈俞穴。从七节下，各开二寸，正坐取穴，下针。

凡多怒躁急，气促咳逆，目眩黄疸，针肝俞穴。从第九节下，各开二寸，下针。

凡骨蒸劳热，舌干咽痛，头疼目黄，食不下咽，干呕，并诸血证，针胆俞穴。从第十节下，各开一寸半，下针。考医宗金鉴书云，各俞皆去脊中二寸，故不说寸半也。

凡胃寒腹胀，肠鸣翻胃，呕吐，小儿羸瘦，针胃俞穴。从第十二节脊骨下，各开二寸，下针。

凡肾经虚惫，腰痛如折，便血，遗精，阴痛，身热，耳聋目䀮，膝寒足挛，针肾俞穴。从第十四节脊骨下，各开二寸，下针。考金鉴书云，与脐平。

凡五痔，肠澼，两臀尖痛，泄泻久痢，阴汗湿痒，肠风脱肛，针会阳穴。从尾尻骨两旁，各开二寸，或尾尻骨节上两旁，各开寸半亦可。金鉴书云，各开五分更妙。

凡狂惕，烦闷，惊风，掣肘，不得屈伸，针腕骨穴。从手外侧，腕前起骨下陷中，即小指上处，下针。

凡鼻血不止，唇吻不收，喑不能言，口噤，偏风，风疹，头痛，针合谷穴。

从大指次指岐骨中间，即虎口两叉骨缝中，下针。

凡中风痰迷，半身不遂，腰胯强直，股痛相引，腰肋不得转侧，风寒湿痹等症，针环跳穴。从大腿之上，两腿合缝之所，当环跳之处，下针。此穴繁杂，诸家纷纭，莫衷一是，惟从两腿合缝之所为确。

凡五劳七伤，翻胃肠鸣，气膈肚痛，痃癖臌胀，胸膈蓄血，咳嗽稠痰，腿膝酸痛，足痿失履，针足三里穴。从膝下三寸，以手掌按膝头盖，中指尖到处。平坐垂足取之，下针。金鉴书作大筋肉。

以上按穴治病，不可舛误，务宜留心注意。

法外又一法

如遇周身疼痛，跌磕损伤，瘀血不散，骨节疼痛，及痈疽发背，一切无名肿毒。各于患处之痛者，针至不痛为止。不痛者，针至有痛为止。其病即愈。如遇水陆舟车旅次，及穷乡僻壤，无医无药之处，备带神针，见病施针，针到病除，与人方便，真属幸事。愿同道者乐而济人，广行便民，功德无量。

附太乙神针灸法

用老生姜一大片，厚切二分许，中穿数小孔，平放应针穴道上，用面粉捏一小碗，如酒杯大，碗底亦穿数小孔，将神针内药料，剪一粒落花生长，再加艾叶绒少许，与药揉成一团，置于面碗内，点火燃之，平放于姜片之上，顷刻之间，药气即可透入，如觉热甚，将姜片略略抬起，停片刻即再放下，看碗内将燃尽取起，再另换药，每一次换药三五度为一次，或间日一次，或每日一次，如此三日停止，其病痊愈，每换药停片刻再针，记之记之。

太乙神针有两种用法。一种将针悬起，离布寸许，药气自能透入，一种将针实按布上，药气更易透入。然悬起一法，取效较缓，实按之法，轻则布易燃，重则火易灭，均有微碍，不若以针为灸，较为妥善，取效亦速，此针法，由山阴县唐煜轩大令传与余，因余患右背麻木作痛，左臂亦疼痛，数月未痊，得唐大令亲授悬针法一次，麻痛虽减，而未能脱体，继用实按法，苦其不便，因变为灸。又思灸法，皆用艾作团，团小则药力不济，团大则皮肤易伤，故用面碗隔姜灸之，收束艾火，不使零星散乱，药气温暖，半刻许已直透病奥，顿觉肌腠筋络之间，氤氲畅达。余每日灸一次，一次换药三五次，凡三日而患若失。窃谓此法，可为太乙神针之助，敢详疏其法。刊附书后，公诸世人。咸丰六年，沧州叶圭，识于济东道署，又同治甲子三年，武汉盐法道，亦患闪腰痛楚，不可行坐，得王省三司马，授此针法，试效活神，重加考正穴道，以广其传。武汉盐法道秀水张文澜识，余得业师所授，是针右扁鹊遗流于华元化、孙思邈等，得其秘而少传，聊落于宦家，藏而不泄，所以王省三唐煜轩皆有家藏秘本，后由叶圭、张文澜二翰林广传于世，以济生民。

卷十八 采选景岳新方列后编者

昔贤云，读医书宜多读，博览群书，可以长识意见也。弟要有根柢，根柢者何也？即《神农本草》《灵枢》《素问》《难经》《伤寒》《金匮》是也。大道荡荡，无偏无倚，必以圣言为折衷，则心始有定见。然医书汗牛充栋，不可胜举，即以四大家而论，张子和主治吐，刘守真主治火，李东垣主重脾胃，朱丹溪主补阴，分看则偏，合看则全。迨薛立斋、张景岳则重真阴真阳，亦有至理。仿之吴又可谓瘟疫多于伤寒十倍，或谓瘟疫之症，仲景原别有方论，历年既久，兵火湮没，即伤寒论乃称散亡之遗书，王叔和撰称全书。瘟疫之论，未必不由散亡者明矣，后人陈芝田及门人雷逸仙著有医博四十卷，总分四传。论中略指陈修园大偏。今人心不古，难保不有鱼目混珠之弊，不独人参、鹿茸多假少真，即芪术桂苓，亦难道地。按理阴煎、六味回阳饮、胃关煎、镇阴煎之类，俱用熟地，加入桂、附、姜、萸，即为扶阳之剂，想亦因当时人参价贵，贫困者难以合用，不得已别开生面，一经扶阳之助，一见其一片苦心，未尝不仿古人八味丸之例，即王冰所谓益火之源以消阴翳。编者何人也，安敢言非。余谓陈修园最为服膺，即如吴又可之达原散，谓其苦烈，服之不能作汗，专以败毒、藿香、通圣为神验。初时坚守陈氏言论，而用藿香、通圣等来治瘟疫，每遵亦罔效，不得已改弦易辙，以达原、三消、清燥等法，遇病随症施治，应手取效。如遇吐血，诸药不能奏效，即借镇阴之法，如遇高烧不退，诸药不效者，借用归葛饮法，俱亦有效。若以一偏之言，印定耳目，以有用之良方，一概弃之，殊可悲也。故采选景岳新方中有效者，并韵以歌括六十首，录此以供参考。

和胃二陈煎　干姜一钱二分，砂仁四分，陈皮、半夏、茯苓各一钱五分，炙甘草七分。水一杯半，煎七分，不拘时温服。

本方适应证主治胃寒生痰，恶心呕吐，胸膈满闷，嗳气等症甚效。

歌括：全书和胃二陈煎，夏草姜砂性不偏，陈茯化痰除呕吐，药来扫净饮邪愆。

苓术二陈煎　猪苓、茯苓各一钱半，白术、泽泻、半夏各二钱，陈皮一钱，炙甘草八分，干姜三钱。水一杯半煎，不拘时温服。

本方适应证主治痰饮水气，停蓄心下，呕吐、吞酸等症。

歌括：苓术二陈泽术陈，二苓夏草干姜臣，水停心下吞酸病，呕吐寒邪此胜珍。

和胃饮　陈皮、厚朴各一钱半，干姜二钱，炙甘草一钱。水一杯半，煎七分，温服。

本方适应证主治寒湿伤脾，霍乱吐泻，及痰饮水气，胃脘不清，呕恶、腹痛、胀满等症。

歌括：和胃姜陈朴草先，寒邪吐泻取浓煎，蠲痰利湿疗浑霍，药品虽轻力最坚。

大分清饮　茯苓、泽泻、木通、猪苓、栀子各二钱，枳壳、车前子各一钱。水一杯半煎八分，食远温服。

本方适应证主治积热闭结，小水不利，或致腰腹下部极痛，或湿热下痢、黄疸、溺血、邪热蓄血、腹痛淋闭等症。

编按：对症下药，有何不可。

歌括：大分清饮药颇平，栀泽二苓车枳通，排泄肠中屈曲火，热黄淋血取来攻。

小分清饮　茯苓、泽泻、薏苡仁、猪苓各二钱，枳壳，厚朴各一钱。水一杯半，煎七分，食前服。

本方适应证主治小水不利，湿滞肿胀，不能受补等症，此方主之。

歌括：小分清饮二苓功，朴枳泽兼薏苡同，小水不行肿又胀，轻清平剂自然通。

大和中饮　陈皮一二钱，枳实一钱，砂仁五分，山楂、麦芽各二钱，厚朴、泽泻各一钱五分。水一杯半，煎七分，食远温服。

本方适应证主治饮食留滞，积聚等症。

歌括：腹中积聚大和中，枳朴楂芽陈泽同，再入砂仁消饮滞，宽肠利气得舒通。

小和中饮　陈皮、茯苓、厚朴各一钱半，山楂二钱，甘草五分，扁豆炒二钱，生姜三片。水一杯半，煎七分，食远，温服。

本方适应证主治胸膈胀闷，或妇人胎气滞满等症，妇人有胎，宜去山楂可也。

歌括：小和中饮豆楂功，陈草苓姜厚朴充，胸膈时痛兼胀闷，气行滞散痞能通。

解肝煎　陈皮、半夏、厚朴、茯苓各一钱半，苏叶、芍药各一钱，砂仁七分。水一杯半，加生姜三五片煎，食远服。

本方适应证主治暴怒伤肝，气逆胀满，阴滞等症，如兼肝火盛者，宜用化肝煎。

歌括：解肝煎用夏和陈，益以茯苓厚朴臣，苏芍姜砂同煮服，气舒郁解此堪珍。

化肝煎　青皮、陈皮、芍药各二钱，丹皮、栀子炒、泽泻各一钱半，尖贝母二三钱。水一杯半，煎七分，食远，温服。

本方适应证主治怒气伤肝，因而气逆，动火致为烦热，胁痛胀满，动血等症。药品平稳不杂。

歌括：伤肝怒气化肝煎，栀芍青陈把气宣，泽贝丹皮清火郁，痛平血止力回天。

茵陈饮　茵陈、黑栀子、泽泻、青皮各三钱，甘草一钱，甘菊花二钱。水三杯，煎二杯，不时，陆续饮之。

本方适应证主治夹热泄泻，热痢，口渴喜冷，小水不利，黄疸，湿热，闭涩等症。

歌括：茵陈煎水频频尝，菊草茵栀治疸黄，青泽驱除湿热利，黄消渴止一时康。

化阴煎　生地、熟地、牛膝、猪苓、泽泻、黄柏、知母各二钱，绿豆二钱，龙胆草一钱五分，车前子一钱。水二杯，加食盐少许，用文武火煎八分，食前，温服。

本方适应证主治水亏阴涸，阳火有余，小便癃闭，淋浊等症。

歌括：水亏液涸火为殃，二地牛猪柏泽襄，绿豆知前胆草合，化阴煎剂姤阴阳。

清膈煎　陈皮一钱半，贝母二三钱，胆星二三钱，海石二钱，木通一二钱，芥子五、七分。水一杯半，煎七分，食前，温服。

本方适应证主治痰因火动，气壅喘满，内热烦渴等症，一本无竹叶。

歌括：清膈饮疗膈不安，贝陈芥子木通餐，胆星海石驱痰热，气喘烦渴当灵丹。

玉女煎　生石膏七八钱，熟地三五钱或一两，麦冬二钱，知母、牛膝各一钱半。水一杯半，煎七分，温服，热势大者或可冷服。

本方适应证主治水亏火盛，六脉浮洪滑大，少阴不足，阳明有余，烦热干渴，头痛牙疼，失血等症如神，若大便溏泄者，乃非所宜。

歌括：脉浮洪滑火邪伤，地麦知膏牛膝良，脑痛牙疼血热病，找寻景岳采新方。

保阴煎　生地、熟地、芍药各二钱，山药、川续断、条芩、黄柏各一钱半，甘草一钱。水二杯，煎七分，食远，温服。

本方适应证主治男女带浊遗淋，色赤带血，脉滑多热，便血不止，又血崩血淋，或经期太早，凡一切阴虚内热，动血等症，皆宜服之。

歌括：保阴滋液柏芩宜，二地芍薯甘续全，便溺流红男女病，清除湿热浊淋痊。

抽薪饮　条芩、石斛、木通、栀子炒、黄柏各二钱，枳壳、泽泻各一钱半，甘草三分。水一杯半，煎七分，食远，温服。内热盛，冷服更佳。如热在经络肌肤，加连翘、花粉以解之；热在血分、大小肠者，加槐蕊、黄连以清之；热在阳明，头面或躁烦，便实者，加生石膏以降之；热在下焦，小水痛涩者，加胆草、车前以利之；热在阴分，津液不足，加麦门冬、生地、芍药之类以滋之；热在肠胃，实结者，加硝黄以通之。

本方适应证主治诸火炽盛，而不宜补者，陈芝田曰，釜底抽薪之义也。

歌括：抽薪饮用柏栀芩，枳泽木通甘斛停，火炽内焚难用补，救阴泄热此方灵。

清流饮　生地、芍药、茯苓、泽泻、当归各二钱，黄芩、黄连各一钱半，枳壳、甘草各一钱。水一杯半，煎八分，食远温服。

本方适应证主治阴虚夹热泻痢，或发热，或喜冷，或下纯红鲜血，或小水赤痛等症。

歌括：纯红热痢最堪惊，地芍芩连进可平，枳泽归苓甘草共，清流饮服可回生。

玉泉散亦名六一甘露散　**石膏**六两生用，**粉甘草**一两，为细末。每服一、二、三钱。用新汲水或热汤，或人参汤调下。

本方适应证主治阳明内热，烦渴，头痛，二便闭结，瘟疫斑黄，及热痰喘嗽等症。余试验数人，消渴，喘满，大小便不通，实是佳方。

歌括：玉泉散治阳明方，内热渴烦头痛伤，臣草君膏为散服，斑黄咳嗽此堪尝。

绿豆饮　**绿豆**不拘数，升或二三合亦可。宽汤煮糜烂，入盐少许，或蜜亦可。待冰冷，或浓或稀，任意饮之。日或三四次，不拘。但口渴甚，口干不喜厚味，但略煮半熟，取清汤冷饮之。

本方适应证主治凡热毒劳热，诸火热极，不能退者，用此法最妙，尤善于除烦清火。此物性非苦寒，不伤脾胃，且善于解毒，退热止渴，大利小水，乃浅易中最佳最捷者也。王孟英治白喉，解毒，是借此方为宗旨。

歌括：平平淡淡不非常，绿豆半升可作汤，劳火热深难退去，消炎解渴最纯良。

贝母丸　**川贝母**一二两，为细末。用砂糖或白蜜为丸，龙眼大，或噙化，或嚼服。

本方适应证主治消热痰，润肺止咳，肺痈、肺痿。乃治标急之妙剂。此方纯良不杂，真可信也。

歌括：贝母加糖蜜作丸，痿痈痰火咳难安。消炎润肺咽噙化，景岳新方绝妙丹。

大补元煎　**人参**一二钱，**山药**二钱，**熟地**二三钱，**杜仲**二钱，**当归**三钱，**山茱萸**一钱，畏酸者不用，**枸杞子**二三钱，**炙草**一二钱。水二杯，煎七分，食远，温服。

本方适应证主治男女气血大坏，精神失守，危剧等症。此回天赞化，救本培元第一要方。

歌括：大补元煎参杞当，茱薯草仲地黄良，精神失守垂危候，救本培元第一方。

左归饮　**熟地**二三钱，**怀山药二钱**，**枸杞子**二钱，**炙甘草**一钱，**山茱萸**二钱，畏酸者少用，**茯苓**一钱。水二杯，煎七分，食远，温服。

本方适应证主治命门之阴衰阳盛者，此方加减主之。此壮水之剂也，按与六味地黄汤，功高一格，主治略同。

歌括：左归杞草地苓襄，山药茱萸合煮汤，火盛水虚宜壮水，阴柔最是化阳刚。

右归饮　熟地二三钱或加至二三两，山药、枸杞子、炙草姜制各二钱，杜仲三钱，山茱萸一钱，肉桂一二钱，炮附子二三钱。水二杯，煎七分，食远，温服。

本方适应证主治命门之阳衰阴盛者。此方加减主之。此益火之剂也，与八味地黄汤主治略同。

编按：景岳创此二方，是宗王冰论，壮水之主以制阳光，益火之源以消阴翳。

歌括：右归桂附茱薯黄，杞子炙甘杜仲详，水盛火虚阳不足，消除阴翳火还乡。

五福饮　人参、熟地、当归各二三钱，白术炒一钱半，炙甘草一钱。水二杯，煎七分，食远温服。

本方适应证主治五脏六腑气血亏损者，此能兼治之，足称王道之最。

编按：人参安神定志，明目清心，能解虚烦，熟地添精补髓，滋肾水，白术健脾和胃，甘草和中，泻火，当归和肝养血。凡一切久病之人，不论男女皆可用之。

歌括：五福饮中白术当，地黄参草已劳伤，兼疗五脏称王道，转弱为强体自康。

贞元饮　熟地七八钱，甚者一二两，炙甘草二三钱，当归二三钱。水二杯，煎八分，食远，温服。

本方适应证主治气短似喘，呼吸急促，提不能升，咽不能降，气道噎塞，势剧垂危者。常人但知为气急，其病在上，而不知元海无根，肝肾亏损，此子午不交，气脱症也，尤为妇人血海常亏者，最多此症，宜急用此饮，以济之缓之，敢云神剂。凡诊此症，脉必微细无神，若微而兼紧，尤为可畏，倘若误以痰逆气滞，用牛黄、苏合及青陈枳壳破气等剂，则速其危矣。

歌括：贞元治喘论中详，甘草当归熟地黄，元海无根神散候，肾肝亏损急须防。

大营煎　当归二三钱，熟地三五七钱，枸杞、杜仲各二钱，炙甘草一二钱，牛膝一钱半，肉桂一二钱。水二杯，煎七分，食远，温服。

本方适应证主治真阴精血亏损，及妇人经迟血少，腰膝筋骨疼痛，或气血虚寒，心腹疼痛等症。

歌括：大营草桂杜牛同，杞地当归补助功，气血虚寒筋骨痛，妇人经滞亦调通。

归肾丸　熟地八两，山药、山茱萸、茯苓、枸杞、杜仲、菟丝子制各四两，当归三两。先将熟地熬成膏，余药味研细末，炼蜜与熟地膏为丸，梧子大。每服百丸，饥时开水或淡盐汤送下。

本方适应证主治肾水真阴不足，精衰血少，腰酸足软，形容憔悴，遗泄阳衰等症。

歌括：茱薯苓杞仲丝探，四两同行归用三，八两地黄和蜜炼，形容憔悴与君谈。

地黄酒　大怀熟地味极甘者，烘晒干，八两，好沉香一钱或好檀香二三钱亦可，枸杞子肥大者，烘干水气，四两。大约每料药一斤，用好高粱烧酒十斤，浸之不必煮。但浸十日之外，即可用矣。凡服此酒，不得过饮，服完又加酒六七斤，再浸半月，仍可用。

本方适应证主治男女精血不足，营卫不充等患，宜制此酒常服之。

歌括：地黄酒内用沉香，枸杞地黄酒浸良，营卫不充精血弱，不宜大过每天尝。

蟠桃果　芡实炒，一斤，莲子去心，一斤，肥枣去核，一斤，熟地一斤，胡桃肉去皮，二斤。共为蜜丸，弹子大，每早晚，空心，白饮送嚼一丸。

本方适应证主治遗精虚弱，补脾滋肾最佳。

编按：此果不但遗精虚弱，即久病之人羸瘦，不能恢复者，皆能服之，药纯而功大也。

歌括：枣地芡莲各一斤，胡桃去壳二斤云，蜜丸名曰蟠桃果，脾肾虚遗乏火熏。

神香散　丁香、白豆蔻各二钱二味，共末之。每次清汤调服五七分，甚者一钱，日服三次，二三日愈，愈后勿服。

本方适应证主治胸胁胃脘逆气难解，疼痛呕哕，胀满，痰饮，噎膈，诸药不救者，惟此最妙。

歌括：神香白蔻与丁香，二味均平研末尝，胃脘痛兼呕又哕，虚寒噎膈效难量。

归葛饮　当归三五钱，葛根二三钱。水二杯，煎一杯，以冷水浸凉，徐徐服之，得汗即解。

本方适应证主治阳明暑温时症，大热大渴，津液枯涸，阴虚不能作汗等症。

歌括：当归干葛两般宜，凉散方中此最奇，煎后好将凉水浸，徐徐服下汗来时。

大温中饮　熟地三、五、七钱，冬白术三、五钱，当归三、五钱，如泄泻者不用，或以山药代之，人参二、三钱，甚者一两，不虚不用亦可，炙甘草一钱，柴胡三、四钱，麻黄二、三钱，肉桂一、二钱，干姜一、二钱，或用煨生姜三、五片亦可。水二杯，煎七分，去浮沫，温服，或略盖被取微汗。

本方适应证主治阳虚伤寒，及一切四时劳倦，寒疫阴暑之气。虽炽热犹畏寒，即在夏日亦欲被覆盖，或喜热汤，或兼呕恶、泄泻，但六脉无力，肩背恶寒，邪气不能外达者。此元阳亏虚，正不胜邪之候，若非峻补托散，则寒邪日深，必致不救。温中自可散寒，即此方也，服后畏寒悉除，觉有燥热，乃回阳作汗佳兆，不可疑之畏之。

景岳曰，阳根于阴，汗化于液，从补血而散，此云腾致雨之妙用。

歌括：阳虚伤寒大温中，参术柴胡肉桂同，草地麻黄姜入用，水煎去沫服多功。

归柴饮　当归一两，柴胡五钱，炙甘草八分，生姜三五片。水一杯半，煎八分服，或加陈皮、人参。

本方适应证主治营虚不能作汗，及真阴不足，外感寒邪难解者，此神方也。大便溏者，以白术易当归。

歌括：归柴二味及甘草，伤寒平剂用之好，大便多溏归易术，还有加减方中讨。

理阴煎　熟地三、五、七钱或一、二两，当归三钱或六、七钱，炙甘草二钱，干姜炒二钱，或加肉桂一、二钱。水二杯，煎七八分，温服。

本方适应证主治阴液虚，不能化汗，服之神妙。

歌括：熟地当归炙草姜，理阴煎剂最为良，方中加减须消息，肉桂加之用亦强。

温胃饮　人参二、三钱或一两，白术二、三钱或一两炒，当归一、二钱，泄者不用，扁豆二钱，炒，陈皮一钱或不用，干姜炒二钱，炙甘草一钱。水二杯煎七、八分，食远，温服。

本方适应证主治中寒呕吐，吞酸，泄泻，不思饮食，及妇人脏寒呕恶，胎气不安等症。

歌括：温胃胃虚兼带寒，参归术草扁陈参，干姜妙在驱痰饮，吐泄吞酸病自安。

五君子煎　人参二三钱，白术炒、茯苓各二钱，炙甘草一钱，干姜炒一钱。水一杯半煎。食远，温服，或加陈皮一钱。

本方适应证主治脾胃虚寒，呕吐泄泻而兼湿者。

歌括：苓术参甘姜入良，五君子煎有专长，虚寒吐泻皆神验，中土衰微用此匡。

四维散　人参一两，炮附子二钱，干姜炒二钱，炙草一二钱，乌梅肉五分或一钱。共为末和匀，用水拌湿，蒸一饭顷，烘干再为末，每服一二钱，温汤调下。

本方适应证主治脾胃虚寒，滑脱，或泻痢不能止，或气虚下陷，二阴血脱不能禁者，无出此方之右。

歌括：四维散用附参姜，炙草乌梅一并襄，脾胃虚寒泻痢证，二阴血脱急须尝。

镇阴煎　熟地二、三两，牛膝二钱，炙甘草一钱，泽泻一钱半，肉桂一、二钱，熟附子五、七分或一、二、三钱。水二杯，速煎服。

本方适应证主治阴盛于下，格阳于上，则真阴失守，血随而溢，以致大吐大衄，六脉细脱，手足厥冷，危在顷刻，而血不能止者，速宜此方，使孤阳有归，则血自安也。如治格阳、喉痹、上热者，当以此汤冷服。

歌括：真阴失守血洋洋，熟地为君桂附藏，泽膝炙甘六品共，新方试效最为良。

暖肝煎　当归二三钱，枸杞三钱，茯苓、小茴香、肉桂、乌药各二钱，沉香一钱或木香亦可。水一杯半，加生姜三五片，煎七分，食远，温服。

本方适应证主治肝肾阴寒，小腹疼痛，疝气等症。

歌括：暖肝煎内茴沉香，苓杞台乌肉桂当，肝肾阴寒小腹痛，若医疝气有专长。

寿脾煎一名摄营煎　白术二三钱，当归二钱，山药二钱，炙甘草一钱，枣仁一钱半，远志三五分，北姜炮二三钱，莲子去心二十粒，人参一二钱，急者用一两。水二杯，煎服。

本方适应证主治脾胃虚不能摄血。凡忧思郁怒积劳，及误用克伐，犯损脾阴以致中气亏损，神魂不守，大便脱血不止。或妇人崩淋，凡兼呕恶，尤为危候，速宜用此，救脾气则统摄固，而血自归源，此归脾汤之变方也，其效如神。患此症者，再用寒凉，则胃气必脱，无不即毙者。

歌括：寿脾煎剂救脾伤，参术薯归草远姜，莲子枣仁九味药，忧思脱血此为良。

三气饮　当归、枸杞、杜仲各二钱，熟地三五钱，牛膝、茯苓、芍药酒炒，肉桂各一钱，细辛或独活代，白芷、炙甘草各一钱，炮附子一二钱。水二杯，加生姜三片，煎服。

本方适应证主治血气亏损，风寒湿三气乘虚内侵，筋骨历节痹痛之极，及痢后鹤膝风等症。

歌括：三气饮中桂附辛，芍归杞仲地黄遵，芷甘牛膝茯苓入，风湿寒邪察所因。

五德丸　补骨脂即破故纸，酒炒四两，吴茱萸泡七次，炒一二两，木香生二两，干姜炒四两，北味子二两或肉蔻煨代之。研细末，汤浸蒸饼，炼丸，梧子大。每服六七十丸，甚者百余丸，或人参汤，或米汤，或白滚汤俱可送下。

本方适应证主治脾肾虚寒，飧泄鹜溏等症，或暴伤生冷，或受时气寒湿，或酒湿伤脾，腹痛作泻，或饮食失宜，呕吐，痛泻泄，无火等症。

歌括：五德丸中萸与香，骨脂五味及干姜，虚寒泻泄伤生冷，苦领温酸论内详。

黄芽丸　人参二两，干姜三钱。二味共末，炼蜜为丸，芡实大，常嚼服之。

本方适应证主治脾胃虚寒，或饮食不化，或时胀满，泄泻吞酸，呕吐等症。此药随身常用甚妙。

歌括：黄芽丸是绝奇方，方内姜参二味良，腹满胃虚兼泄泻，蜜丸常服最相当。

一气丹　人参、制附子各等分或各用一两。共末之，白蜜炼丸，绿豆大。每用白汤送下五分或一钱。凡药饵不便之处，先须制好，或在途次，常带此丹最妙。

本方适应证主治脾肾虚寒，不时泄泻，腹痛，阳痿，虚寒等症。

歌括：一气丹中参附般，人参炮附制为丸，肾虚阳痿阴寒盛，旅次途中佩带餐。

温脏丸　**人参**、**白术**米泔浸炒、**当归**各四两，**川椒**去合口，炒出汗，**细榧肉**炒去皮，**史君子**煨去皮，**槟榔**、**茯苓**各三两，**干姜**炮、**吴萸**泡一宿，各一两。共为末，用神曲糊为丸，梧子大。每服五七十丸，或百丸，饥时，白滚汤下。

本方适应证主治诸蛊积族，既逐而复生者，多由脏气寒，宜温健脾胃，以壮其源。

歌括：温脏丸中榧史仁，姜萸椒术茯归遵，槟参神曲糊丸服，腹内诸蛊一扫平。

圣术煎　**白术**用冬白术味甘者，一二两，**干姜**一二钱，**肉桂**去粗皮，一二钱，**陈皮**一钱，气虚者或不用。水一杯半，煎七分，温服。

本方适应证主治饮食偶伤，或吐或泻，胸膈痞闷，或胁肋疼痛，或过用克伐等药，致伤脏气，有同前症而脉息无力，气怯神倦者，速宜用此。不得因其虚痞虚胀，而畏用白术，此中虚实之机，贵乎神悟也。若痛胀觉甚者，即以此煎送神香散最妙，若用治寒湿泻痢呕吐，尤为圣药。

歌括：圣术煎中白术功，陈皮肉桂干姜同，虚寒泄泻兼疼痛，臌胀脏伤用不穷。

菟丝煎　**人参**二三钱，**山药**二钱，**当归**、**枣仁**炒、**茯苓**各一钱半，**菟丝子**四五钱，**炙甘草**一钱或五分，**远志**制四分，**鹿角霜**为末，每服时加四五匙。水一杯半，煎成，加鹿角霜末，食前调服。

本方适应证主治心脾气弱。凡过虑劳倦，即苦遗精者，宜此主之。

歌括：菟丝煎用菟丝先，苓草归参山药添，鹿角枣仁同远志，遗精劳倦服之蠲。

惜红煎　**白术**、**山药**各二三钱，**炙甘草**一钱，**地榆**、**续断**、**芍药**、**荆芥**炒黑，各一钱，**五味子**十四粒，**乌梅**肥大者一枚。水一杯半，煎七分，食远服。

本方适应证主治妇人经血不固，崩漏不止，及肠风下血等症，极效。

歌括：肠风崩漏惜红煎，芥草芍榆山药先，术续乌梅五味子，妇人经漏一同痊。

苓术菟丝丸　**白茯苓**、**白术**米泔洗，炒、**莲肉**去心，各四两，**五味子**二两，酒蒸晒干，**山药**炒二两，**杜仲**酒炒二两，**炙甘草**五钱，**菟丝子**清酒洗净，好陈酒浸一日，十两陈酒煮极烂，抖饼，烘干。共为末，以陈酒煮糊丸，梧子大，空心，滚白汤送下，或酒下百丸。

本方适应证主治脾肾虚损，不能收摄，以致梦遗精滑，困倦等症。

歌括：苓术菟丝莲子研，怀山仲味炙甘全，依方法制为丸服，梦遗精滑一时蠲。

固真丸一名固精丸　**菟丝子**一斤，洗净，好酒浸三日，煮极熟，晒干，以白布包蒸更妙，**牡蛎**洗煅，四两，**金樱子**去核，蒸熟，四两，**茯苓**酒拌，蒸晒，四两。**共末，炼蜜为丸豆大。空心，服三钱，好酒或淡盐汤送下。**

本方适应证主治**不论何种梦遗精滑，最妙。**

编按：梦遗、失精、滑精家，必以苓术菟丝丸、固真丸，二丸随择一种，皆是对症妙药，若丸药迫不及待，以菟丝子煎先服，亦效，然非丸药不能收功也。

歌括：菟丝蛎茯金樱襄，景岳全书得意方，滑脱梦遗精不固，固真丸号治斯康。

糯米固肠糕　**白糯米**五升或一斗，滚水淘洗，炒香，为细粉，收贮听用，**每粉一两，加干姜**炒研细末**二分半，白糖二钱，拌匀，或砂仁炒末一分更妙。**

本方适应证主治**脾胃虚寒，或因食滞气滞，腹痛泄泻，久不止者，多服自安。**

编按：此方非草木金石之比，多服久服有利无弊。

歌括：糯米固肠要炒香，干姜少佐入砂糖，肠中久泻虚寒体，此法轻微妙义长。

连翘金贝煎　**连翘**一两或五八钱，**金银花、象贝母、蒲公英、夏枯草**各三钱，**红藤**七八钱，一名活血。**用好酒二碗，煎一碗服，服后卧片时。**

本方适应证主治**阳分痈毒，或在脏腑，或在肺膈胸乳之间。此方最佳，甚者连用数服，无有不愈。**

编按：此方能治诸痈诸疽，不论发于何部，或在胃及大小肠，一日可二剂。初起赶急服之，何有破流脓血之患。若能服五六剂，减少手术麻烦，不可不知也。

歌括：连翘金贝金银花，翘贝藤蒲枯草佳，一切痈疽危险症，酒煎尽服实堪夸。

连翘归尾煎　**连翘**七八钱，**归尾**三钱，**甘草**一二钱，**金银花、红藤**各四五钱。**水酒煎，服法如前。**

本方适应证主治**一切无名痈疽、丹毒、流注等毒，有火者最宜用之。**

歌括：连翘归尾红藤煎，加入银花是指南，一切无名痈肿毒，煎时加酒向君谈。

桔梗杏仁煎　桔梗、杏仁、甘草各一钱，阿胶、金银花、麦冬、百合、夏枯草、连翘各二钱，浙贝、红藤各三钱，枳壳一钱半。水二杯，煎八分，食远服，或酒煎更妙。

本方适应证主治咳嗽吐脓，痰中带血，或胸膈隐痛，将成肺痈者，此方为第一，此为桔梗汤之变方也。

歌括：甘桔杏银阿麦灵，红藤枳贝夏枯寻，连翘百合相需用，肺有痈脓借此珍。

当归蒺藜煎　当归、熟地、芍药酒炒、何首乌各三钱，炙甘草、防风、川芎、荆芥穗、白芷各一钱，白蒺藜炒，捣碎，三钱或五钱，或酒或水二杯，煎服。然水不如酒，或以水煎服，后饮酒数杯，以行药力亦可。

本方适应证主治痈疽疮疹，血气不足，邪毒不化，内无实热，而肿痛淋漓者，悉宜用之。此与后方芍药蒺藜煎，相为奇正也，当酌其详。

歌括：归蒺首乌地芍芎，荆甘白芷及防风，体虚不足痈难化，故用当归蒺藜功。

芍药蒺藜煎　龙胆草、栀子、黄芩、木通、泽泻、芍药、生地各二钱，白蒺藜连刺捣碎五钱，甚者一两。水二杯，煎八分，食远服。

本方适应证主治通身湿热疮疹，及下部红肿热痛，诸疮神效。外以螵蛸粉敷之扑之。

编按：患者湿疮，必有水带痒，不然何用螵蛸粉扑之。

歌括：龙胆芍芩泽与通，山栀蒺藜地黄同，遍身湿热诸红肿，扑用螵蛸粉外攻。

降痈散　薄荷新采者用叶、野菊根叶各一握，浙贝母半握，茅根一握，干者可为末，鲜者可捣烂，同贝母研末和匀，外加茅根煎汤，去滓，用汤调前药末，乘热敷患处，仍留前剩汤炖热，不时润于药上，但不可用冷汤，冷则不散不行，反能为痛，敷半日即宜换之，真妙方也。

本方适应证主治痈疽诸毒，消肿止痛散毒。未成者即消，已成者即溃，溃者敛即愈。若阳毒炽盛而疼痛，势凶猛者，宜先用此方，有解毒散毒之功，神效最速。若坚硬深固，宜用后方。

歌括：降痈散是外敷方，浙贝茅根薄菊良，共捣如泥敷患处，痈疽苦痛不寻常，未成即散已成溃，莫畏顽疮凶势狂，药本平平功力大，法中制法论中详。

又方：薄荷倍用，生南星、浙贝母、朴硝各等分，石灰风化者佳加倍或倍倍用之。共研为末。用盐卤调杵稠黏，敷患处。经宿，干即易之，不必留头。若脓成者留头亦可。或炒热摊绢上贴之亦可。若欲止痛速效，加好麝香或冰片少许更妙。

本方适应证主治痈疽毒，坚顽深固，及结核痰滞，宜用此方。无名肿毒，皆可类推。

歌括：顽固痈疽有妙方，薄荷星贝朴硝藏，石灰风化增加倍，又补灵枢法外彰。

百草煎　百草凡田野山间者，无论诸品，皆可取用。然犹以山草为胜，辛香者佳。冬月可用干者，须预为收采之。不论多寡，以多煎浓汤，乘热熏洗患处，仍用布帛蘸熨良久，务令药气蒸透，然后贴敷他药。每日二三次，不拘，但以频敷为善。盖其性寒者可以除热，热者可以散寒，香者可以行气，毒者可以攻毒，无所不用，亦无所不利。汤得药性，则汤气无害，药得汤气，则药力愈行。凡用百草煎膏者，其义在此，此诚外科中，最佳之法也。

本方适应证主治百般痈疽疮毒，诸疮损伤疼痛，肉腐肿胀，风寒湿气留聚，走注疼痛，无不神验。

歌括：百草煎汤外用方，山间田野取辛香，采成百味始成剂，清水煎浓熏洗良。

海螵蛸散　海螵蛸炒黄，人中白煅露，阴干。各等分为末。先以百草煎，多煎浓汤，乘热熏洗之后，以此药掺之，疮干或以麻油，或煎熟猪油，或蜜水调敷之。

本方适应证主治诸疮破烂，湿热毒水淋漓，或下部肾囊足股肿痛，下疳诸疮，无不神效。

歌括：海螵蛸散人中白，二味平均有妙诀，疮湿掩之干调涂，神方秘法不多说。

完疮散　滑石粉飞，一两，赤石脂粉一二钱，甘草粉一二钱，但粉宜极细。如疮痒者，宜加枯矾一钱，疮干者用麻油调敷，疮湿者掩之。

本方适应证主治诸疮久烂，肉平不敛，及诸疮口不敛，有黄水苦痒者，此方主之。

歌括：完疮散用石脂甘，滑石为君一两探，甘草石脂一二钱，枯矾少佐论中谈。

附一　刘天鉴医案选

太阳表寒

陈姓，男孩，半岁，于1955年6月初，因发热、咳嗽、气促，首经西医作肺炎治疗三日，身热咳嗽不减，病势日笃，鼻干无涕，鼻煽，就诊于予。视其面色苍白，咳声不扬，触其皮肤无汗，指纹色红，舌苔薄白，质淡而润，此寒邪外遏之故。因肺主皮毛，为寒邪所客，毛孔闭塞，卫气郁遏，故发热无汗，表气不扬，则肺气不宣，故出现时时咳嗽、气促、鼻煽、鼻干诸症。与“太阳病，头痛、发热、身痛、骨节疼痛，恶风无汗而喘”之证相符，随以麻黄汤投之。翌日复诊，热退，气息平，咳微，指纹仍淡红，再以原方加白芍、生姜、红枣调和营卫而愈。

按：发热咳嗽为小儿常见之证。一般伤风者参苏饮之类，风寒者麻黄汤、人参败毒散之类，表寒夹饮者小青龙汤，风热者杏贝煎、桑菊饮之类，燥邪所伤者桑杏汤、沙参麦门冬汤之类，表寒里热者麻杏石甘汤，表寒夹痰浊者六安煎。其华盖散止嗽散亦为治嗽之良方，只要辨证清楚，用药得当，一两剂即效。本例时值夏令，为暴寒所折，李东垣言：升降浮沉则顺之，寒热温凉则逆之，夏令其气浮，麻黄走表亦浮也，顺乎时令，因于寒，用桂枝温以逆之，杏仁降逆以止咳，甘草调和诸药。有是病则用是药，不拘时俗；医之所贵者，胆大心细也。

表寒夹饮

谭姓，男孩，7个月。1955年7月上旬，其母抱来就诊。诉云：病已十余天，经服中药六天无效，卫生所诊为支气管肺炎，打针服西药七八天亦无效，患儿张口喘急，喉中痰鸣，势如牵锯，胸高气满，皮肤灼热，无汗出，口内涎多，苔薄白而润，察其指纹浮青，询其小便清长，大便不泻，时值三伏，脉证合参，系表寒外闭，内夹饮邪，法取小青龙汤辛温散寒逐饮，嘱暂服一剂。越日复诊：予问昨不见来？其母答曰：服先生药，病症好转，昨因天雨，有一谭医问之，为处一方，小儿服至第二煎时，气喘又急，随即手足如冰，两目上翻，牙关紧急，人事昏迷。幸得邻近一老妪，用炒盐揩擦小儿胸腹肚背半时之久，人事稍醒。今烦先生再诊。视其患儿两目不干涩，鼻流清涕，舌淡白，指纹浮青，痰鸣。检阅谭方为葶苈、大黄、枳实、黄芩、胆星、桑皮、杏仁之属，予心中忖度，表寒服此寒凉，何异履霜冰至！表寒未罢，里寒又生，痰水相结，清道阻塞，故昏厥由是而生，寒凉损其胸阳，非桂附姜辛之温热，难以消其阴翳而复其元阳也。仍以小青龙汤加乌附，并嘱其母勿食荤腥油腻，以清汤白饭疏洁其乳，使无痰浊凝结，一剂气平烧退。三诊：仅有微咳，面色不华，体弱虚怯，改用八味肾气丸加五味子予以培补真元，嘱服两剂。越日四诊：该儿诸证悉平，嬉戏如常，指纹淡红，舌红润无苔，投六君调理，转弱为强。

太阳过表阳虚

谭某，男性，35岁，干部。1962年春，感受寒邪，恶寒发热，头痛身痛，首服西药寒热清，唯汗出，身痛，改服中药。医者以身痛不除，误认表邪未尽，继进表散之药，更增恶风，心中郁闷又表散之，以致汗出不止，恶风更甚，身痛不除，精神萎靡，遂改用固表敛汗、补虚之剂，仍无效，始来予处诊治。患者面色苍白，精神倦怠，气息较弱，时时汗出，身着厚衣尚不足以御寒，舌苔薄白，质淡红而润，脉细缓，是汗多卫阳虚弱，营血亦伤，遵仲景法，用桂枝加附子汤以固卫阳，复加人参以救气阴，服二剂诸证悉平。更以十全大补汤和其气血而得康复。

按：本病服西药汗出淋漓，是汗出太多，虚其营血，卫阳亦受其损，此时若用桂枝加芍药生姜人参新加汤可愈；反表散之，是复耗其营血，更损卫阳，此际以桂枝加附子汤亦为切证；而又表之，是谓重虚，医者不可不慎也。

今将仲景救治误汗诸法，表而出之，以供参证：太阳发汗遂漏不止，其人恶风，小便难，桂枝加附子汤主之。发汗后热不退大烦渴，欲饮水者，白虎加人参汤主之。误汗吐逆烦躁而厥者甘草干姜汤。误汗厥逆，脚挛者，芍药甘草汤。汗后恶热，谵语，心烦中满者，调胃承气汤。汗后身痛，脉沉者桂枝加芍药生姜人参新加汤。发汗过多，其人叉手冒心，心下悸，桂枝甘草汤。汗后脐下悸者苓桂甘枣汤。汗后腹满者，厚朴生姜半夏甘草人参汤。汗后不解，反恶寒者，芍药甘草附子汤。发汗若下之，病仍不解，烦躁者，茯苓四逆汤。汗后心烦不眠栀子豉汤。发汗后不解，其人仍发热，心下悸，头眩，身瞤动，振振欲擗地者，真武汤。

劳倦感寒

傅某，男性，28 岁。于 1949 年冬发病，至次年二月初卧床不起，延予诊治。诉自去冬患病以来，恶寒发热。曾服中西药，好不到二三天，病发如故，稍有小劳，则病剧，至今仍恶寒、发热、思水、不多饮，遍身疼痛，饮食减少。视其面色怫郁，形不甚瘦，声音低小，说话久久能言一二句，气不能续，舌苔薄白而润，舌质淡红，切其脉，两手弦紧，以脉参证，系寒邪未经解散，伏郁经隧，语言不续，声音低小，又是气弱之明征。拟以五积散辛温疏解经隧之陈寒。次日复诊：头身痛证未除，手足颤动，是气血虚象已显，改用补中益气汤加附子，连服三剂，寒热诸症均退，食纳增，脉和缓。改用人参养荣汤补益气血，康复如常。

真阴真阳虚弱

谭某，男性，40 岁。1954 年底得病，昼夜恶寒发热，口渴饮热汤不止。经西医治疗十余日未效。延予诊治，及至，患者俯卧于火炉旁，厚衣烈火不能御其寒。切其脉洪大，重按全无。舌红润无苔，手足灼热。予忆《伤寒论》曰：病人身大热，反欲得衣者，热在皮肤，寒在骨髓也。肾之水火为人之根本，此证是真火真水将尽，真水不足则真阳不能潜藏，而游越于外，故燥渴饮热，法宜壮水之主以制阳光，益火之源以消阴翳，投金匮肾气丸加五味子以收敛浮阳，一昼夜连服二剂。翌日邀诊：寒热全退，口渴减，继以原方二剂。越日患者来寓复诊：自诉饮食增加，精神较旺，诊其脉较和缓，继以原方去五味子加玄参、白芍，名千金十味地黄汤，使水火各安其位，自然康复。

阳虚清阳不升

卢某，女性，62岁。素有全身关节痛，于1956年7月间两脚肿大，按之凹陷难起，不能行动，气短，食纳减少，住某医院月余，作风湿性心脏病治疗无好转。抬至我处就诊：按其六脉沉细，两脚从下而上肿至膝，足跗及两踝肿更大，此乃水湿之气聚于下，缘脾阳不足，湿气失运，故脚肿关节痛，法宜下病上取，用补中益气汤加五加皮以祛湿气，加附子以温脾阳。服二剂复诊，关节痛减，胃开思食，脉弦细，原方继进一剂。三诊，饮食增加，关节痛大减，惟足肿未消，脉弦缓，苔薄白，质淡红，宜峻补清阳，促其水湿运化，以补中益气汤加巴戟天、肉桂、五加皮，连服五剂。四诊，脚肿消，惟足跗仍有浮肿，稍能步履，关节痛除，精神好转，呼吸较平，脉缓，改用肾气丸加巴戟、椒目，守服七剂，脚肿全消，精神健旺，步履如常。

温热证

王某，女性，32岁。因发热、头痛、呕吐等症，在县卫生院服西药七天不效，病势加剧，高热，头痛如裂，呕吐不止，心烦躁扰，不能着衣，延予往诊。按其脉，两手洪数，舌质红，苔黄白。皮肤灼手，不汗出，头苦痛，呕声壮厉，小溲短赤，大便不畅，郁热呕吐，胸膈不利。治其咸寒平其上，苦寒泄其下，凉以清之，辛以发之。用三黄石膏汤日进二剂。翌日复诊：呕吐止，头痛大减，热亦降低，口仍思水，大便未通，舌苔黄刺，脉仍洪数，是里热炽盛，继以咸寒清泻其热，处以凉膈散二剂，日一剂。越日三诊：大便已通行三次，粪极臭恶，身微汗出，热退净，舌黄刺亦平，脉弦稍数，改用四顺清凉饮一剂，以清余焰。四诊：诸证悉平，脉亦和缓，以甘凉清淡之竹叶石膏汤二剂，康复如常。

温毒发斑

谭某之子，8岁。于1964年4月间，患儿烦扰呻吟不宁，自以两手捶胸，呼号难过，时索冷饮，父母背来我处诊治。视其两目红赤，头面及颈项四肢遍布斑疹，色赤如朱砂，无斑处则现干枯一球，球如粟似石灰白疹，视其胸背腰腹同样如此，高热皮肤灼手，舌深绛，脉数无伦次，小便黄赤，大便两日未解，气息急促。相告昨晚放学回家，顿饮冷水，片刻呼叫胸部闷胀难过，发热烦躁不宁，通宵未静。然此确为重证，缓则救治莫及，余曾救治三例，病名“火牡丹”，丹有十余种，世俗多以丹斑瘾疹混称，斑之危证者，有表闭、里闭、上闭、下闭。表闭者，为风寒所伤，腠理闭塞，阳气怫郁，不能外出；里闭者，大热郁抑，津液不行，皮肤干燥，壮热烦扰，目肿昏瞀；上闭者，清道郁遏，气机不利，喘急痰鸣；下闭者，浊道阻塞，大小便不通，烦躁昏愦。此证丹斑齐出，是心肝胃三火齐发，捶胸呼号，小便不畅，高热无汗，是表里俱闭，法取于轻。因轻可去实，表实者轻以扬之，里实者轻以荡之。方用消斑青黛饮去人参、苦酒、姜枣，加葛根、赤芍、丹皮、连翘、川贝、当归、大黄、朱砂。是方能清解心肝胃脏腑之火热，使表气畅，里气通，则斑疹无内陷之忧，毒火无内攻之势。日进二剂，次日症状大减，继服二剂热退，斑消，烦渴俱平，唯皮肤成块脱落，按其脉不数，改用银花、连翘、天冬、麦冬、赤芍、蝉蜕、生地、甘草，清热解毒，滋阴和营，以收其功。

按：斑虽为胃火，而诸经之火有以助之，故用泻火之药。石膏、知母清泻胃火，而葛根散肌肤之邪热，使斑外出而不受阻，青黛、柴胡泻肝火，柴胡又散肠胃之结气，里结散，邪毒无留滞之患，犀角、朱砂泻心火，解毒以定烦；玄参、生地泻肾火而滋养阴液，栀子泻三焦之火，连翘泻心包之火，又清诸经之游火，尖贝散肺郁化痰热，血气凝滞肌表而不散，被邪热郁蒸于皮肤而发斑，故用赤芍、当归、丹皮凉血散血，使血活而不滞，则斑可消散；里热充斥，内外皆阻，故少佐大黄通幽门之闭，导热下降。但多用则沉降，斑疹有内陷之危。毫厘千里，权衡轻重，存乎其人。

伤　暑

肖某，男性，34岁。于1958年7月抬来我处就诊，症见壮热，头痛，心烦，口渴饮冷，呼吸急促，气粗，满面油垢，汗自出，切其脉洪大，舌质红，舌中苔微黄，小溲红赤，大便不畅，病已两天，是暑邪伤于气分，《金匮》称中暍是也，与白虎四大证（大热、大渴、大汗出、脉洪大）相符。遂投白虎汤加人参以益气，再加竹叶以清心涤暑，进二剂，壮热平，烦渴止，汗不出，头痛除，气息平和，脉略带洪象，舌苔不黄，更以生脉散二剂，形神渐复。

暑　痉

仇某，男性，年30岁，购销公司职工。1958年7月间患高热头痛如裂，经西药治疗三天无效，病情转笃，背来我处就诊。患者头痛如劈，高热索水，不汗出，切其六脉弦缓，舌质红，苔白。予思头痛，高热索水，呼叫不宁，属暑热之征，无汗出，似表邪外束之象，舍证从脉，权拟人参败毒散解散表邪，加入白芍和营，黄芩清热，嘱服一剂。翌日再诊，忽两目上视，颈项强硬，角弓反张，高热如火，人事昏迷，右手时时掣动，按其脉洪数，一派暑热之象显出，系暑痉证也。遂处以清瘟败毒饮：生地、知母、黄芩、丹皮、栀子、赤芍、犀角、黄连、竹叶、甘草、连翘、桔梗、石膏，按大剂量服，日进两剂。三诊，当晚十时，热始降，人事稍清，项软，手不掣动。脉微数，舌绛，嘱进原方，日服两剂。四诊，热退，知饥，大便解出黑臭，溺赤，脉缓，改用清热生津和营益阴法，以竹叶石膏汤去参夏加沙参、百合、枸杞，三剂，健复如常。

按：此证头痛如劈，高热索水，舌质红，烦躁不宁，是暑热内炽之征，脉弦缓，无汗，苔白，为湿邪外遏之象，此案熊恁昭治热疫之例，首用败毒散开散表邪，好在加入芩芍而只服一剂，继服清瘟败毒饮直清里热，才转危为安。否则，痉暑更甚，变成坏证无疑。

暑湿中阻

颜某，男性，28岁。1958年8月上旬，病发热，头身痛，西医药经治十多天无效，转来我处诊治。证为发热不退，头昏胀痛，身重沉困，四肢烦痛，心烦口渴，腹痛脘痞胸闷，恶心呕逆，小溲短赤，大便不畅，午后发热加重，视其面赤有油垢，舌质绛，苔黄，身微汗出，切其脉洪缓，是暑湿中阻为患。治宜分消暑湿，使不互结，其势则缓，投以甘露消毒丹二剂。越日复诊，呕止，胸脘胀闷消除，热减轻，但有口渴咽干，夜半仍心烦，舌红乏津，脉洪象未减，是湿邪已解，暑热未尽，津液未复，改用竹叶石膏汤去半夏加花粉、青蒿，服二剂。三诊，热退尽，食纳增，精神较旺，仅有口燥咽干感，脉和缓，改用生脉散二剂，调理而康。

暑秽吐泻

谭某，女性，2 岁。1962 年 8 月间，因忽吐泻大作，身热，口渴，心烦，以急性胃肠炎治疗无效，病势急剧，抱来我处诊治。视其目眶下陷，面色苍白，心烦扰乱，口渴索水，时时呕恶，大便泄黄水，日十余次，极臭恶，唇焦紫红，舌质绛苔黄，指纹青紫，饮食不思，触其腹饱胀，高热，皮肤灼手，病已三天，系暑秽中扰肠胃，拟清热涤暑，化浊解秽法。以燃照汤化裁：黄芩、黄连、栀子、藿香、豆豉、厚朴、蚕矢、滑石、甘草、冬瓜皮、竹茹，服一剂。次日复诊，吐止泻减，热降渴轻，原方再进一剂，诸证消退。以参须、麦冬、五味、石斛、怀山、甘草复其津液。

吐泻后消渴

张某，男性，1 岁半。1959 年 7 月初，暴发吐泻，高热口渴。住人民医院治疗，吐泻止，热除，而渴不止，小溲亦多，夜晚尤剧，改用中药治疗十余天，其症不减。遂来我处诊视，患儿面色萎黄无华，舌绛苔薄白，指纹青紫，触其腹肌灼手，小便频数，口渴喜冷饮，系里热伏郁，津液被劫，拟泻火生津法。方用：花粉、生地、黄连、知母、麦冬、葛根三剂。越二日复诊，口渴饮水减少，小溲次数亦减，触其腹部已不热，舌红，指纹仍青紫，改用竹叶石膏汤去半夏，加花粉、桑螵蛸以清热生津固液，守服五剂，症状消失。改用七味白术散调理脾胃，健复如常。

湿　温

陈某，男性，18 岁，住人民街。1965 年夏患恶寒发热汗出，汗出热不解，继而复热，日三五发，头重身痛，肢倦，微咳，口渴不多饮，胸闷脘痞纳差，尿黄赤，便溏，脉缓，舌质红，苔润滑。以脉缓身痛汗出似桂枝汤证，然脉不浮，舌滑口渴则非桂枝汤证也，日三五发，又似桂枝二麻黄一汤证，而桂枝二麻黄一汤证无汗出，脉微缓，无胸满，此见头重胸闷肢倦，是湿邪无疑。《内经》有“因于湿，首如裹”之说，口渴舌红，为有热可知，湿热交蒸，故汗出。拟清热化湿法。以茯苓、滑石、苓皮清利湿热，蔻仁、腹皮理气化湿，猪苓、通草渗湿，共奏清热化湿之效，进一剂，寒热定，原方加减。诸证渐清。

火热呕吐

陈某，女性，24岁。于1964年8月间，暴发吐泻，服用西药，泻止，而呕吐不愈。改用中药半夏、砂仁、柿蒂、枇杷叶之类，呕亦不止，饮食不能进，食则呕哕，其人烦闷。其夫见其呕吐不止，背来我处诊治。患者面色两颧带赤，舌红无苔，切其脉浮滑，右关带数，病已五天，溲赤短，大便二日未解，外无寒热，脉证合参，是中焦火热上逆之故。王太仆云：“食不得入，是有火也。”法以降火和胃。本应用《金匮》大黄甘草汤，因泄泻刚止，数日未进饮食，胃气较弱，故选用薛生白《湿热病篇》黄连苏叶煎，方用苏叶、黄连，嘱水煎，时时咽下。当时其夫见药少量轻，不能生效。殊不知黄连清热，苏叶降逆，仅此二味足矣，嘱照方服之。翌日呕吐顿止，并进稀粥一碗，其脉较缓，舌质红，再给竹叶石膏汤小量，以养胃气。

瘟　疫

赵某，男性，38岁，四川人。发热，时高时低，西医作恶性疟疾治疗，见其高热不退，又以冷敷冰奄法，愈冰愈烧，经十余日，病情增剧，人事不省，扬手掷足，病势危急，乃延予诊视。患者仰卧于床，头胸部以湿巾敷盖，手足躁扰，人事昏迷，面色潮红，舌苔黄腻，按其脉浮沉皆弦有力，大小便俱不畅。予曰：此非疟疾，乃瘟疫证也。疫邪充斥表里三焦，以冷水外敷，邪气郁遏于内，不能透发，更不能外出从汗而解，使表气不能通于里，里气不能达于表，阴阳隔绝，故热不能退，变成重证。治宜清疏三焦之邪热，仿吴又可三消散：羌活、葛根、柴胡、槟榔、厚朴、草果仁、白芍、知母、黄芩、甘草、大黄水煎服，一日连服二剂。药服完大便通畅，人事清醒，神志安定，热减退。次日继服二剂，解出垢污粪便，极臭，小便如浓茶水，遍身汗出，热全退净，思饮食。旋以柴胡养荣汤善其后。凡遇瘟疫为病，以此法取效者不知其数。

温热发黄

樊某，男性，干部。1950 年 4 月间，从江西樟树得病，发热口渴，头身胀痛，沿途服西药打针至茶陵，病情加重，经县卫生院治六七日，热不退，遍身黄疸，坐卧不安，烦扰不宁，口渴索水，食不进，延予往诊。按其脉弦疾，望其舌苔黄厚，周身皮肤如烟熏，目白珠如药染，大便泄，小溲黄黑色，点滴不畅，此温邪郁于膜原，三焦之气怫郁，表里不畅，气血受蒸，郁腐发黄。吴又可尚有明训，疫疠之气来而不知，感而不觉，若向风寒暑湿所见之气求之，既错认病源，未免误投他药。夫五运六气，乃天地阴阳运行升降之常道，刘河间作《原病式》，六气有限，觉之可察，杂气无穷，渺然不可测，专务六气，不言杂气，岂能赅天下病欤？遂以樊某之病从瘟疫杂气施治。投以三消散二剂，大便解出污黑溏垢恶臭，小便红赤色，烦扰平，热减。次日复诊，脉仍数，苔黑焦枯，是疫毒内趋阳明，邪热尚为炽盛，遂改用直折阳明炽盛之热，用大黄、黄芩、黄连，泡服二剂。三诊，热退净，黄染减其大半，脉稍数。继以原方加茵陈三剂，全身黄染及目黄均退，黑苔去，舌有津，脉缓，改用柴胡养荣汤和其营血，并嘱以清淡饮食调养数日，渐复如常。

瘟疫蕴结成黄肿

张某，干部。1959 年，患身热不食，经陈医师治疗十余日不效，转为满身发黄发肿，腹膨胀，大便不畅，小便全无，五心烦热，舌苔黄黑，约予会诊。切其脉沉数，面目及遍身皮肤如熏黄，腹大如箕，视其前方为茵陈五苓散，陈以为方药对证，舍此似无他法。予告曰：湿热未成里结发黄，此本是正方，现腹胀大如箕，按之硬满作痛，大小便俱闭，其病不责膀胱；手足心烦热，舌苔老黄带黑，是病责在胃腑。里热蕴结，气滞于经，郁蒸生黄、生肿、生胀，此为疫邪不从外解而成里结，宜遵吴又可法下之，不下则膜原郁热不除，黄不能退，肿不能消，其胀反增。予意大黄为主，茵陈次之，山栀又次之，加芒硝以协群药

之力，大便通利，小便自然通利。患者亦应曰，大小便不通，哪里有病好之理。遂以此方捡药一剂。次日陈医独往张某处探病，患者告陈医曰，清早解大便一次，干硬黑色，小便黄赤，今又买回三剂，照原方服，不更方。陈医遂告我，张某今日仍以原方购药三剂，恐大黄不宜多服，寒凉败胃。予曰：大黄消瘀去积滞，除壅遏之结气，有推陈致新之能，里热郁结者，得之有清胃之功。里热实证，得此正如甘霖。越三日，张某着人来邀诊，陈医亦至，知其共解大便六七次，小溲一二十次，肿消思食，已进稀粥馒头。予按其脉仍数，其兴已不肿，触其腹已柔软，手足心热减，舌黄苔已去，其皮肤黄疸略淡，与陈医议，以何药退其黄，再以何药善其后？疏以达原饮加桑皮、防已、茵陈以清疏疫毒余邪，通利三焦滞气，除秽以消疸。嘱服三剂。三诊，黄疸已退，小便带黄，夜半稍有心烦口干，按其脉仍数。法以滋阴养液，清润之品调之。处以仲景麦门冬汤五剂，以甘淡饮食调理而愈。

按：吴又可曰，夫瘟疫之为病，非风非寒非暑非湿，乃天地间别有一种异气所感。又说，疫者，感天地之厉气。所谓厉气者，周禹裁说因天地风雨不时，地之湿气蒸动，又因骨骼掩埋不厚，遂使大陵积尸之气，随天地升降，飘浮远近，人在气交之中，无可逃避，感之而病而死。如是更增一种病气尸气，流行期间，复相渐染，至久弥甚矣。林起龙又说，时至春和，地气转动，浮土塌陷，白骨暴露，污水浸渍，死气尸气，浊气秽气，随地气升，混入苍天清净之气，而天地生物之气，变为杀疠之气，无形无影，无声无臭，从口鼻而入，直犯脏腑。此气之来，无老少强弱，触之者即病，邪自口鼻而入，伏于膜原，居表里之分界。初起先憎寒而后发热，嗣后但热而不恶寒，初得之二三日，其脉不浮不沉而数，日晡益甚，头痛、身痛，其邪在伏膂之前，肠胃之后，宜达原饮溃散其邪，如邪热浮越于经，即可出现表证，随其经引用以助升泻，如腰痛，项痛为浮越于太阳，以达原饮加羌活；如胁痛口苦耳聋，呕吐，是浮越于少阳，本方加柴胡；如目痛，眉棱骨痛，鼻干不得眠，是浮越于阳明，本方加葛根。感之重者，舌上如积粉满布无隙，服汤药不从汗解而从内传，舌根先黄，邪渐入胃，为三消饮证。此瘟疫初起治法要略。其传变及救治之法，详见吴又可《温疫论》，兹不复赘。今之医者，“瘟”“温”不分，而吴瑭亦不识疫，诋毁吴又可将达原饮列入治湿温证，并更药一二味，易其名为草果知母汤。今之医，以吴瑭草果知母汤定名为加味达原饮，用治疟疾。按吴又可法治之，活人不知其数。吴又可《温疫论》是为瘟疫而设，非一般所谓温病也。治“瘟”与“温”应分别清楚，勿统而言之为温病也。

四日疟

徐某，男性，40岁，云南人。患四日疟五年，每发在日中十二时半，先腹痛，继之发冷，至下午四时则发热到晚八时许出冷汗热退达八九小时之久，如是卧床不起，疟作日，午、晚两餐不能食，病三年后，双目失明。曾经徐州、浙江、安徽、武汉等地治疗无效，后又在江西吉安中西医治疗4月余，亦无效，路过茶陵，邀予诊视。诊得六脉弦紧，询其小便清长，大便稀溏，虽发热口不渴饮，视其面色苍白，舌苔薄白，舌质淡，红润，目白珠不黄，瞳子无翳障，触其腹左侧肋下肿块如掌大，按之作痛，饮食少纳，余告曰，此乃疟母也。阴胜阳虚，非扶阳抑阴，恐难见效，清阳复位，浊阴消散则可愈。拟以黄芪、党参、升麻、柴胡、广皮、炙甘草、当归、白术、熟附、羌活、生姜、红枣，一日一剂，连服两天。复诊，六脉仍沉弦带紧，原方加甲珠、银花、北姜，嘱上午服一剂。明日为疟发日，以黄芪、石柱参、当归、升麻、柴胡、广皮、白术、熟附、北姜、甲珠、银花、鳖甲、肉桂、炙甘草、生姜、红枣，一剂，水煎沸，置屋上露一宿，次早四点半钟将药再煎沸，空腹服，上午九时许服二煎，十二时含肉桂一片于舌上静坐，含至肉桂无味时再换一片，连含三片。越日又诊，患者诉昨日疟发，腹已不痛，中午只有微冷，精神好转，饮食有味，诊其脉仍弦紧，守服原方，每日两剂，连服三日。四诊，第二个疟期又到，依照前法服药含桂。五诊，患者气色好转，精神日有所增，继以原方出入，石柱参、黄芪、白术、升麻、柴胡、广皮、当归、炙草、熟附、肉桂、鳖甲、川芎、草果仁、乌梅、生姜、红枣，服至第三个疟期到时，先晚仍用一剂煎露，依上法含桂服药，越八日，经过四个疟期，未曾发作，精神日增，饮食知味，料疟不会再发，触及左肋下肿块也消失，随改用上午服六味地黄汤加龟板，下午服八味地黄汤加白术、干姜，连服五日，双目视物清楚，光明复旧。五年之疟，一年之双目失明，经治愈，后以归脾汤调理。

按：四日疟为三阴疟，最为顽固难治，系脾肾亏虚，久发气血受损，脾气受伤，故成疟母，始终以补中益气汤加减，一日两剂以升补清阳，提挈中气，疟至日只服一剂，在未发之前服（疟作不服是避其邪锐之气，恐更助其势）服至五剂，疟疾减轻，十三剂则疟不显，服二十八剂疟疾病痊愈。脾肿消失，疟根切除，遂上午服六味地黄加味以养肾阴，下午服八味加味以养脾肾之阳，阴阳调和，气血乃旺，目得血则能视，故目疾随之而愈，其用鳖甲、甲珠、银花者能透达经络，以攻坚消块，取露气阴寒以入阴分，使久陷之阳从至阴之地而升复阳位，临发时含桂以助元阳，辛以散邪，甘以益脾，继以归脾汤健运脾胃，使生化之源旺盛，气血调和而无他变。

痢　疾

周某，男性，41岁。1951年秋初患痢，经当地治疗半月余，病情转剧，日夜五十次许，赤白兼有，里急后重，窘迫难下，不解则秽衣，腹痛，伴有发热。邀余诊治，按其脉沉数有力，查前医方药为：首乌、罂粟壳、砂仁、肉蔻之类，每方不离。痢越复堵塞，更益其结滞。以后虽服桂附不能解其结，服硝黄亦难通其滞，只有滑可去着一法，遂以当归、白芍、枳壳、槟榔、滑石、广香、莱菔子、甘草，水煎服，一日服二剂，少则不能济事，服后当夜大下2次黑血块夹白黏液，腹痛顿止，次数减少。翌日复诊，脉较平和，仍有低热口渴，仿喻嘉言逆流挽舟法，投入人参败毒散加黄芩、白芍，二剂热退渴止，更以当归、干地、黄精、怀山、甘草，以滋阴养血，而痢疾瘳。

按：痢本轻证，因服堵涩之药太早，使垢污不能徐，热毒不能祛，肠胃塞滞，故有里急后重，发热口渴等症，是症得愈之速，在于当归白芍为君，益血润肠，解挛止痛，使大肠有传送之力，槟榔、枳壳、木香去秽逐积，尤能舒畅气机，滑石、莱菔子、甘草调达于缓急之间，使瘀垢积滞尽下，而不伤气血，继以逆流挽舟法合黄芩汤，表里双解，调和营卫，使余邪尽去，故痢得愈。痢后最忌温补之品，故用甘柔和血养液之药善其后。

久　痢

周妇，27岁。下痢赤白年余，经县人民医院诊为阿米巴痢疾，服用西药症状时缓时急，又服中药三十多剂亦不效，发作频繁，时腹隐痛，日夜屙七八次，赤白杂下，以赤痢为多，下时窘迫，尿赤，食纳减少。于1958年秋来我处就

诊，切其脉濡细，舌红苔少，面色不华，形气衰弱，可见久痢阴虚，热毒未尽，先应清毒为主，兼以和营。药用白头翁、黄柏、黄连、秦皮、白芍、银花、黑豆、甘草，三剂。复诊，脉仍细，舌稍红，痢略轻，改用养阴和血为主，佐以清热止痢。方用：阿胶、当归、黄连、黑姜、茜草、艾叶，服四剂。三诊，痢已好，赤白全无，大便已现黄粪，小便亦清，食欲增加，诊其脉缓弱，舌苔正常，拟六味地黄汤加当归、白芍滋补阴血，以善其后。

妊娠痢疾

肖某之妻，28 岁。怀孕八个月，下痢赤白，日夜十余度，里急后重，初经西医治疗不效，其岳父亦中医，闻女病重，给以医治，服药数日亦无效，病情转危，已预备后事，并邀余诊视。按其脉急疾，高热不能着衣，口渴饮冷不休，小便赤涩不畅，点滴窘迫不下，日数十余次，秽臭难闻，腹痛哀号，饮食不进，形体消瘦，面色垢浊，舌红苔黄干燥起芒刺。余曰：古人谓下痢身热脉数者死。况此妇重身，里热充斥，热毒甚炽，积滞瘀结，须重剂清其积热，则正气复，胎儿可保，若平常安胎法终当误事，邪热不去，阴液过伤，精血消磨殆尽，安危只在顷刻，余拟一方，香结大黄、净芒硝、炙甘草，一日连进两剂，至黄昏时，大便解紫黑血块及黄色黏秽，尿黑红色，又连服两剂，如是脓血便止，腹不痛，热始降，渐入睡，次晨思稀粥食，热更降。复诊，其脉稍数，舌苔薄黄，芒刺退，改用黄芩汤合益元散，嘱服二剂，一日一剂。三诊，诸证悉平，脉静身凉，拟用当归、黄精、山药、麦冬、白芍、生熟地等味，以柔润滋阴，甘平和胃，胃气强，血液充足则胎有所养而安矣，后五十余天，产一女孩，母女平安。

按：此证是里热炽盛，故用硝黄。周学霆云俗医以参芪芩术为安胎圣药，以大黄、芒硝为犯胎禁药，而不知胎热水涸，参芪术又为犯胎之禁药，大黄、芒硝又为安胎之圣药。《内经》曰："大积大聚，其可犯也，衰其大半而止。"信不谬哉，所谓知其正面必知其反面，知其前必知其后也。

血　痢

陈某，男性，24 岁，农民。患腹痛暴注血水样便，并发热，呕吐，口渴思饮，经当地卫生院治疗无效，病情转剧，疑为急性坏死性小肠炎，乃往县人民医院治疗，因病危急，途经我院，就治于予。患者面色苍白，眼眶凹陷，腹痛哀号，心烦扰乱，口渴索饮，时时呕吐，触其皮肤高热灼手，大便血水，日十余次，脉沉涩，舌苔黄，质红津少，已经两天，病势危笃，此热毒痢也。《内经》病机篇云："诸转反戾，水液浑浊，皆属于热。"此为阳气偏盛，阴气受伤，急宜泻阳养阴，缓则不救，乃投大承气汤加芍药，嘱急煎服。翌日复诊，病势大减，大便仅泻三次黄红色稀便，诸证亦轻，并进稀糜一碗。但脉仍沉涩，改用承气养荣汤，大黄、枳实、厚朴、当归、生地、白芍，二剂。三诊，大便已不泻，腹痛止，呕平，热退，唯精神软弱，脉细缓，处以当归、白芍、生地、麦冬、怀山、甘草，调和营血，补益脾胃，渐次康复。

按：此证血痢，异于一般痢疾，来势急猛，骤然腹痛，呕吐腹泻血水样便或青汁，高热，烦渴，治之较缓或稍差误，即危及生命，此名"奇恒痢"。奇恒者，异乎恒常也，又名"穿肠毒"，言其能使肠穿断而死，究其成因是为实热火毒，若见声哑咽干谵语者，必危。治此病要急泻阳气之盛，救阴气之伤，法宜通因通用，急下存阴法，缓则无救。医者若用平和之剂或兜涩之药，则未有不败者。

热　痢

陈某之孙，年 12 岁，在涞江小学，学生。顿患泄泻，时值五月，延余治疗。证见高热，气促，汗出，腹泻如注，小溲短赤，脉一息七至，检前医处方，乃燥烈渗痢药。此泻为热结旁流。经云：仲景葛根芩连汤正合此证，用苦以清热，甘以调胃，疏以此方，嘱服二剂，不止痢而痢自止，霍然痊愈。余凡遇暴注热痢者，投以此方，得愈者不可胜举。

按：泄泻一证病最常见，因又杂，势又急，医治较缓，或治之不当，则有不测之虞。兹将一般泄泻辨证概述如下。经云，诸呕吐酸，暴注下迫，皆属于热。诸病水液，澄沏清冷，皆属于寒。清气在下，则生飧泄。寒热虚实以此细辨。《伤寒论》：太阳阳明合病自利，有葛根汤。太阳少阳合病自利，有黄芩汤。热下利，有葛根芩连汤。寒利，有桂枝人参汤。滑利，有赤石脂禹余粮汤。虚寒滑利，有桃花汤。痞满下利，有生姜甘草泻心汤。厥逆下利，有四逆汤。少阴下利，有白通汤。少阴阳郁下利，有四逆散。少阴实热下利，有大承气汤。伤寒论虽利痢未分，但无不详辨其因而治。时俗分风泄有痛泻要方，寒泄理中，暑泄桂苓甘露饮，湿泄胃苓汤，伤食泄平胃散，寒伤食藿香正气散，脾虚泄参苓白术散，肾虚泄胃关煎，脾肾虚泄四神丸。总之，以辨证为主，证因分明，治法自然无误。

吐泻心阴将绝

陈姓，男孩，2岁。其母抱来就诊。代诉病情，吐泻已五天，并有发热，初服西药两天，后又服中药两天，均无效。吐泻不止，日泻一二十次，病情加重。视患儿，面色黄白，两目眶下陷，皮肤干瘪，指纹紫滞，舌深绛似杨梅乏津，心烦咬乳，时索水饮，饮即呕哕，龂齿，大便泻出水样黄色粪便，腐秽恶臭，此心火暴盛，故暴注呕逆，吐泻已五天，真阴耗绝，烦扰龂齿。拟用黄连、黄芩苦寒直折其热，以清泻炎炎之势，生地、当归、甘草，甘润以救已耗之阴液，重用葛根以升阳明下注之津，佐以朱砂交通水火，去烦扰之躁乱，嘱服一剂。三诊，泄止，热清。不烦，亦不咬乳，神色好转，舌生津润，指纹淡紫，改用甘淡养脾生津法。参须、麦冬、怀山、莲子、石斛、五味、甘草，调理健复。

霍　乱

陈某，五十余岁，住大西门。陡然腹痛，吐泻大作。其子业医，投以藿香正气散，入口即吐，又进丁香、砂仁、柿蒂之属，亦无效。至黄昏时，四肢厥冷，两脚拘挛，冷汗淋漓，气息低微，人事昏沉，病势危急，举家仓皇，求治于予。及至，患者面色苍白，两目下陷，皮肤干瘪，气息微弱，观所泻之物如米泔水，无腐秽气，只带腥气，切其脉，细微欲绝。余曰：此阴寒也。真阳欲脱，阴气霾漫，阳光将熄，势已危笃，宜回阳救急，以挽残阳。投大剂四逆汤，当晚连进二剂，冷服。次早复诊，吐利止，厥回，脉细，改用理中加附子而康。

按：是岁霍乱暴发流行，死者不计其数，时医投藿香正气散、六和汤之类罔效，以四逆，理中得救者数百余人。霍乱一证，在新社会中，政府关怀人民疾苦，每年有预防注射，此病得到消灭。作者业医以来，目击霍乱流行二届，一为光绪三十年乙巳岁，一为民国二十四年乙亥岁。该病所发，来势猛烈，发病急骤。有人上午还在做事，下午患此变为危笃致死，死者沿门皆是，真是千村遗矢，万户萧疏，目此惨景，毛骨寒悚。察其所因，均属阴寒为患，治宜照仲景师法。清王孟英著《霍乱论》，分寒热二种，治此者，宜审慎辨证。今附此案，使后世业医者，知阴寒霍乱，与孟英之论暑热霍乱的辨证关系。

胃 脘 痛

案一：尹某，女性，32 岁。患胃脘痛反复发作已三年多，每因劳累、受凉或饮食不节而发。在县人民医院多次照片检查为胆囊炎，胆石症。患者不同意手术，经中西药治疗，时缓时剧，1965 年 3 月间，其痛大发作，上中脘部疼痛，牵引胸背，持续钝痛，阵发性加剧，呕吐食物残渣及涎沫，呕吐后，其痛不减，抬来我处诊治。患者锁眉焦急，面带暗晦，时时哀号，声音壮厉，舌苔薄白，质淡红而润，按其腹部上中脘痛甚，上脘偏右按之痛更剧，小溲清长，大便灰白色而不畅，诊其脉弦紧，此系寒气滞结，阴邪凝聚为患。法以辛热，散其寒积，以温通逐其阴凝，拟用熟附、细辛、大黄、川椒、制川乌，服三剂。服后疼痛顿除，呕吐平复。越日复诊，其脉紧象未除，继服原方二剂，以清除寒凝之陈积，半载后，病不复发。

按：此证类似胆囊炎，中年妇女较为多见，一般大都主张手术，然手术后，亦有复发者。中医认为，此证乃湿热蕴结而成。用清热利湿行气散瘀之品，名曰利胆。胆何不利？非独湿热也。盖胃脘痛原因虽多，大多由饥饱失度，寒温不时，损及脾阳，饮食精微，不得运化，被寒气凝聚变为瘀积而停结成疾，发则疼痛呕吐，牵引背部。所拟之方，乃《金匮》之法，是由大建中汤、大黄附子汤、乌头赤石脂丸化裁而来，用治斯疾，累见功效。然斯疾，有痛数天而发黄疸者，是郁久化热也。予用当归芦荟丸，取效颇捷。

案二：龙某，男性，42 岁，副食品公司营业员。患胃脘痛已 4 年多，曾经某医院检查为十二指肠球部溃疡。患者不愿手术，服中西药时缓时作，每日以胃舒平缓解其痛。1957 年夏病情加剧，始就诊于予。患者每日于饭前及夜半作痛，得食或以手轻抚则有缓解，日日夜夜如此。有时胃中有灼热感，恶心，大便或带黑色，视其形体消瘦，面色萎黄，精神不振，舌苔薄白，质淡红而

润，切其脉弦细，以脉证相参，属九种心胃痛中之“悸痛”，治宜补益脾胃，调和气血。处以归脾汤，水煎服。服五剂，胃痛停止，食纳增加，大便不黑。继服五剂，精神渐振，食纳正常，面有荣色。嘱再服十剂，以后胃痛不作，形体健壮。

胃寒肠热

张某，男孩，8岁。患呕吐，经中西医治疗五日不效，病情转剧，食入即吐，饮食不能入胃。或曰食管狭窄，或曰为幽门梗阻，或曰为胃热，或曰为胃寒。众议纷纭，延予会诊。按其脉弦缓，面色苍白，形较瘦，其呕吐为水液清稀，无臭秽，数日不便，其腹无饱胀感，按之不坚不痛，目色无黄赤，唇不肿，人中不缩，声音不变。余曰：此胃寒肠热。寒热错杂，胃气不降，冲气上逆，病并不危险，用辛以通之，苦以降之，寒热错杂之邪可解，冲气则降，呕吐得平，遂疏以干姜、黄连、参须、黄芩、炙甘草、大枣，水煎服。并用蜂蜜熬如饴，作条如指大，长寸许，纳肛内以导浊下行，令大便通行二三次，停用。若呕止思食，以温稀粥食一杯，停一二时再进，不宜饱食，明日不必服药，以稀粥调之。众人目睹不言，心疑未必有此良验。越日邀余复诊，伊父母喜而告曰，依法服药，纳蜂蜜条，一服呕势缓，再服呕吐止，一剂服完则思食，进以稀粥，大便解三次，带黄色稀粪，真如先生所言。昨日遵嘱勿药，今天请赐以善后方，视其孩行动嬉戏如常，切其脉和缓，告曰：证脉息平，不必再药。《素问·五常政大论》篇云：“无毒治病，十去其九，谷肉果菜，食养尽之，无使过之，伤其正也。”调养数日，待胃气充，则形神俱茂矣。

阳邪厥逆

颜某，男孩，1岁多。1956年9月间，突然高热呕吐泄泻，经县人民医院作急性胃肠炎治疗三日，呕泄均止，转而心烦扰乱，口渴索饮，四肢厥冷，其母抱往我院陈医处诊治，陈医以吐泻后，四肢逆冷，为阴寒内盛，拟桂附理中汤，因病势较急，就商于予。予视之，手足虽厥冷如冰，扪其胸部跳动急促，肤热灼手，触其腹部亦如炕。予曰：初病即手足逆冷，桂附理中不可轻试，况患儿舌深绛，溲短赤涩，大便不滑泄，粪成黑黄色，又带有窘迫，时索冷饮，烦扰不宁，是为阳邪厥逆也，宜四逆散。陈医惑其四肢冰冷，疑四逆散不能胜任，适彭医至，复邀参看此证，彭医亦赞同四逆散，非急服不可，遂投以此药。服尽一剂，夜半手足阳回，心亦不烦，尚能安睡，继以原药二剂而得痊愈。

按：此系阳证似阴，如果大便闭结，还可用釜底抽薪法。

胸中支饮

谭妇，年43岁。来予处就诊，自言患咳嗽，胸满，喘急不得卧，咳则连声，吐出涎痰，纳减，历三月余，经人民医院以支气管炎治疗无效。切其脉弦缓，舌淡白，小便微黄，从胸中支饮施治。方用：小柴胡汤去人参、大枣，加干姜、细辛、五味，服一剂。翌日复诊，咳减轻，气急较缓，切其脉仍弦，再以原方继服四剂。三诊，气不喘急，已能平卧，胸满胁痛均除，思食，略有微咳，脉弦缓，痰饮不理脾胃，非其治也，用六君子汤以收其功。

按：此病最为常见，医治不得其法，往往缠绵难愈，变成痼疾，时医一见咳嗽，则投以参苏、二陈、止嗽，置仲景法于不顾，不知胸中支饮是咳嗽根底，胸中支饮不除，咳嗽终不得宁，柴胡为转枢之药，加入姜辛温散，则饮邪不能停滞而得到驱逐，佐以五味止咳，故使咳嗽顿愈。痰饮本脾胃虚弱，脾虚失运，则清者不升，浊者不降，饮食精微留中滞隔，得阴寒凝滞则为饮，为阳热煎熬则成痰，故治痰饮咳嗽之症，必须温健脾胃。

历节风

谭某之孙，15岁。父母早丧，依祖父生活。1956年2月两脚关节痛，经当地中草药治疗半载无效，至县人民医院诊为类风湿性关节炎，住院治疗月余依然无效，病情尚在发展，遂至我院就诊，收住院治疗。初服草药半月未效，遂转内科。其证全身关节疼痛，两脚疼剧，胫及股干细，膝、踝及趾关节均肿不能坐立，两手诸关节亦肿痛，握摄不能，遍身肌肉消瘦如柴，皮肤萎黄，面浮滞，按其脉弦紧，是寒湿之气，久郁经隧而流注关节，是为历节风。首以五积散四剂，祛内外之邪，疏通经隧；继以二术二陈汤三剂，调理脾胃以祛湿。三诊，脉证依然如故，予思已服祛风燥湿，温经散寒之剂，标证已除，现形瘦气弱，是久病气血受伤，正气不足，宜扶正以驱邪。投大防风汤，一日一剂，守服十五剂，症状减轻。其脉弦细，腰膝无力，继以扶正驱邪，改用千金独活寄生汤，一日一剂，服至十三剂，遍身关节痛止，肿亦全消，能扶杖行走。再守服十二剂，能独自缓慢步履，饮食增加，精神倍增，脉较和缓。改用三痹汤补养气血为主，兼祛风湿以理腰膝，守服二十余剂，康复健壮如常。

口眼㖞斜

一徐姓妇女，53 岁。口眼㖞斜，右边面部肌肉时常跳掣不停，别无他证，脉弱无力，明知是风为患，因患者年迈体虚，不得专以风药治之，恐更耗气血，昔人有“治风先治血，血行风自灭”的经验，拟以益气活血，柔润息风，方用黄芪为主，当归为辅，生地为佐，天冬、巴戟为使，服三剂。脉软无力，㖞斜如故，惟跳掣稍轻。予思，面为阳明之部，寒则筋急，热则弛张，今患者无寒证可察，无热迹可寻，惟口眼㖞斜，面肌跳掣，脉软弱，遂投十全大补汤合杨仁斋牵正散，服药三剂。越数日来诊，口眼已正，诊其脉缓，继以十全大补汤补益气血，以资巩固。

痫　证

陈某，男性，32 岁。患痫证四年余，隔日一作，发则卒倒于地，人事不省，手足拘挛，口流涎沫，约二十分钟苏醒，醒后头昏身倦嗜睡，次日似平人，经中西医治疗无效，于 1957 年 6 月间来予处就诊。按其脉洪滑，其人肥胖，两目红赤，声音宏壮，能食，小便短赤，大便间日一次，脉证相参，是系痰火为患。欲清涤其痰，先须清其火，以龙胆泻肝汤二剂。越日复诊，自述病状如故，脉仍洪滑间有歇止。以当归芦荟丸作汤剂，进五剂；又以礞石滚痰丸五钱，临卧生姜汤送下，连服五晚。隔一星期三诊，患者痫已停止发作，大便解出黏物如油膏，目仍红赤，脉滑，继以祛痰为主，礞石滚痰丸临卧服五钱，连服六晚。大便仍解出膏油状物甚多，目红赤已退，痫已停十八日未发作，诊其脉滑未去，继服礞石滚痰丸五日。五诊，脉缓和，痫停二十五天未作，大便正常。改用六君子汤调理脾胃。此后，痫证未见再发作。

癫　狂

彭某，女性，20 岁。患精神错乱，或哭或笑，或狂歌骂詈，或如痴如呆，或自言自语，或手舞足蹈，喜怒无常，关闭房中，与食即食，不与食亦不思食，病经数月，求治于予。患者精神兴奋，语声壮厉，诊其脉数而滑，此非“脏躁”，系痰火上扰神明之故，拟直折其大热上扰之势，投当归承气汤二剂，并服礞石滚痰丸。二剂吃完后，大便泻下恶物数次，妄动停止，渐渐入睡，熟睡一晚至次晨方醒，醒后人事清楚，唯精神倦怠，言语缓慢。复诊，其脉仍滑带数，改用温胆汤加川连、尖贝，以清痰火，继用礞石滚痰丸祛其宿痰。三诊，精神好转，食纳渐增，诊其脉缓滑，改用养血安神，佐以清热化痰，用天王补心丹加川贝、黄连调理而安。

喜笑不休

协均中学罗教师之妻，患喜笑不休，治疗数月无效，诊为精神分裂症。回茶陵至公济医院治疗五十余天，亦无效。遂至我处就诊，诊得两手脉浮散，唯左寸洪而有力，视其面色丰润，唇红，病在手厥阴心包，有痰浊蒙蔽，扰其神明，是为有余之证。经言：“神有余，则笑不休。”治之首宜涤痰为主，继宜安神养血。初拟郁金、生明矾、石菖蒲、尖贝、甘草，长流水二碗，煎三沸，空腹顿服，服后呕吐。停三小时，再服第二方：石菖蒲、朱砂、当归、尖贝、赤芍、白芍、川连、川芎、生地，嘱其明日不服药，后天再诊。第三日复诊，服头剂药后，约安睡一小时，忽然烦躁不安，半小时后，呕出黄绿色稠痰及南粉样痰，均带黄绿色，继出微汗，大便亦多黏液。服完第二方，笑即止，呻吟入睡。诊其脉左手仍洪，舌尖带红，神志稍清。以归脾汤加黄连、尖贝，嘱服四剂。越五日三诊，患者自诉不知病中的情景，但觉心中发烧，诊其脉和缓，以归脾汤十余剂，健复如常。

肺　痨

李某，30 岁。形体素弱，经常咳嗽，曾在县人民医院诊为“肺结核”，常服“抗痨药”。1957 年 8 月间，因劳作而致病情加剧，高热咳喘，住人民医院治疗月余不效。身热不退，气促咳嗽，饮食不进，肌肉消瘦，病情日益加剧，来我治疗。予诊其脉洪大而数，触其肤热灼手，汗出淋漓，皮焦骨露，精神疲倦已极，呼吸短促，声音低微，咳吐稠痰，不咯血，舌绛乏津，问及小便短赤，大便不畅。予揣摩病情，形瘦脉大，汗出热不退，种种逆象已现，所幸者，无躁扰不宁。此病之灼热，是肺之蒸，肺之蒸由心火逼迫，心火逼迫，肾水必涸，是一脏之病波及他脏。欲救治此病，必先救已涸之阴液，抑其燎原之火势。先哲云：“水升则火降，勿汲汲于清心。”拟滋肾养阴，清心保肺。方用犀角、羚羊角、生地、人参、尖贝等味于清燥救肺汤中，进服一剂病势稍缓，又进二剂，症状大减，思食，能进稀粥，守方继服 7 剂，热退汗止，咳嗽减少，饮食增加，脉洪不数，舌红苔少。原方去犀角、羚羊角，又服五剂，神色好转，气力增加，饮食倍增，咳嗽已平，脉虚软无力，改用归脾汤去木香，加白芍、麦冬、五味子、枸杞，培土生金，补益气血，守服二十余剂，形神俱旺。

劳伤吐血

刘某，年 48 岁。八月旬，因重劳后发生吐血，经当地服药，吐血缓解，而胸闷胀痛，背亦胀痛，咳嗽咳痰带血，色紫红，复服中药三剂，胸膈背痛更甚，咳嗽加剧，痰血未止，手足心发热，入夜尤甚，胸闷烦躁，饮食少思，精神不振，四肢无力，来我处诊治，视其人呼吸不利，气短迫促，皮肤枯焦，大肉未消。察其舌苔白滑，舌尖红绛，小便正常，大便不畅，诊其脉细涩，病虽属劳损，但内有瘀血郁滞，证为虚中夹实。经云：“劳者温之，损者益之。”今日瘀阻较重，暂以祛瘀为先，仿王清任血府逐瘀汤加韭汁一羹兑服。因瘀滞不行，则新血不生，但用补虚，更使血脉壅遏，久之有劳疾之忧。人之气血全赖流通为贵。服二剂。复诊，胸背痛大减，手足热亦轻，痰血亦少，仍不思食，咳嗽未除，脉仍细涩，是服药后瘀滞已行，而虚损未复，血药不可再进，待脾胃健，余瘀可以温化，遂遵“劳者温之”之旨，拟以理中汤加当归、降真香、竹茹，进服二剂。三诊，痰血止，胸背痛除，手足热退，思食，舌苔薄白，质红，脉细缓，继以理脾胃为主，与异功散加黄芪、当归、麦冬、怀山，补土生金，补益气血，嗣后健复。

口舌生疮

谭某之妻陈氏，去冬患失眠，手心发热，饮食减少，略有咳嗽，医以虚证治之，服参、芪、术、归、桂、附，已百余剂。今春，口舌生疮，疼痛，时以温水含之，无水则枯燥痛甚。虽含水不欲咽，温温之热不退，彻夜不眠，腹知饥而不能吞咽，吞之则口腔疼痛难忍，每日只食薄稀粥一二碗，病情痛苦，延予诊治。按其脉细数，断为阴虚，以天王补心丹大剂作汤服。复诊，患者夜间稍睡片时，但口舌疮如故，脉仍细数，原方以沙参易人参，加朱砂兑服，灯心草为引。服后，是夜便黑稀粪二次，口舌疮痛减轻，不需含水。三诊，脉仍细数，原方再剂，又解黑粪一次，口舌不痛。四诊，脉仍数，脾阴不足，遵《慎柔五书》养脾阴法，用四君子汤加山药、黄芪、莲子、白芍、麦冬、五味，煎去头煎不用，只取二煎三煎，温温徐服。又以参苓白术散一料晒干研细，加陈锅巴饭熬汁为丸，如绿豆大，每服十克白汤下。越四十余天，其子告以母病服药二十剂，丸药半料，口舌溃疡痊愈。

目　疾

贺某，52岁。病目红肿，次年双目生红白翳障，流泪畏光，至醴陵延请一眼科医生坐诊二月余，翳障增大增厚，双目失明，疼痛加剧，难愈。遂延予诊视，患者两目赤丝密布，瞳神有白翳遮盖，眼睑紧束，疼痛难忍。问其大便硬结，三五日一次，小溲短赤，灼热作痛，口干思冷饮。诊其脉浮沉俱数，时值九月中旬，证属肝脾郁热，上扰于目，翳障遮睛，当用洗肝散加减，以开其结滞，清其郁热。处方：熟大黄、羌活、归尾、防风、薄荷、石膏、桑皮、栀子、玄明粉（兑服），服二剂。大便仍结，小便稍长，目痛如故。此乃肝经实火，肝开窍于目，火郁在肝。检阅前方，一派枸杞、肉苁蓉、熟地、巴戟、杜仲、菟丝子等补肾之品，是为实实。再拟泻青丸作汤剂，处方：羌活、胆草、生栀子、防风、当归、酒大黄、桑皮、甲珠，水煎，食远温服。一剂小便较长且热，大便灼热，二剂心烦减轻，大便不硬，精神爽快。按其脉仍弦数，目翳如故，原方加退翳药，用甲珠、芦荟、青黛、麝香，共为细末，以煎剂兑服粉药一分。外用细茶、生姜，食盐煎汤熏洗，日二次，夜一次。次晨诊视，患者已能望见人影。诊其脉弦数转缓，两目均脱下一片翳障，余翳有将脱之势。仍照原方，脉转洪缓，改用养肝血于退翳障之药中，以目得血而能视。方用当归、川芎、蒙花、菊花、地骨皮、羌活、荆芥、木贼、花粉、薄荷、枳实、甘草、黄连、蝉蜕、蔓荆子、蕤仁、石决明、甲珠，服至 7 剂，白翳赤丝只剩四分之一，两目能辨物，拟用羚羊角、犀角、当归、生地、白芍、木贼、蒙花、石决明、草决明、川芎、白菊、蝉蜕、甲珠，外以鸡蛋白、芒硝调匀，搽眼。最后拟用人参、茯苓、连翘、玄参、防风、茺蔚子、知母、车前、细辛、五味、生地、黄芩、细茶叶，守服十剂，翳障全消，光明复旧，再以归脾汤善其后。

按：是症得愈，为治之得法。首用洗肝散，疏通结滞，清泻伏热；次用泻青丸，清肝泻热，退翳除障；三用拨云退翳散，以拨其翳，更佐洗药散翳；四用加味犀角地黄汤，清血退翳；五用还睛丸，退翳复明。大凡治红翳不离桑皮、栀子，白翳不离蒙花、蝉蜕；久翳不离甲珠，实火不离青黛、芦荟，虚火不离生地、决明。师嫡相传，确有意义。

水　肿

案一：陈某，女性，16 岁，学生。月经来潮时受湿，经后周身浮肿。人民医院门诊诊断为急性肾小球肾炎，治疗无效，就诊于予。患者头面及四肢肿大如水泡，周身皮肤光泽，按之凹陷，询其小便短涩，大便不畅，舌苔薄白质润，一身沉重，精神萎靡，嗜睡，气促，纳差，其脉浮数。“经先断后发水肿者为血分”。今察其症无少腹痛，入夜无热及谵语，溲便均不利，是血分无症也。《金匮》云：“皮水其脉亦浮，外证胕肿，按之没指，不恶风，其腹如鼓不渴，当发其汗。”遂遵其法，投以越婢加术汤，处方：麻黄、石膏、白术、甘草、生姜、大枣，三剂。服完二剂，身微汗，小便略畅，服完三剂，汗出，小便通畅，浮肿全消，思食。复诊，脉缓，面色苍白，精神略差，处以六君子汤加当归、黄芪，调理脾胃，和其营血，康复如常。

案二：谭某，男性，51岁。1964年夏患水肿，在县人民医院诊为“肾炎”，经中西医治疗，时轻时重，历时年余，1965年秋病情加重，遍身及四肢肿满，面色苍白，指甲亦淡白，舌淡苔少，神萎肢倦，语言低微，呼吸尚平，询其饮食少思，略进食则胀满不舒，小溲时清时黄，大便溏薄，切其脉缓弱，上午上身肿盛，下午下肢肿盛，是阴阳不相调剂，便溏，纳差得食饱胀，是脾气衰惫，胃气虚弱，证属脾肺肾俱虚，而虚能受补得食者生。今患者得食则胀满不堪，正气告败，病情危笃。所幸者，呼吸尚平，而无烦躁，脉尚缓弱，尚存一线生机，拟以调补脾胃为先，因脾胃为后天之本，气血之源，水谷之海，元气赖脾胃之生化，当顾脾胃，处以白术、怀山、苡米为主药，辅党参益肺气，肉桂化肾气，佐车前以导水，少佐莱菔、神曲醒脾导滞，使补而不滞，消而不困。进服五剂，自觉舒服，继服五剂纳增胀除，再服十剂，肿胀渐消，食纳大增，精神振奋，又服十余剂，诸症悉平。

子　　肿

彭妇，42岁。6月中旬患子肿，经当地医治不效，8月中旬病势转危，延予诊治。患者卧床不起，赤身裸体，遍身浮肿，头面及四肢重肿大，阴户肿更甚，高热，口渴饮冷不休，小便全闭。按其六脉洪大而疾，舌红绛，怀孕将8月，诊毕予思忖其症，高热身肿者常有，而阴肿大如此，实为罕闻。消肿退热止渴乎？拟安胎乎？思之良久，乃悟水即气也，气行则水行，气机不利，则水为之壅遏，气为肺所主，是肺气壅滞不能通调水道，肺气之遏滞，又为胃热之蒸，胃之蒸是内火之灼，故自沃土以救其焚，否则必有吸尽西江之势，法以宣肺行水，清热安胎，方用生石膏、知母、桑皮、地骨皮、蒲公英、银花、生地、木通、黄柏、花粉、竹叶、连翘、栀子、尖贝、甘草，服一剂，小便即通，解出赤黑色尿一大盆，大便亦解出黑臭稀粪；服完二剂，肿已消三分之二，阴户肿大亦消过半，热退渴止，再以原方继服二剂，过三日诸症悉平。

崩　　漏

案一：吴妇，年40岁。患者赤白带下多年，时缓时急，一日因劳感寒，赤白大下如注，人事昏沉，恶寒发热，周身疼痛，手足面目浮肿，就诊于予。按其脉弦紧无力，舌苔厚腻，质淡白，此虚且寒也。今标本均急，以劳者温之之法，遂以补中益气汤加熟附一剂，精神好转，崩漏略为减少，余症同前。诊其脉仍弦紧，是正气稍复，邪气较甚，遂改用参苏饮加当归、白芍（时当归缺药，以丹参代之）以和血，开胸膈之痰塞。真气薄弱之人，多有痰饮，停积中焦阻碍气血，嘱服二剂。越日复诊，肿即全消，头身痛止，咳减、思食，带下减少。予思此证为痰塞气滞之故。气机不畅，故用参苏饮散寒、顺气、行痰、健脾。诊其脉弦细不紧，是外邪已清。宜调理中州，缓其赤白带下。本应进芎归六君，因当时芎归缺味，拟用阿胶、艾叶、炙甘草、黑姜、茯苓、白芍、续断，服三剂。又越二日，患者步履来诊，白带不下，但赤带颇多，其脉虚细而缓。予思，崩漏即久，督、任、带三脉受损。任虚则阴血不充，督虚则阳气不统，冲为血海，冲损则血海不固。欲止其崩漏，须益其冲任。冲脉隶于阳明，二阳之病发于心脾。拟用归脾汤加鹿角胶，服二剂。血止，精神好转，饮食增加，继服原方，渐复如常。

案二：郭妇，年30岁。于1956年6月来我处就诊。患者自诉，二月间，小腹胀痛，间有赤白带下，草医作“风气”医治，服草药三剂，忽然血大下，抬至人民医院针药兼施，治疗月余，小腹仍痛，流血不止。予按其脉弦迟，询其所下之血紫红色，或成块，或腥臭，伴有手心发热，口干不欲饮。断为血海虚寒，冲任受损，拟用《金匮》温经汤，服五剂。腹痛减轻，下血亦少，神色好转，症状大减，继续服前方十剂，诸症悉愈，形神健旺。

血　崩

陈姓妇，54岁。因提重物过累，忽然腹痛一阵，鲜血大下，头昏眼黑欲仆。时值6月，患者面色苍白，唇舌淡嫩，口干无津，精神萎靡，诊其脉浮芤无力，是血室空虚，法宜急救无形之气，以生有形之血，否则气难统血。方用黄芪为主，当归为辅，服二剂。翌日复诊，血已不下。唯手足无力，面色皖白，脉仍芤虚，用归脾汤加鹿角胶、续断、侧柏炭等，体渐复常。

子宫脱垂

刘某之妻，36岁。患子宫脱垂，腰腹痛，赤白带下，服草药四剂，赤带减少，白带反多。改服西药治疗2月余，亦不效。因经济困难，间常服民间单方，毫无作用。今白物淋漓不断，子宫脱出四五寸，苦痒作痛，行走不便，特来就治。按其六脉大小不匀，时急时缓。予思患者饥饱劳役伤其脾胃，以东垣补中益气汤，升提中气，补益脾胃；加猪苓、泽泻、茯苓以渗其湿；外用矾石汤熏浸以托宫解毒，嘱安心静养，少思虑，莫劳倦，免伤气血。服药四剂，浸洗药二剂，白带减少，痒轻，脱垂之状缓解，其脉至数齐匀，继以原方加乌贼骨，服至二十余剂，其病痊愈。

性后腹痛

汪某，女性，25岁。浙江杭州人，身材不肥不瘦，精神不倦，面无病容，结婚九年，初感经痛，继之白带甚多，性交后小腹疼痛难忍，剧痛两天方能缓解，已有七年，经过中西医治疗无效。诊其脉弦细带数，断为心脾血虚，肝肾相火有余，中气不足，饮食精微不能化生气血，败浊下注。首拟提挈中气，清降相火，用补中益气汤加龟板、槐角、知母、黄柏，服三剂。白带减少，疼痛亦轻，照方连服十剂，白带大大减少，相火渐清，改用益心脾之血为主，用归脾汤加龙骨、牡蛎，服十剂。白带痊愈。仍用归脾汤加枸杞、麦冬、白芍、五味、龟胶，守服三十余剂，饮食增加，精神健旺，诸症悉除。

按：此证是结婚太早，心脾受伤，不仅白带严重，性交腹痛，亦可变生诸证，归脾汤是为的对之方。

交肠证

谭姓妇，28岁。第三胎滞产，产后三日，恶寒发热，恶露不下，变成小腹胀痛，气坠下迫，粪从前阴流出，臭秽不堪，大便不畅，抬至予处就诊。问悉上述病情，切其脉涩，重按鼓指，患者呼吸迫促，目带青黯，面色紫晦，舌苔黄白，舌质红润，腹满拒按，以脉参证，是为恶露不行，瘀血内阻，秽浊上熏，气机痞塞，拟以活血祛瘀为主，佐以提挈正气。方用当归、川芎、莪术、肉桂、黑山楂、石柱参（当时市面上的上等人参）、苏木，水煎，以童便兑服。服一剂，夜半从前阴下黑块瘀血甚多，大便一次，腹胀满即消，前阴亦不流粪水，唯精神困乏，但欲睡。继以补益气血，兼化积瘀，以佛手散合参苏饮，其方：当归、川芎、苏木、人参，童便兑服，连服二剂，诸症全除，思食。精神待复，处以十全大补汤调和气血而愈。

阴 吹

陈妇，42 岁。得一隐疾，不敢告人，在家亦不敢外出，偶有客至，则回避于房中，半年不愈。不得已而就诊于予。问其每天有十余次发作，每发则连续不断吹气四五十次，持续一二分钟，响声很大。按其脉沉细带数，饮食动作皆如常，余无所苦，唯大便干结，五日方解一次。《金匮》谓："此谷气之实也，膏发煎导之。"遂照方服用，进服一剂，大便连泻数次，斯症顿愈，信古方之不谬也。

肠 痈

龙某，女，31 岁，干部。产后五天，恶寒发热，小腹疼痛，右侧较剧，右脚屈不能伸，伸则痛剧。县人民医院诊为阑尾脓肿，收外科住院。患者不愿手术，经中西医针药治疗无效，转来我处诊治。患者身热不退，黄昏时微恶寒，小腹掣痛，午后至夜痛剧，右下腹有一块隆起，扪之有灼热感，按之痛甚，口干，不思饮，纳差，舌苔薄白，脉弦数。大便急胀而不畅，小便频数而灼热，此"肠痈"痈脓已成，瘀热阻滞，营卫不行，壅而化热，热甚则脓成，宜和营散瘀，排脓消肿，处以当归、川芎、炮姜、桃仁、甘草、败酱草、熟附、丹皮、大黄，二剂；另以蜡矾丸黄酒吞下一二百粒。越日寒热平，痛大减，自能步履，肿块缩小，二便通利，食纳增进，脉略带数，继以原方去大黄，服三剂，仍吞蜡矾丸。三诊，右下腹肿块消散，按之微痛，食纳大增，脉缓，改用人参养营汤加银花、白芷，三剂。健复如常。

按：肠痈包括今所称阑尾炎、阑尾脓肿、阑尾穿孔并发腹膜炎在内。《金匮》大黄牡丹皮汤、薏苡附子败酱散，与张景岳红藤煎、陈士铎之清肠饮均为肠痈有效之方。此案系在产后，营血未复，故用生化汤祛瘀生新为主，以薏苡附子败酱散、大黄牡丹皮汤消瘀泻热，去苡米、芒硝，因产后防其损，加蜡矾丸解毒、护膜，防脓溃而引起腹膜炎，并能促使脓液排出，故愈之迅速也。

瘖　瘤

患者陈某，40岁，干部。1965年春患瘖瘤，在县人民医院作荨麻疹治疗，曾用抗过敏、镇静、钙剂、激素以及中药祛风杀虫等药治疗七日不效。转来我处诊治。患者头面四肢遍身瘖瘤满布，色鲜红，瘙痒不堪，两手抓个不停，时时欲得温水淋洗较舒，心烦扰乱，舌红苔少，脉浮数，尿赤，大便一般。予思瘖瘤又称“瘾疹”，俗名“风疹块”“鬼饭疙瘩”。一般风热者，疹块色红，成块成片，用祛风清热之消风散；风寒者，疹块色白，遇寒冷即发，用疏风散寒之荆防败毒散；风湿者，肿块微红，四肢沉重，用祛风燥湿之当归拈痛汤；气血虚者，反复发作，来势不猛，宜养血祛风，日痒甚者，秦艽牛蒡汤，夜痒甚者，当归饮子；虫疹块则有腹痛，以杀虫祛风法，可用加味化虫丸。而此证均与上述诸证不同，此证纯属温毒搏于营血，拟以清热解毒，辅以凉血散血，佐以消肿止痒之品。用升降散加味：僵蚕、姜黄、蝉蜕、大黄、银花、皂刺、丹皮、大青叶、犀角、蒲公英、炮甲珠，一日夜连服二剂。翌日复诊，症状大减，继服二剂，悉获痊愈。

恶　疮

布庄陈某之子，年9岁。夏日发热，喜饮热汤，经多医诊治至八月，病症转剧，发热不退，夜热更甚，一身疼痛不能触摸，呻吟床席，肌肉消瘦，诸医断为不治之症。乃延予诊之。其脉洪数，重按无力，面色苍白，皮肤高热灼手，而鼻头独冷。“独鼻准冰冷，为痈疽恶候”。勉用蒲公英、银花、花粉、甘草，服一剂。次早复诊，脉仍数，重按无力，身热略减，精神萎弱，痈疽不起，面白神衰，法当补土平木，方可挽回。遂改用六君子汤半夏易花粉加银柴胡、白芍，嘱服五剂。如有大汗气喘，可望生机，倘无汗出、气喘，则难治矣。服至七剂，热可退尽，口渴亦止，身痛必减，四肢及身上有疮苗现出，就是邪从外解。果然服药五剂，夜半身热大汗、气喘，继服二剂，热退渴止，痛定喘平。切其六脉和缓，四肢及身疮苗已露，出现红块，遍布全身。方用护心丸一料，以金银花

酒送服，次晨红块肿起如核桃，用熟地、人参、黄芪，一日二剂，以补气血，促使痈疮成脓。痈疮既出，光泽红润，是佳兆，仍以原方日服二剂，第五日有稠脓，患儿思肉食，给以瘦肉汤资助营养。内服原方，外用木芙蓉根白皮捣烂，调蜂蜜作饼，每一疮上敷一饼。越二日，恶疮有些正排脓，有些已结痂，精神增加，饮食倍增，诊其脉和平。处以人参、当归、黄芪、麦冬、远志、云苓、炙甘草、生地、五味、生姜、红枣、桂圆肉，每日一剂，又以土茯苓煎汤代茶，连服十二剂痊愈，瘢痕全消。

按：恶疮难诊治，身热鼻独冷乃痈疮恶候。是脾虚不能鼓邪外出，故以六君子汤补益胃气，胃气充足，方能鼓邪外出，加银柴胡、白芍以和肝血，去半夏加花粉以养阴液。服至五剂，大热大汗、气喘，是胃气有权，生机回复，为佳兆。恶疮出现，以护心丸使邪毒不内陷，脓毒易出；用银花、甘草化疮毒，并重用两化膏加黄芪，助长气血而托里，使恶疮速发速溃；溃后，外用木芙蓉消肿排脓解毒，所以易愈，愈后而无瘢痕。

附言

上述医案皆为刘天鉴老先生晚年接诊之病案，1979年刘常春整理编按，交由湖南省中医药研究所，统编于《湖南省老中医医案选》之中，于1980年8月由湖南科学技术出版社出版。本书中编选刘老先生的临床案例于附篇之中，旨在使其学术经验启迪后人，为好学深思的后学者提供临证参考。

附二 《穴道药品生字检讨》(影印)

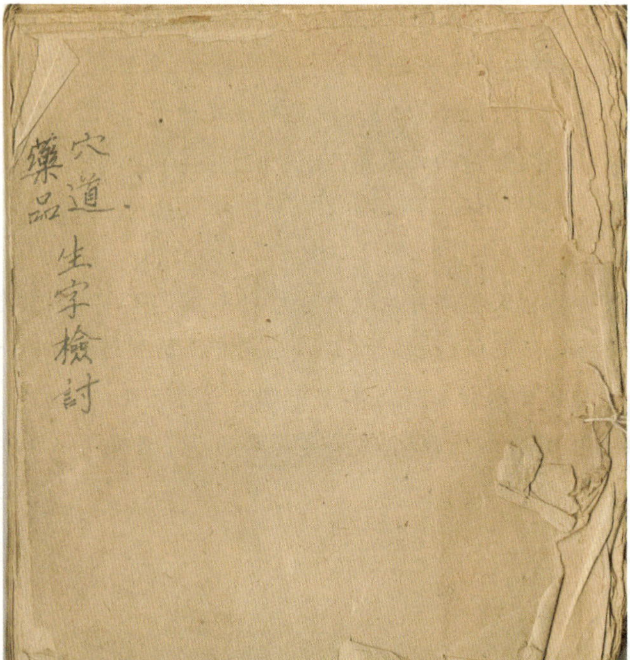

图 1 《穴道药品生字检讨》(影印)封面

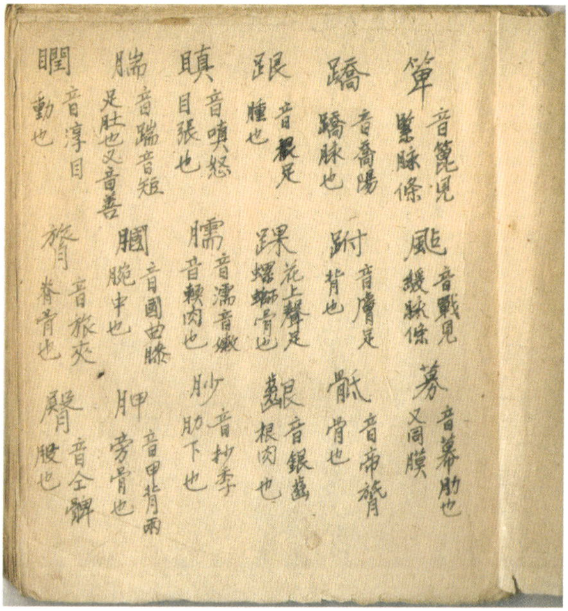

图 2 《穴道药品生字检讨》(影印)001

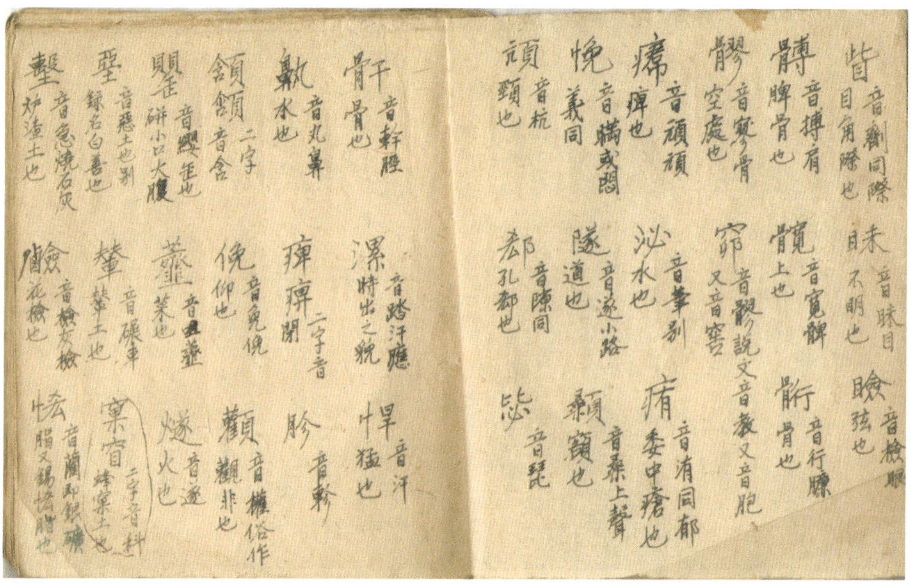

图 3 《穴道药品生字检讨》(影印)002

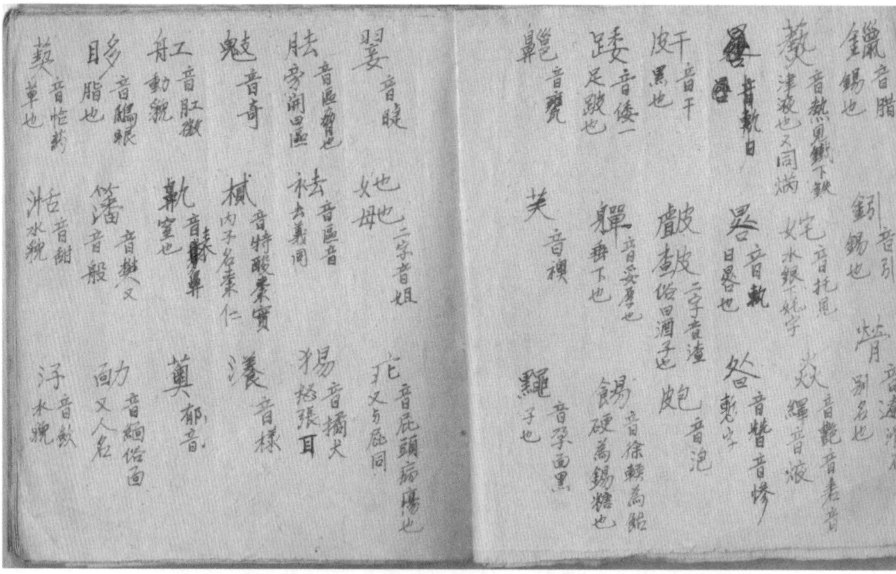

图 4 《穴道药品生字检讨》(影印)003

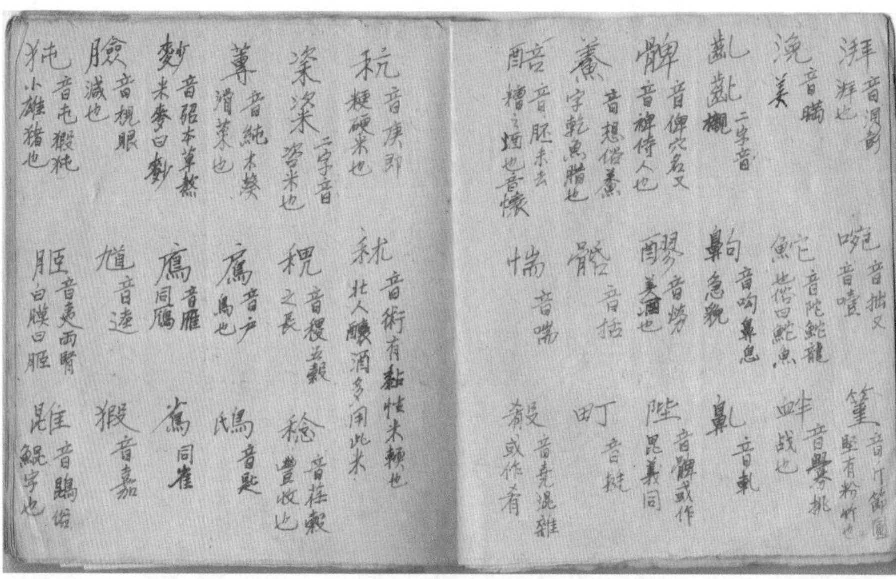

图 5 《穴道药品生字检讨》(影印)004

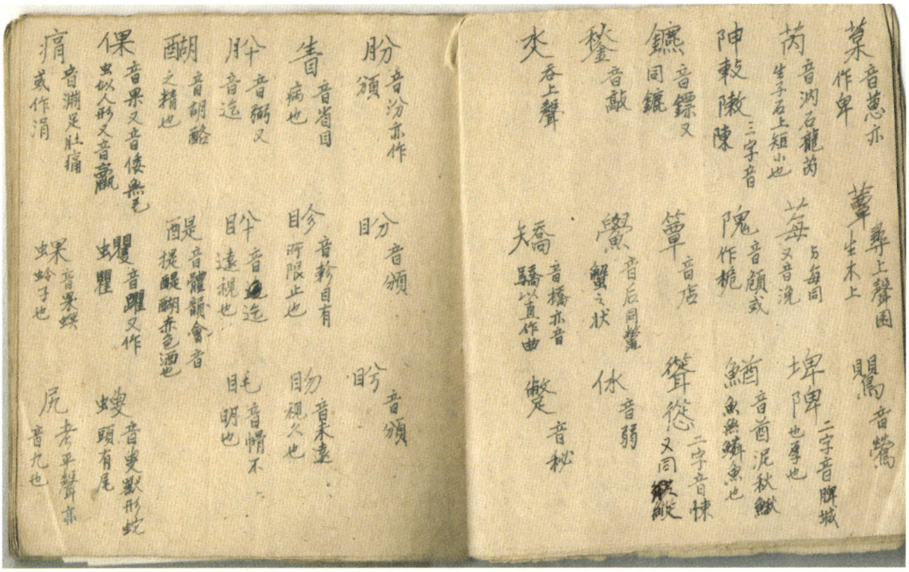

图 6 《穴道药品生字检讨》(影印)005

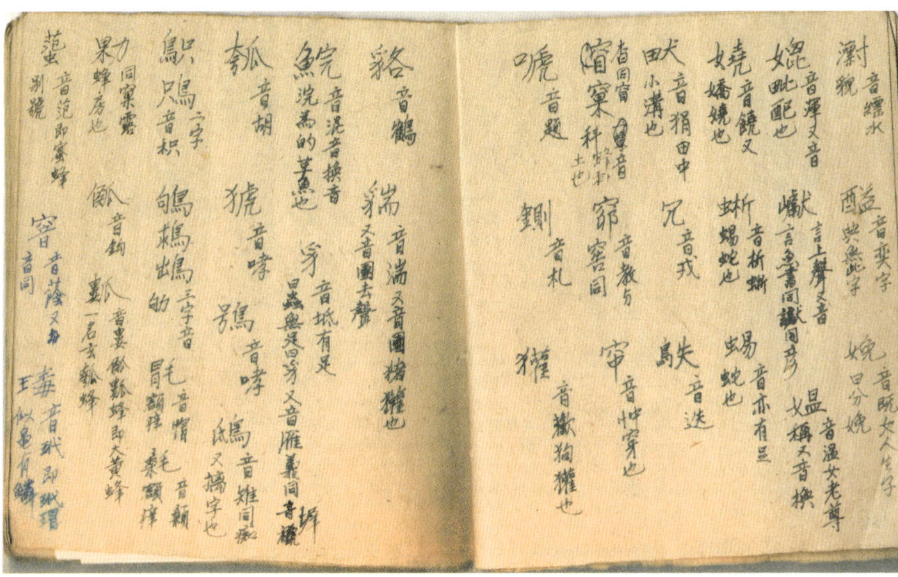

图 7 《穴道药品生字检讨》(影印)006

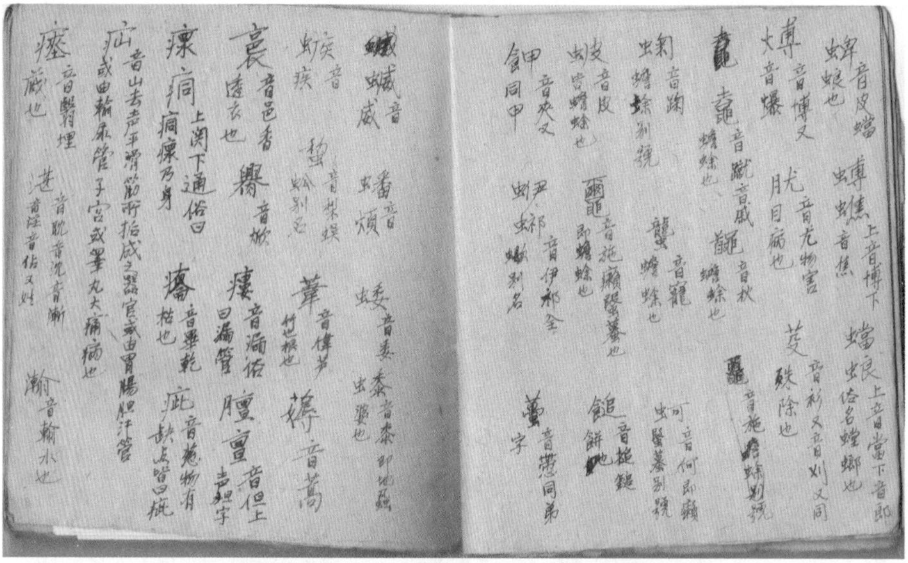

图 8 《穴道药品生字检讨》(影印)007

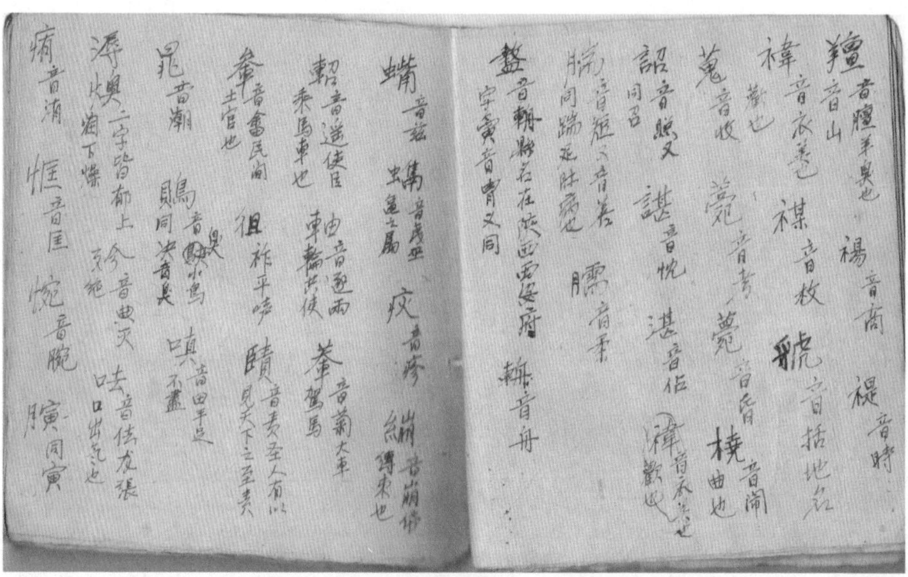

图 9 《穴道药品生字检讨》(影印)008

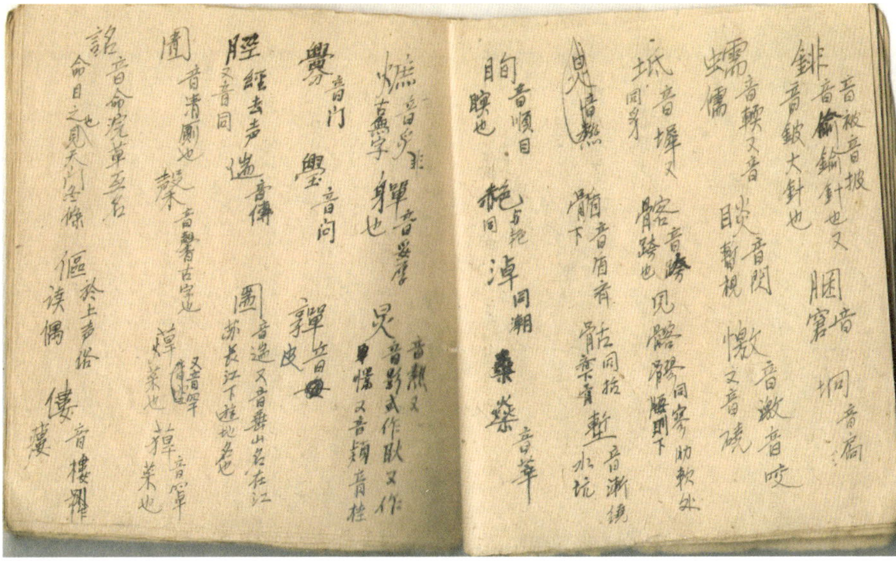

图10 《穴道药品生字检讨》(影印)009

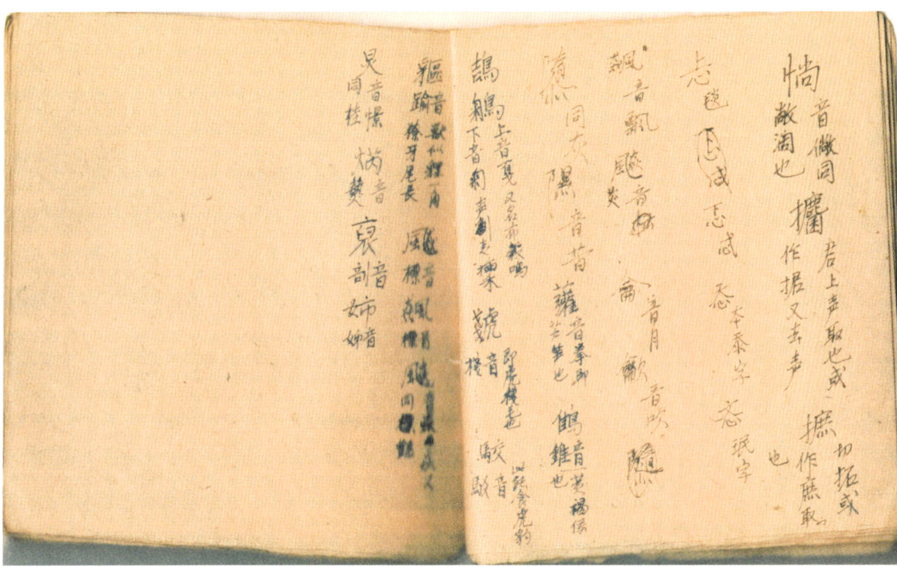

图11 《穴道药品生字检讨》(影印)010

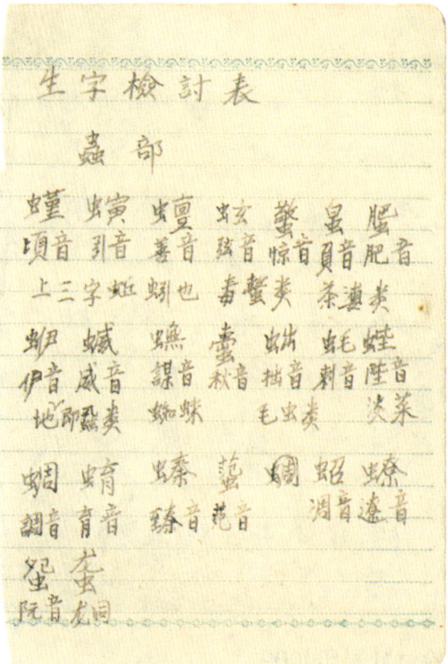

图 12 《穴道药品生字检讨》(影印)011

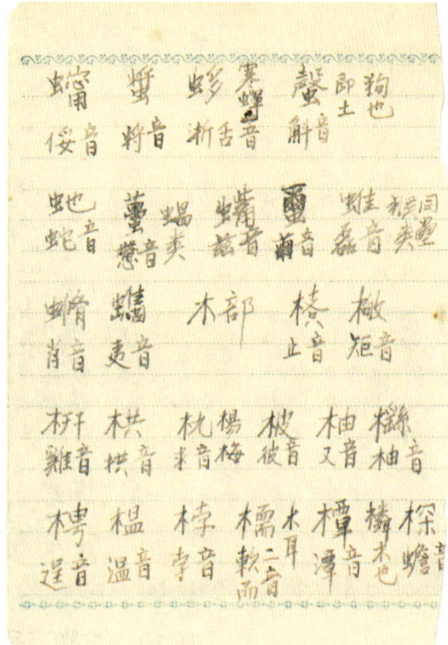

图 13 《穴道药品生字检讨》(影印)012

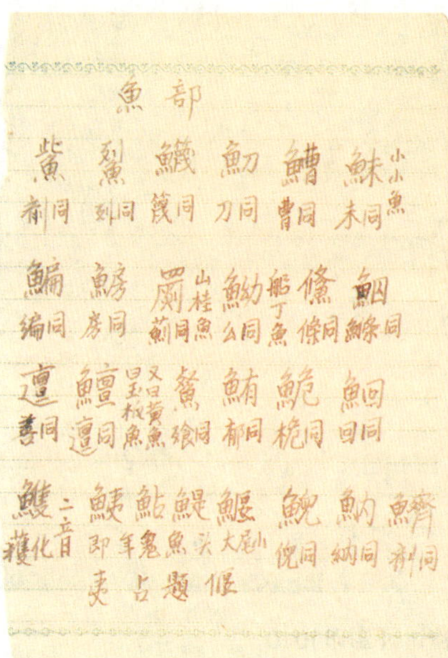

图 14 《穴道药品生字检讨》(影印)013

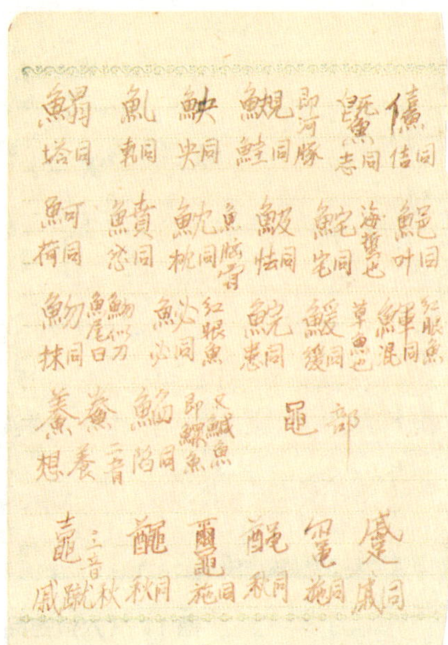

图 15 《穴道药品生字检讨》(影印)014

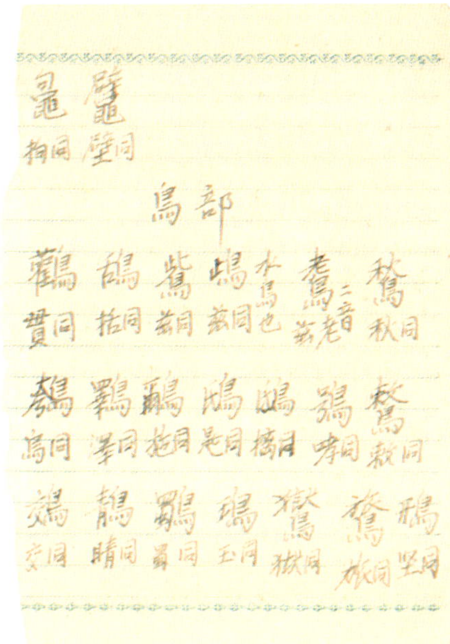
鳥部

图 16 《穴道药品生字检讨》(影印)015

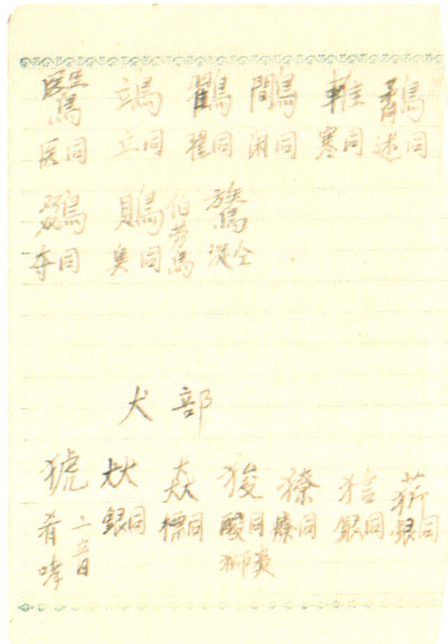
犬部

图 17 《穴道药品生字检讨》(影印)016

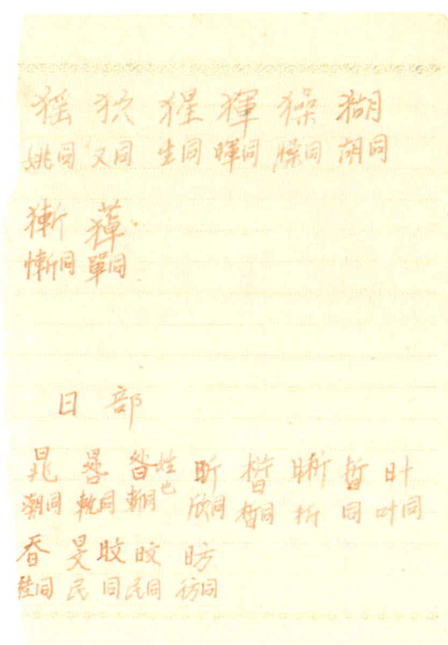
日部

图 18 《穴道药品生字检讨》(影印)017

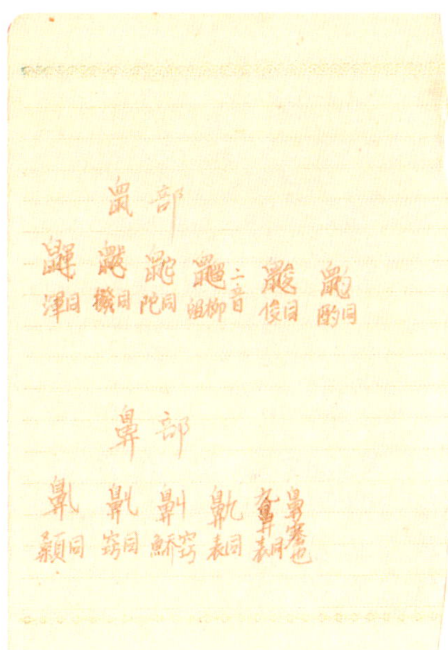
鼠部

鼻部

图 19 《穴道药品生字检讨》(影印)018

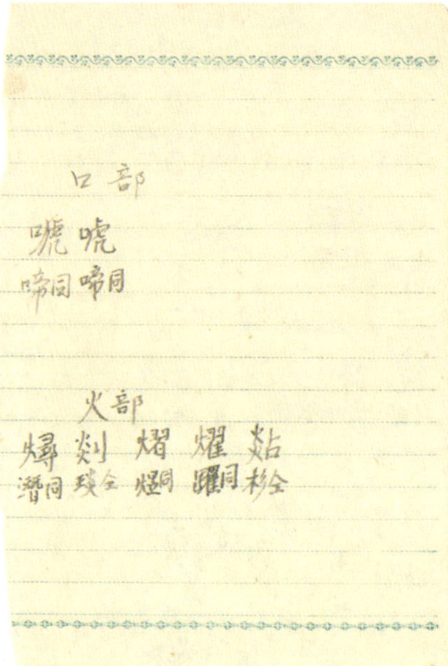
口部
火部

图 20 《穴道药品生字检讨》(影印)019

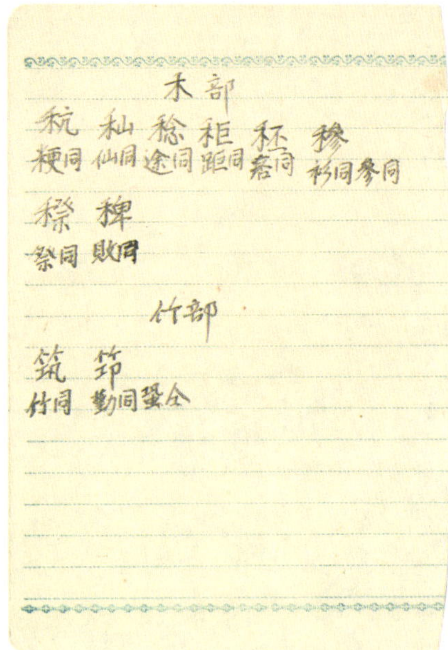
木部
竹部

图 21 《穴道药品生字检讨》(影印)020

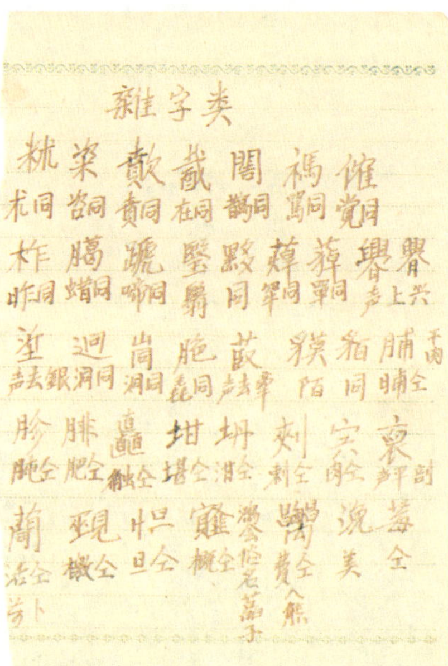
雜字类

图 22 《穴道药品生字检讨》(影印)021

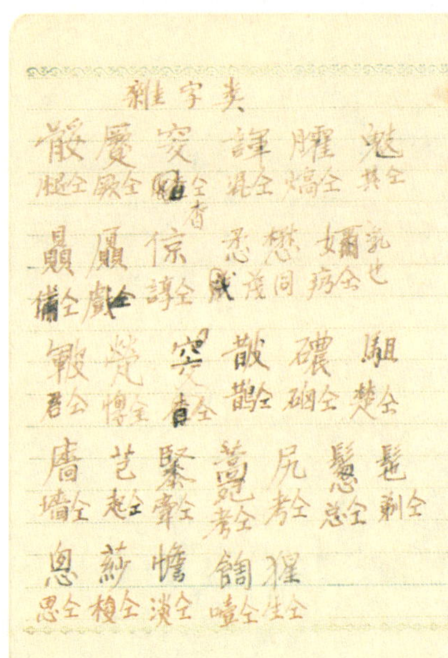
雜字类

图 23 《穴道药品生字检讨》(影印)022

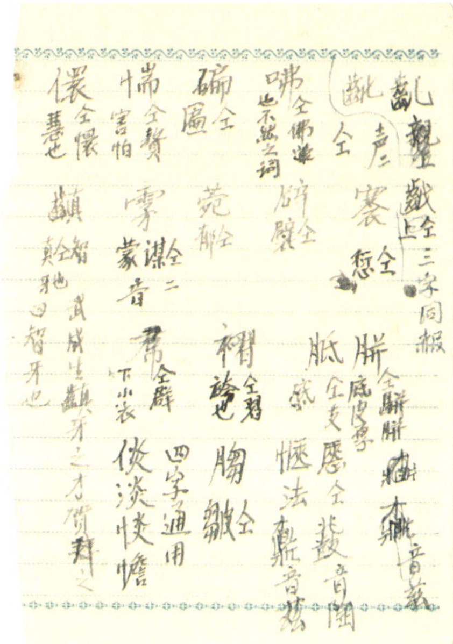

图 24 《穴道药品生字检讨》(影印)023

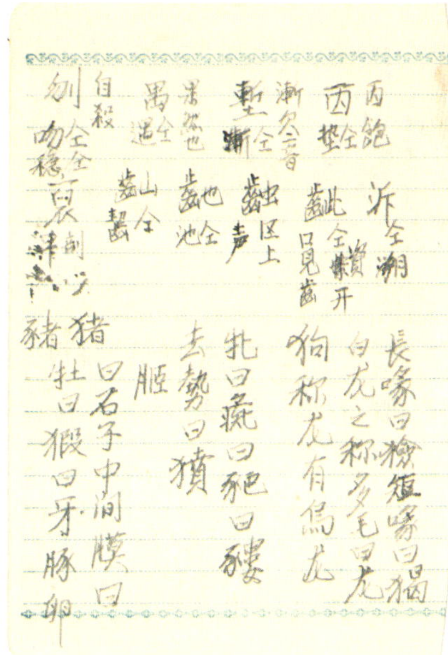

图 25 《穴道药品生字检讨》(影印)024

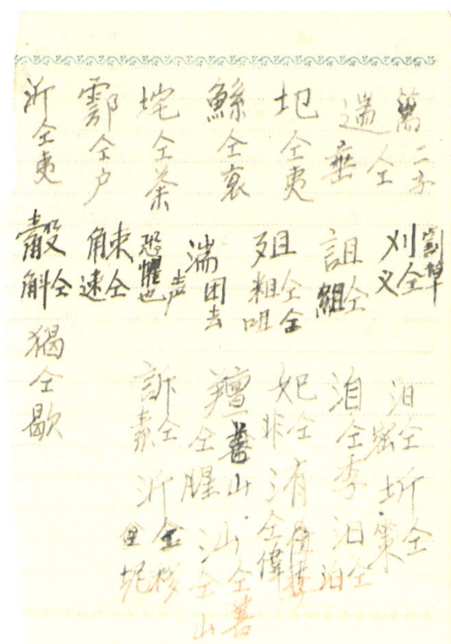

图 26 《穴道药品生字检讨》(影印)025

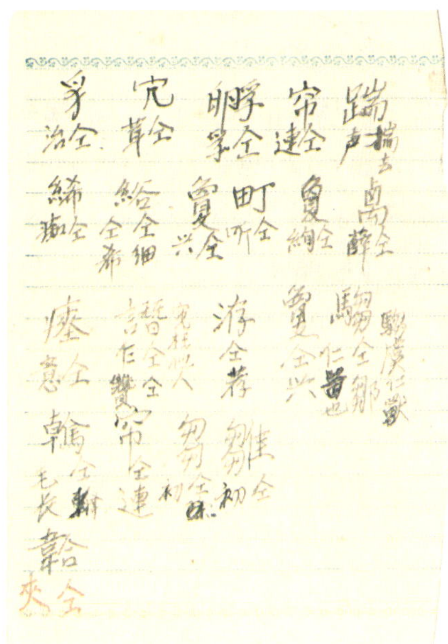

图 27 《穴道药品生字检讨》(影印)026

后　记

《刘天鉴临证笔记撷英》是根据先祖刘天鉴编写的《中医诊疗摘要》以及父亲刘常春编写的《湖南省老中医医案选·刘天鉴医案》为底本进行校对整理而成。

先祖刘天鉴禀赋灵敏，遵从轩岐之学，践行岐黄之术八十余载，凡罹患奇疾怪症而医药罔效者，一经先祖诊视而洞悉原委，处方调剂，沉疴立起，远近闻名，享誉"刘神仙"。为使后学有所取法观摩，于八十四岁高龄编著《中医诊疗摘要》。为了方便后学者研习中医药学古籍，对于难识字，先祖收集并注音，编写了《生字检讨》，特将原稿部分扫描件附后。

父亲刘常春自幼跟师先祖，精勤不倦，无日不读书，手不释卷，不仅谙熟中医学经典著作以及历代名医专著，而且钻研西学，并时常告诫我辈要"衷中参西"，临床救治疑难杂症以及危重急症无数，收集先祖晚年临证案例，整理出数百病案，20世纪80年代，分别交给湖南中医学院内科教研室以及湖南省中医药研究所，其中50例病案由湖南省中医药研究所收入《湖南省老中医医案选》，1980年8月由湖南科学技术出版社出版。

余自幼便耳濡目染传统中医的智慧，感悟祖辈对人生的达观和医道的审慎，更体会到先祖和父亲对病人的关切，特将先祖遗作整理出版，希望对中医爱好者、初学者有所帮助。

感谢出版社领导和各位编辑对本书的精诚帮助和鼎力支持！

刘百祥

2025年10月

32检